傳承中醫

云门　气户　俞府　璇玑
中府　库房　彧中　华盖
周荣　屋翳　神藏　紫宫
胸乡　膺窗　灵墟　玉堂
天溪　　　神封　膻中
　　　天池　中　　　　中庭
食窦　乳根　步廊　鸠尾
大包　期门　　　　　巨阙
　　　　　幽门　　　　上脘
　　　不容　通谷　中脘
　　　承满　阴都　　建里
梁门　　　腹哀　石关　下脘
　　　关门　　　　商曲　水分
太乙　　　肓俞　神阙
滑肉门　　　　阴交
大横　天枢　中注　气海
外陵　　　　　石门
腹结　　大巨　四满　关元
　　　水道　气穴　中极
府舍　归来　大赫　曲骨
冲门　气冲　横骨
　　　急脉
阴廉　　　　　会阴

足五里

足阳明胃经
足太阴脾经　　足厥阴肝经　任脉
　　　　　　　　　　　　　足少阴肾经

图书在版编目(CIP)数据

传承中医/刘世峰编著. —北京：学苑出版社，2020.8
ISBN 978-7-5077-5985-3

Ⅰ.①传… Ⅱ.①刘… Ⅲ.①中医学-文集 Ⅳ.①R2-53

中国版本图书馆 CIP 数据核字(2020)第 151753 号

责任编辑：付国英
出版发行：学苑出版社
社　　址：北京市丰台区南方庄 2 号院 1 号楼
邮政编码：100079
网　　址：www.book001.com
电子信箱：xueyuanpress@163.com
电　　话：010-67603091(总编室)、010-67601101(销售部)
印　刷　厂：山东百润本色印刷有限公司
开本尺寸：890×1240　1/32
印　　张：11.375
字　　数：300 千字
版　　次：2020 年 10 月第 1 版
印　　次：2020 年 10 月第 1 次印刷
定　　价：68.00 元

马　序

以文会友，促成我与世峰相识相交。我是先见其文，后见其人。10 年前，在《中国中医药报》发表文章的重庆中医人不多，而世峰之文却屡见报端。一个在重庆市区县工作的中医道友，通过短文，介绍临证经验，叙谈真知灼见，抒发真情实感，真不容易。后来，在一次重庆市中医药学会的学术年会上，我与世峰初次见面。他给我的第一印象是：朴实，坦诚，文雅。

我很高兴与这位勤于读书、勤于临床、勤于写作的铁杆中医互相学习，共同提高，为发展中医药事业而尽心效力。

2010 年，世峰的《传承中医》问世，我连夜品读，获益良多。该书传承中医文献精要，又传承中医学术感悟，还传承中医临证经验。尤可贵者，该书不仅认真传承，而且开拓创新，并通过学术交流，展开学术争鸣，推动学术发展。尤其令我高兴的是，世峰在《中医药法》正式实施之际，抓住中医药处于天时地利人和的大好时机，在原书基础上精心修订，推出这本新版的《传承中医》。

本书很有特色，颇多亮点，仅举新增部分文章为例：《国医大师朱良春以身试药的启示》《用实效驳斥"中医不科学"》《中医内科教材应贴近临床》《中药大方亦不可废》《中药剂量大小　病情因素不可忽视》《别重蹈生物医学覆辙》《病与不病邪与正　疫气流行天和人》《精气夺则虚　无邪人亦病》《"王教授现象"警示要关注教师素质》《中医成才三大要素》《做中医到底有多难》《走好中医路要有"爱博勤"》。

传承中医，振兴中医，发展中医，均贵在实干。推出富有中医特色的著作，就是有力的务实举措。我相信，新版《传承中医》，一定能给中医百花园增色添彩。

马有度
2018 年夏于山城寓所

周　序

中医薪火，贵在传承。中医诊病，历来强调四诊合参。作者根据多年临床经验，认为医患沟通更为重要，故倡导问诊居四诊之首。中医诊病，以人为本，重视病人自觉症状。如能熟练掌握问诊知识技能，常能事半功倍。通过温习历代问诊资料，提高诊病水平，这一思路无疑是正确的。

作者长期从事中医临床工作，坚持读经典，做临床，精勤不倦。作者认为，中医经典和临床实践是中医的源头、活水。只有在实践中去传承中医，感悟中医，才能创新中医。即"必须重视中医医案总结，坚持用中医思维诊病，善于借鉴现代医学技术，为我所用"。

作者认为，中医学是一门实践性很强的

学科，作为中医人，只有坚持不脱离临床实践，重视个体化诊疗方法，千方百计提高治疗效果，才能提高中医生存竞争能力，才能更好地发展中医。

作者长期工作在中医临床一线，不畏艰难，自强不息，思维活跃，观点新颖，然亦有不自信时。余以为"心理无异，大道不孤"，何况"他山之石，可以攻玉；断流之水，可以鉴形"。本书问世，于热爱中医学者或有裨益，是为序。

周天寒
2008 年元月于重庆

目　录

第一章　问诊辑要

　　人体的生理结构和病理变化极为复杂，其中有部分病理变化不能表现于外，仅能被患者本人感知，因而缺乏客观体征。因此，临床上有很多病证非问诊不可得。如梅核气之咽中如有炙肉，吐之不出，吞之不下，以及诸痛、闷胀、眩晕、恶心等等，都必须问才知道。

　　有不少自觉症状，其他三诊对它们均无能为力，又没有其他可供检测的手段，而这些症状往往又是诊断疾病的重要依据，比如恶寒发热，中医只有通过详细询问患者自觉寒热孰轻孰重，孰先孰后，孰长孰短，是单一出现还是交替出现及其规律，才能得出正确的诊断。又如对真寒假热证、真热假寒证的辨识，询问病人对寒热的喜恶常常是辨证识病的有力依据。病人发热口渴，身虽热反欲近衣被，口渴却喜热饮，或者索水不欲咽，再参合舌、脉，就可以确诊为阴盛格阳的真寒假热证，反之则是真热假寒证。

　　随着科学的进步，新的诊病仪器不断出现，并被广泛用于临床。但是我们应该看到，现代的诊病仪器也有局限，如有自觉症状而"无异常发现"的这一类"功能性疾病"。在这种情况下，问诊显得尤其重要。此外，疾病的起因、发病经过、用药情况以及妇女月经的周期，月经的色、量如何，有无带下、胎产情况等也只能通过问诊知道。脉诊又要受活动、饮食、情绪等因素的影响，更何况要想精通28种脉象谈何容易，就连脉学大师王叔和也有"在心易了，指下难明"之感叹！诚然，问诊也有一定的局限，如小儿不能正确表述病情，重危病人以及癫狂病人精神失常无法接受直接询问，这时必须通过患者亲属或陪伴者才能了解病情。

尽管古代医家早就认识到了问诊的重要性，但是纵观我国医学发展史，自《内经》以来，由于历史的局限性，问诊并没有得到足够的重视和发展，而其他诊法在明清时期却得到了前所未有的发展，并有大量的专著问世。如舌诊有敖氏《伤寒金镜录》、傅松元的《舌苔统志》、梁玉瑜的《舌鉴辨证》和刘恒瑞的《察舌辨证新法》，脉诊有李时珍的《濒湖脉学》、李延昰的《脉诀汇辨》、黄宫绣的《脉理求真》、贺升平的《脉要图注详解》，以及周学霆的《三指禅》等，可却没有出现过一本系统的问诊专著，这样的情况，一直到明清时期才有所改变。

有感于斯，作者决心编写一本中医问诊专著。自1985年起，作者就着手收集有关问诊内容的中医古典医籍，历时7年，共收集了古代20余部有关问诊的中医名著，摘取其中的问诊精华，汇编成册。由于古代汉语与现代语言之间存在着较大的差异，以至于即使受过高等教育、有较好医古文知识修养的人，在阅读古代医学文献时，恐怕也只能略知大意，更何况不少医界同仁没有机会进大学深造，甚至连手上的工具书可能也有限，真正要落实到字句上，还是需要借助于工具书。如《景岳全书·十问篇》中的"造次"，应作"鲁莽，轻率"讲；《医门法律·问病论》

中的"末流"，应作"不良的风习"讲；"言虚道实"，应译为"把虚证说成实证"。因此，诊病之余，作者借助《辞海》《中医大辞典》《古汉语常用字字典》等工具书，历时数月，三易其稿，将古代中医问诊内容注释并译成白话文。作者认为，在学术上要想有所成就，除了靠天资、机遇、勤于实践和创新思维外，恐怕就是学习方法问题，方法得当，常能事半功倍。所谓方法，就是要善于借鉴别人的劳动成果。荀子说的"登高而招，臂非加长也，而见者远；顺风而呼，声非加疾也，而闻者彰；假舆马者，非利足也，而致千里；假舟楫者，非能水也，而绝江河。君子生非异也，善假于物也"（《荀子·劝学》）就是这个道理。

　　问诊是中医四诊的重要组成部分，要学好中医就必须掌握中医问诊技艺。要想达到这个目的，如仲景所言：若能寻余所集，思过半矣。

《黄帝内经·素问》

移精变气论

【原文】

帝曰：余闻其要于夫子矣，夫子言不离色脉，此余之所知也。

岐伯曰：治之极于一[1]。

帝曰：何谓一？

岐伯曰：一者因得之[2]。

帝曰：奈何？

岐伯：闭户塞牖（音 yǒu），系之病者[3]，数问其情，以从其意。得神者昌，失神者亡。

帝曰：善。

【注释】

[1] 极于一：王玉川云：此所谓一，是指体内环境（脏腑气血等一切生理活动）与外环境（四时气候变化）的协调统一。能统一者为得神，不能统一者为失神，因"神"为是否统一的主宰，故下文讲"得神者昌，失神者亡"。"一"与"神"，是两层意思，如果以为"一者，神也"，虽未大误，但得近似而已。

[2] 因得之：指病情由问诊得之。因，由也。王冰注："因问而得之。"

[3] 系之病者：密切注意病人。

【语译】

黄帝说：我已经听先生讲过关于诊治疾病的主要道理，先生说是不离色脉，这些道理我已经知道了。

岐伯说：诊治疾病的主要道理，可以总归为一。

黄帝说：什么叫作一？

岐伯说：这个一就是神，可以通过问诊获得病情。

黄帝说：怎样问法？

岐伯说：关闭门窗，密切注意病人的思想变化，反复询问病情，顺从病人的意志，使他心情舒畅，尽情叙述。诊察病人病情，观察病人神气的存亡。凡神气旺盛的，疾病的预后良好；神气丧失的，预后多不良。

黄帝说：讲得好。

三部九候论

【原文】

必审问其所始病，与今之所方病。而后各切循其脉，视其经络浮沉，以上下逆从循之。其脉疾者不病，其脉迟者病，脉不往来者死，皮肤著^[1] 者死。

【注释】

[1] 皮肤著：吴昆注："著""着"同。干槁而皮肤着于骨也，是血液尽亡，营卫不充，故死。

【语译】

所以治病之时，必须问清开始得病的经过情况与现在的症状表现，然后再切按患者的脉搏，并审查他的脉象是浮还是沉。根据各种具体情况，采取或上或下、或逆其经脉或顺其经脉的方法以切循之，脉疾者是无病的表现，脉迟是有病的表现，脉不往来，说明经气已绝，故主死，皮肤干枯着骨，也是死候。

藏气法时论

【原文】

肝病者，平旦慧^[1]，下晡（音 bū）甚^[2]，夜半静。

……

心病者，日中慧，夜半甚，平旦静。

……

脾病者，日昳（音 dié）^[3] 慧，日出甚，下晡静。

……

肺病者，下晡慧，日中甚，夜半静。

......

肾病者，夜半慧，四季甚^[4]，下晡静。

【注释】

[1] 平旦慧：指早晨的时间精神清爽。平旦，天刚亮的时候。

[2] 下晡：指申时以下。晡，申时，《淮南子》天文训：日至于悲谷是谓晡时。

[3] 日昳：未时，脾旺之时。昳，《说文》：昃（音 zè）也。又，《说文》：昃，日在西方时侧也。《书》无逸：自朝至于日中昃。疏：昃，亦名昳，言日蹉（音 cuō）跌而下，谓未时也。

[4] 四季甚：辰、戌、丑、未四个时辰，是一日中的四季，为土旺的时间，土能克水，故病甚。

【语译】

患肝病的人，在早晨的时候精神清爽，傍晚的时候病情就加重，到了半夜时就会安静下来。

......

心脏有病的人，在中午的时候神志清爽，半夜的时候病情就加重，到了早晨就会安静下来。

......

脾脏有病的人，在午后的时候精神清爽，日出时病情加重，傍晚时就安静下来。

......

肺脏有病的人，傍晚的时候精神清爽，到中午时病情加重，半夜时便安静了。

......

肾脏有病的人，在半夜的时候精神爽慧，一天当中辰、戌、丑、未四个时辰病情加重，在傍晚时就安静下来了。

血气形志

【原文】

形乐志苦，病生于脉，治之以灸刺[1]。形乐志乐，病生于肉，治之以针石[2]。形苦志乐，病生于筋，治之以熨引[3]，形苦志苦，病生于咽嗌，治之以百药[4]。形数惊恐，经络不通，病生于不仁，治之以按摩醪药[5]。是谓五形志也。

【注释】

[1] 形乐志苦，病生于脉，治之以灸刺：王冰注：形，谓身形。志，谓心志。《类经》十二卷第十注：形乐者，身无劳也；志苦者，心多虑也。心主脉，深思过虑则脉病矣。脉病者，当治经络，故当随其宜而灸刺之。

[2] 形乐志乐，病生于肉，治之以针石：《类经》十二卷第十注：形乐者逸，志乐者闲，饱食终日，无所运用，多伤于脾。脾主肌肉，故病生焉。肉病者，或为卫气留，或为脓血聚，故当用针石以取之。石，砭石也。

[3] 熨引：熨，指用药的热敷疗法。引，指导引法。王冰注：熨，谓药熨。引，谓导引。

[4] 形苦志苦，病生于咽嗌，治之以百药：《类经》十二卷第十注：形苦志苦，必多忧思，忧则伤肺，思则伤脾，脾肺气伤，则虚而不行，气必滞矣。脾肺之脉，上循咽嗌，故病生于咽嗌，如人之悲忧，过度则喉咙哽咽，食饮难进，思虑过度则上焦痞隔，咽中核塞，即其征也。百药，泛指药物。

[5] 形数惊恐，经络不通，病生于不仁，治之以按摩醪药：频受惊恐，则必神志失守，气血紊乱，致经络不通，而生麻木。治以按摩开通闭塞，导气行血，醪药以养正祛邪，调中理气。醪药，指药酒而言。不仁，肌肤麻木，不能随意运动。

【语译】

形体安逸但精神苦闷的人，疾病多发生在经脉，治病时宜用针灸。形体安逸且精神也愉快的人，病多发生在肌肉，治疗时宜用针刺或砭石。形体劳苦但精神很愉快的人，病多发生在筋，治疗时宜用热熨或导引法。形体劳苦而精神又很苦恼的人，病多发在咽喉部，治疗宜用药物。形体屡受惊恐的人，经络因气机紊乱而不通畅，病多为麻木不仁，治疗时宜用按摩和药酒。以上是形体和精神方面引起的五种类型疾病。

疏五过论

【原文】

帝曰：凡未诊病者，必问尝贵后贱[1]，虽不中邪，病从内生，名曰脱营[2]。尝富后贫，名曰失精[3]，五气[4]留连，病有所并。医工诊之，不在藏府，不变[5]躯形，诊之而疑，不知病名。身体日减，气虚无精，病深无气，洒洒然时惊[6]。病深者，以其外耗于卫，内夺于营。良工所失，不知病情。此亦治之一过也。

凡欲诊病者，必问饮食居处，暴乐暴苦，始乐后苦，皆伤精气，精气竭绝，形体毁沮。暴怒伤阴，暴喜伤阳[7]，厥气上行，满脉去形。愚医治之，不知补泻，不知病情，精华日脱，邪气乃并。此治之二过也。

善为脉者，必以比类、奇恒、从容[8]知之，为工而不知道，此诊之不足贵。此治之三过也。

诊有三常[9]，必问贵贱，封君败伤[10]，及欲侯王[11]。故贵脱势，虽不中邪，精神内伤，身必败亡。始富后贫，虽不伤邪，皮焦筋屈，痿躄为挛。医不能严，不能动神，外为

柔弱，乱至失常，病不能移[12]，则医事不行。此治之四
过也。

凡诊者，必知终始[13]，有知余绪[14]。切脉问名[15]，当
合男女。离绝菀结[16]，忧恐喜怒，五脏空虚，血气离守，
工不能知，何术之语。尝富大伤，斩筋绝脉，身体复行[17]，
令泽不息[18]，故伤败结，留薄归阳[19]，脓积寒炅（jiǒng）。
粗工治之，亟刺阴阳，身体解散，四肢转筋，死日有期，医
不能明，不问所发，惟言死日，亦为粗工。此治之五过也。

凡此五者，皆受术不通，人事不明也。故曰：圣人之治
病也，必知天地阴阳，四时经纪，五脏六腑，雌雄表里[20]，
刺灸砭石，毒药所主，从容人事，以明经道。贵贱贫富，各
异品理[21]，问年少长，勇怯之理，审于分部，知病本始，
八正九候[22]，诊必副矣。

【注释】

［1］尝贵后贱：指过去的地位高，后来失势了。

［2］脱营：古病名。脱，损失。脱营，由于情志郁结而造成营阴损
伤的病证。

［3］失精：古病名。由于情志郁结所造成的精气耗损病证。

［4］五气：一作"五脏精气"，一作"五脏神气"，即情志。

［5］不变：变，通"辨"。不辨，即不能正确地辨别疾病。

［6］洒洒然失惊：指阳虚畏寒，心怯而时惊。

［7］暴怒伤阴，暴喜伤阳：姚止庵：伤阴者，怒伤肝血也；伤阳者，
喜散心气也。

［8］比类、奇恒、从容：比类，指取类相比，以求同中之异。奇，
是特殊的、反常的，恒，是正常的、一般的。从容，指仔细地、有条不紊
地分析，此言在诊治疾病时应采用的方法。

［9］三常：指贵贱、贫富、苦乐三种情况。

　　[10] 封君败伤：封君，泛指拥有爵位和封地的人。败伤，指失势破落。

　　[11] 及欲侯王：妄想能封侯封王。

　　[12] 移：去除的意思。

　　[13] 终始：指疾病的全过程。

　　[14] 有知余绪：余绪，末了的意思。意指要了解疾病的始末。

　　[15] 问名：询问症状。

　　[16] 离结菀结：离，离别。绝，绝望。菀结，指情志不遂。

　　[17] 身体复行：指身体依旧能活动。

　　[18] 令泽不息：泽，指阴精。息，生长，滋养。此指阴精衰败，不能滋养。

　　[19] 故伤败结，留薄归阳：张景岳：故，旧也。言旧之所伤，有所败结，血气留薄不散，则郁而成热，归于阳分。

　　[20] 雌雄表里：吴：六阴为雌，六阳为雄，阳脉行表，阴脉行里。

　　[21] 各异品理：指人的品德性格各不相同。

　　[22] 八正九候：八正，即八方；九候，即三部九候。

【语译】

　　黄帝说：凡是诊病的时候，必须询问病人的生活情况。如果以前高贵而以后卑贱的，虽然无邪气伤犯，疾病也会从内产生，这种病就叫"脱营"。如果是先富后贫的人发病，就叫"失精"。这都是由于情志不舒，气血郁结而成。医生诊病时，若认为病不在脏腑，体表也没有明显变化，诊断时就会产生疑虑，不清楚是什么病。但病人日渐消瘦，气虚精耗，病情逐渐加重，正气就会耗损，出现怕冷和惊恐不安。病之所以会日渐加重，是因为情志抑郁，以致于外耗卫气，内损营血。即或是高明的医生，如果忽视了这些道理，也不能了解病情，这是诊治上的第一种过失。

　　凡要诊察病人，必须问明病人的饮食起居，精神上有没有突然快乐或痛苦，或先乐后苦，这些都会损伤精气，致使精气衰竭，形体败坏。暴怒会损伤阴气，暴喜会损伤阳气。厥逆之气上行，经脉胀满，精神涣散，医术不高的医生在治疗这类疾病时，就不懂得补泻原则，也不了解病情，以致病人精气日耗，邪气愈加亢盛，这就是诊治上的第二种过失。

善于诊脉的医生，对脉象必然能够别异比类，知常达变，从容细致地分析疾病。如果作为医生不了解这些，那么他的诊治是没有意义的，这是诊治中的第三种过失。

诊病时，必须将病人的贵贱、贫富、苦乐三种情况询问清楚。如贵族一旦失势，或妄想封侯封王的，虽然无外邪侵害，但是精神上已有创伤，身体一定要败坏，甚至死亡。先富后贫的人，虽无外邪伤害，也会发生皮毛焦枯、筋脉拘挛，以致痿躄证。若医生不能禁戒严明，恳切规劝，不能转变患者的精神意识，而是曲意顺从病人的意愿，显得懦弱无能，失掉正常的治疗法度，疾病就不能祛除，也就谈不上什么疗效，这是治疗中的第四种过失。

凡诊治疾病，一定要了解疾病的全过程，掌握疾病的本末。在切脉问病时，要注意男女性别的不同，以及生离死别、情怀郁结、忧恐喜怒的情志变化等，这些都会导致五脏虚弱，气血失和。如果医生不了解这些情况，还有什么医术可言？如果富人蒙受了较大的伤害，以致经脉失去营养，虽然肢体依然能够活动，但是津液不能滋养润泽，经脉损伤，血气结滞而搏结阳分，日久化脓，发生寒热。医术差的医生在治疗时反复多次针刺阴阳经脉，白白地损伤病人的正气，导致病人四肢拘挛转筋，离死不远。如果医生不能明辨疾病的性质，不问发病的原因，只能说出病人死亡日期，这同样是医术差的医生。这是诊疗上的第五种过失。

以上所说的五种过失，都是医生所学医术不精，不明白人事对疾病影响的缘故。

所以说，有修养的医生治病，必须通晓天地阴阳四时的变化规律，五脏六腑、阴阳表里的关系，刺灸、砭石、药物所治的病证；懂得人事关系，明白经旨道理，以及病人贵贱贫富、品德个性各不相同。询问年龄的长幼、个性的勇怯，再审察疾病发生的部位，了解疾病起始经过，然后参照四时八风之气，三部九候脉象，那么诊治就一定准确。

徵四失论

【原文】

诊不知阴阳逆从之理，此治之一失矣。受师不卒[1]，妄作杂术，谬言为道，更名自功[2]，妄用砭石，后遗身咎[3]，此治之二失也。不适贫富贵贱之居，坐之薄厚[4]，形之寒温，不适饮食之宜，不别人之勇怯，不知比类，足以自乱，不足以自明，此治之三失也。诊病不问其始，忧患饮食之失节，起居之过度，或伤于毒[5]，不先言此，卒[6]持寸口，何病能中？妄言作名，为粗所穷，此治之四失也。

【注释】

[1] 受师不卒：跟随老师学习没有卒业。卒，完毕，结束。

[2] 更名自功：吴昆注：更名，变易其说也。自功，自以为功也。

[3] 后遗身咎：为自己遗留下过错。咎，过错。

[4] 坐之薄厚：指居处的环境好坏。坐，居处。《说文》段注：古谓坐为居为处。

[5] 或伤于毒：吴昆注：毒，谓草木金石禽虫诸毒也。

[6] 卒：仓促。

【语译】

诊病不知阴阳逆从的道理，这是治病失败的第一个原因。跟师学习没有结业，学术不精，乱用杂术，以错误为真理，改变老师的学说，反而自认为有功劳；乱用砭石，为自己遗留下过错。这是治病失败的第二个原因。治病不知病人贫富贵贱的生活特点、居处环境的好坏、形体的寒温，不知道他适宜什么食物，不区别病人性格的勇怯，不知道用比类异同的方法进行分析。这样的诊断，只能扰乱自己的思维，以致自己也弄不明白。这是治病失败的第三个原因。诊病时不问病人开始发病时的情况，以及曾经是否受过精神上的刺激，饮食是否失于节制，生活起居是否超越正常规律，或者是否被毒物所伤过，不问清楚这些情况，就仓促去诊查（摸）寸口脉象，怎么能够把病情诊断准确？最终也只能是乱说病名，使病人被这种草率的医疗作风困扰。这是治病失败的第四个原因。

《黄帝内经·灵枢》

师 传

【原文】

黄帝曰：顺之奈何？岐伯曰：入国问俗，入家问讳，上堂[1] 问礼，临病人问所便[2]。黄帝曰：便病人奈何？岐伯曰：夫中热消瘅[3] 则便寒，寒中之属则便热。胃中热，则消谷，令人悬心善饥，脐以上皮热；肠中热，则出黄如糜，脐以下皮寒。胃中寒，则腹胀；肠中寒，则肠鸣飧泄[4]。胃中寒，肠中热，则胀而且泄；胃中热，肠中寒，则疾饥，小腹痛胀。

黄帝曰：胃欲寒饮，肠欲热饮，两者相逆，便之奈何？且夫王公大人血食之君，骄恣纵欲，轻人，而无能禁之，禁之则逆其志，顺之则加其病，便之奈何？治之何先？岐伯曰：人之情，莫不恶死而乐生，告之以其败，语之以其善，导之以其所便，开之以其所苦，虽有无道之人，恶有不听者乎？

【注释】

[1] 堂：古代宫室，前为堂，后为室。《论语·先进》：由（仲由）也升堂矣，未入室也。

[2] 便（pián）：适宜，安适。《墨子·天志中》：百姓皆得暖衣饱食，便宁无忧。

[3] 消瘅：即消渴。

[4] 飧泄：病名。一作"飧泻"，又名水谷利，指泄泻完谷不化。因脾胃气虚阳弱，或风、湿、寒、热诸邪客犯肠胃所致。

【语译】

黄帝说：怎样才能顺应各种病人的意志呢？岐伯说：到一个国家去要问他的风俗习惯，进入家庭要问他忌讳什么，走进宫室前堂要问有些什么礼节，面对病人要问他适宜的是什么。黄帝说：怎样才能适宜病人呢？岐伯说：感受热邪的消渴病就适宜寒凉药，感受寒邪之类就适宜温热药。胃中有热，消化能力就特别强，使人感到惊慌和很容易饥饿，肚脐以上的皮肤发热；肠中有热，则解出的大便颜色发黄像粥一样，肚脐以下皮肤发凉。胃中有寒，就会出现腹胀；肠中有寒，就会出现肠鸣、泄泻、完谷不化。胃中有热，就会出现腹胀泄泻；胃中有热，肠中有寒，就会病消谷病善饥，小腹疼痛胀满。

黄帝说：胃腑喜欢寒凉，肠道喜欢温热，两个完全相反，怎样去适宜它？况且侯王、公卿、大夫都是些生活奢侈的人，骄横放纵，瞧不起人，你不能使他们遵守禁忌，因为禁忌违反了他们的意志，而顺从他们病情就会加重，怎么去适宜？先治什么？岐伯说：人的本性，没有不怕死的，都喜欢活命。告诉他们病情继续发展会有不良的后果，而得到正确的治疗会使病情改善，然后再指导他们选用适宜的调理方法；告诉他们要怎样才能克服疾病带来的痛苦。如此这样，哪有会不听从的呢？

《难经》

第五十一难 论喜恶与脏腑疾病的关系

【原文】

五十一难曰：病有欲得温者，有欲得寒者，有欲得见人者，有不欲得见人者，而各不同，病在何脏腑也？

然：病欲得寒，而欲见人者，病在腑也；病欲得温，而不欲见人着，病在脏也。何以言之？腑者阳也，阳病欲得寒，又欲见人；脏者阴也，阴病欲得温，又欲闭户独处，恶闻人声。故以别知脏腑之病也。

【语译】

五十一难说：病人有喜欢温暖的，有喜欢寒凉的，有想要见人的，有不想见人的，而且各自不一样，病是在脏还是在腑呢？

是这样：病人喜欢寒凉，并且又想要见人的，病变部位在六腑；病人喜欢温暖，而且又不想见人的，病变部位在五脏。为什么这么说呢？因为六腑是属阳的，阳热病证喜欢寒凉，又想见人；五脏是属阴的，阴寒病证喜欢温暖，又想要关闭门窗单独居住，厌恶听到别人说话的声音。所以用这些方法去辨别了解疾病在五脏还是在六腑。

第六十一难　论望、闻、问、切

【原文】

六十一难曰：经言望而知之谓之神[1]，闻而知之谓之圣[2]，问而知之谓之工[3]，切而知之谓之巧[4]。何谓也？

然：望而知之者，望见其五色，以知其病。闻而知之者，闻其五音，以别其病。问而知之者，问其所欲五味，以知其病所起所在也。切脉而知之者，诊其寸口，视其虚实，以知其病，病在何脏腑也。经言：以外知之曰圣，以内知之曰神。此之谓也。

【注释】

[1] 神：超乎寻常、技术特别高超的意思。

[2] 圣：事理通达、技术很高明的意思。

[3] 工：功夫、技巧，技术熟练的意思。

[4] 巧：技术、灵巧，技术精巧的意思。

【语译】

六十一难说：医经上说，通过望诊而知道病情的称为神，通过闻诊而知道病情的称为圣，通过问诊而知道病情的称为工，通过切脉而知道病情的称为巧。这是什么意思呢？

是这样：所说望而知之者，就是观察病人所表现的青、红、黄、白、黑五种颜色变化，从而了解疾病的情况。所说闻而知之者，就是听病人所发出的呼、笑、歌、哭、呻五种声音变化，从而辨别疾病的性质。所说问而知之者，就是询问病人对酸、苦、甘、辛、咸五种滋味的不同嗜好，从而了解病人的发病原因和病变所在部位。所说切脉而知之者，就是切按病人寸、关、尺三部的脉象，审察它的虚实，从而了解疾病的邪正盛衰状况和究竟在哪脏哪腑。医经上说，能根据外部症状从而了解病情的医生叫作圣，在外部症状尚未明显时就能根据细微变化从而了解内部已有病变的医生叫作神。讲的是这个意思。

《甲乙经》

问情志以察病

【原文】

所问病者，问所思何也？所惧何也？所欲何也？所疑何也？问之要，察阴阳之虚实，辨脏腑之寒热。疾病所生，不离阴阳脏腑，寒热虚实，变之分明，治无误矣。

【语译】

问病的内容，问病人想的是什么？惧怕的是什么？想要做的是什么？疑虑的是什么？问诊的要点是审察病人阴阳的虚实，辨别脏腑的寒热。疾病发生的原因，离不开阴阳脏腑，寒热虚实，分辨得清楚，治疗就不会失误。

《东垣十书》

辨内伤饮食用药所宜所禁

【原文】

《内经》云：内伤者，其气口脉反大于人迎一倍、二倍、三倍，分经用药。

又曰：上部有脉，下部无脉，其人当吐不吐者，死。但食不纳，恶心欲吐者，不问一倍、二倍，不当正与瓜蒂散吐之，但以指或以物探之使之去。若所伤之物去不尽者，更诊其脉，问其所伤以食药去之，以应塞因塞用[1]，又谓之寒因寒用[2]。泄而下降，乃应太阴之用，其中更加升发之药，令其元气上升。塞因塞用，因曲而为之直。何为曲？乃伤胃气是也。何为直？而升发胃气是也。因治其饮食之内伤，而使生气增益，胃气完复，此乃因曲而为之直也。若依分经用药，其所伤之物，寒热温凉，生硬柔软，所伤不一，难立定法，只随所伤之物不同，各立法治，临时加减用之。

其用药又当问病人：从来禀气盛衰，所伤寒物热物，是喜食而食之耶？不可服破气药。若乘饥困而食之耶，当益胃气。或人为所劝勉强食之，宜损血而益气也。诊其脉候，伤在何脏，方可与对病之药，岂可妄泄天真生气以轻丧身宝乎？且后食致前食亦不消化而伤者，当问热食寒食孰多孰少，斟酌与药，无不当矣。如伤热物二分，寒物一分，则当用寒药二分，热药一分，相合而与之，则营卫之气必得周流。更有或先饮酒而后伤寒冷之食，及伤热食冷水与冰，如此不等。皆当问其所伤之物，酌量寒热之剂分数，各各对症而与之，无不取验。

【注释】

[1] 塞因塞用：是以补开塞，即用补益药治疗具有闭塞不通症状的病证。适用于因虚而闭阻的真虚假实证。

[2] 寒因寒用：是以寒治寒，即用寒性药物治疗具有假寒症状的病证。

【语译】

《内经》说：内伤病，寸口脉反而大于人迎脉一倍、二倍、三倍，区分不同脏腑用药。

又说：寸口上部有脉，下部无脉，这样的人应该用吐法而不用吐法治疗，难治。能够饮食又不受纳，恶心想呕吐的人，不管寸口脉比人迎脉大一倍、二倍，都不应该用瓜蒂散给他催吐，只需用手指或其他东西去探吐，使食物吐出去。如果食物没有吐完，再诊他的脉象，问他伤的是什么食物，用消食药物使它消化，这种治疗方法才符合塞因塞用，一般又把它叫作寒因寒用。用泄而且下降的方药，才符合太阴脾的功能，方中再加升发的药物，使他的元气上升。塞因塞用，是由曲而使它直。什么叫作曲？就是消食导滞。什么叫作直？就是升发胃气。由于治疗他的内伤饮食，从而使人体元气增强，胃气完全恢复，这就是由曲到直。假如按照分经用药，他们伤的食物，寒热温凉，生硬柔软，伤得不一样，很难确立固定的治法，只能根据伤人的不同饮食，分别确定治法用药治疗，临时加减运用。

用药时又应该问病人：素来禀赋强弱，伤的是冷食还是热食，是喜欢吃才吃的吗？像这种情况不能服用破气药。如果是在饥饿疲劳时进的食，就应该补益胃气。或者是被别人劝说不得已吃的，这种情况适宜用损血益气法治疗。切按病人的脉象，确定伤在哪一脏，才可以给对症的药物。难道可以随便乱泄先天真元之气而轻易丧失人体宝贵的阳气吗？况且就像先吃热食没有引起消化不良，接着又吃冷食，因为后吃的冷食致使先吃下去的热食也不消化而生病的，应该询问热食和冷食谁多谁少来考虑给药，这样治疗没有不恰当的。比如伤热食二分，寒食一分，就应该用寒凉药物二分，温热药物一分，相互配合给病人服用，则营卫之气必然能够运行周流全身。另外还有，有的人先饮酒后伤寒冷食物，以及伤热食物、冷水和冰的，像这样的不一致，都应该询问伤人的是些什么食物，酌情衡量寒热药物的比例，分别对症用药，无不收效。

辨昼夜重轻

【原文】

百病昼则增剧，夜则安静，是阳病有余，乃气病而血不病也。夜则增剧，昼则安静，是阴病有余，乃血病而气不病也。昼则发热，夜则安静，是阳气自旺于阳分也。昼则安静，夜则发热，烦躁，是阳气下陷入阴中也。名曰热入血室。昼则发热烦躁，夜亦发热烦躁，是重阳无阴，当急泻其阳，峻补其阴。夜则恶寒，昼则安静，是阴血自旺于阴分也。夜则安静，昼则恶寒，是阴气上入于阳中也。夜则恶寒，昼亦恶寒，是重阴无阳，当急泻其阴，峻补其阳。昼则恶寒，夜则烦躁，饮食不入，名曰阴阳交错者，死矣。

【语译】

各种疾病白天加重，晚上安静的，这是有余的阳病，是气病血不病。夜晚加重，白天则安静，这是有余的阴病，是血病气不病。白天发热，夜晚安静，这是阳气自身旺盛，病在气分。白天安静，晚上发热烦躁，这是阳气下陷进入阴血之中，名叫热入血室。白天发热烦躁，晚上也发热烦躁，这叫作重阳无阴，应该急速泻去阳邪，峻补真阴。晚上恶寒，白天安静，这是阴血自身旺盛，病在阴分。晚上恶寒，白天也恶寒，这是阴气上乘进入阳气之中。晚上恶寒，白天也恶寒，这是重阴无阳，应当赶快泻去阴寒，峻补阳气。白天恶寒，晚上烦躁，不能进食，名叫阴阳交错的，是死症。

《医学准绳六要》

问病必详

【原文】

凡诊病，必先问所看何人，或男或女，或老或幼，或婢或妾，或童仆。次问得病之日，受病之源，及饮食胃气如何，便利如何，曾服何药，日间何如，夜寐何如。膈间有无胀闷痛处。

问病不答必耳聋，即当询问是素聋否。否则，病久或汗下过伤，虚聋。

问而懒言点头，是中气虚。

昏愦不知人，是暴厥耶，抑久病耶？

妇人多中气。妇人当问月水如何。寡妇气血凝滞，两尺多滑，不可误断为胎。室女同。

心腹胀痛，问是旧病举耶，或新起耶？

诊病必问所欲何味，所嗜何物，或纵酒，或斋素，喜酸则知肝虚，喜甘则知脾弱。

头身臂作痛，必问曾病恶疮否。

【语译】

凡是诊治疾病，必须先问（看）就诊的是什么人，是男性还是女性，是老人还是儿童，或者是女佣，或者是男仆。其次问生病的日期，发病的原因，以及饮食情况和胃气的强弱怎样，大小便通利与否，曾经服用过什么药物。白天病情怎样，晚上睡眠怎样。胸膈间有没有胀闷疼痛的地方。

问病人不回答一定是耳聋，应该立即询问他是不是原来就有耳聋。不然就是久病或用汗法和下法太过损伤所致，属虚证耳聋。

问病时，病人不想说话，只是点头，这是中气虚弱。

病人昏迷、不省人事，是暴病呢，还是久病呢？

妇女多伤气、多情志病变。妇女应该问月经情况怎么样。寡妇气血凝滞，两手尺脉多现滑象，不可误诊为有孕。没有结婚的女性与寡妇相同。

心腹胀痛，问是旧病发作呢？还是久病引起呢？

诊病必须询问病人想要吃什么味道的食物，嗜好什么食物。有的病人放纵自己，饮酒无度，有的则喜欢吃素。喜欢吃酸味的病人，是肝脏之阴血亏虚；喜欢吃甜味的，则是脾气虚弱。

头身臂膊疼痛，一定要问病人曾经是否患过恶疮。

《古今医统》

问　证

【原文】

王海藏曰：常人求诊缄默，惟令切脉，试其能知病否。且脉人之气血附于经络，热胜则脉疾，寒胜则脉迟，实则有力，虚则无力。至于得病之由，及所伤之物，岂能以脉知之乎？故医者不可不问其由，病者不可不说其故。

孙真人云：未诊先问。最为有准。

苏东坡云：脉之难明，古今所患也。至虚有盛候，大实有羸状。凝似之间，便有死生之异。士夫多秘所患验医之能否。吾平生有疾请疗，必尽告其所患。使医了然知疾之所在，虚实寒热，先定于心中，然后诊脉，疑似不能惑也。吾求愈疾而已，岂以困医为事哉？

妇科产后，先问坐草难易，恶露多少，饮食迟早，生子存亡。盖形伤血伤之不同，补气补血之有异。饮食失节宜调中，生子不存兼开郁。问其所欲以知其病。如欲热者知为寒，欲冷者知为热，如好静恶动者知其为虚，烦躁不宁者知其为实。恶食知伤食，恶风知伤风。好食甘者为脾虚，好食辛者为肺病，好食酸者为肝虚，好食咸者为肾虚，嗜食苦者为心病。此皆顺应而易治，若乃心病爱咸，肺伤欲苦，脾弱喜酸，肝病好辣，肾衰嗜甘，此为逆候。病轻必危，危者必死。治得其法，服药预防，犹可回生。

又如唐汝正治小儿风热，通身俱愈，惟头顶不痊。问其因，乳母好热酒，知其胎毒。本方倍用葛根、黄连而遂愈。

【语译】

王海藏说：一般人找医生诊病，闭口不谈病情，只叫诊脉，测试医生能不能知道是什么病。脉象是人的气血依附于经络而形成，热盛则脉数，寒盛则脉迟，实证则脉来有力，虚证则脉来无力。至于得病的原因，以及伤的是什么，难道能够单凭脉象知道吗？所以医生不可以不问病因，病人不可以不说发病的缘故。

孙真人说：没有诊脉先问病，最正确。

苏东坡说：精通脉学很困难，这是古今医生担忧的事。至虚有盛候，大实有羸状。疑似之间，就有死和生的不同。世人大多隐藏患病的实情，来考验医生的医术是否高明。我平时有病请医生治疗，一定要把患的疾病全部告诉他们，让医生清楚地知道疾病的病位，虚实寒热，医生先胸中有数，然后诊察脉象，疑似病证也不能使医生困惑。我要求疾病痊愈罢了，怎么能把使医生困窘作为我的本事呢？

妇女产后，先问分娩困难还是容易，恶露是多还是少，饮食是迟还是早，生的小孩是活还是死。产妇有伤形和伤血的不同，补气与补血也不一样。饮食失于节制，宜调理中焦脾胃；生的小孩死了，要兼开郁理气。问病人喜欢的用来知道他的病情。如果想要吃热的就知道是寒证，想要吃冷的就知道是热证。如果喜欢安静厌恶活动的就知道是虚证，烦躁不宁的就知道是实证。厌恶食物的知道是伤于饮食，恶风的知道是伤于风邪。喜欢吃甜食的是脾虚证，喜欢吃辛味食物的是肺脏疾病，喜欢吃酸味食物的是肝脏虚证，喜欢吃咸味的是肾脏虚弱证，喜欢吃苦味的为心脏疾病。这些都是顺应本脏特点的证候，容易治疗。如果心病反而喜爱咸味，肺病想要吃苦味，脾弱反而喜欢酸味，肝病喜欢辛辣味，肾脏虚衰喜爱甜味。这些都是逆证，病轻的一定有危险，病情危重的一定要死亡。治疗方法正确，事先服药防备，或者还可以活命。

又好像唐汝正治一小儿风热证，全身都痊愈了，唯独头顶不愈。询问他的病因，原来小儿的母亲喜欢饮热酒，知道他的病是胎毒所致。原方倍用葛根、黄连，于是很快就痊愈了。

《医学入门》

问　证

【原文】

试问头身痛不痛？寒热无歇外感明。掌热口不明食味，内伤饮食劳倦形。五心烦热兼有咳，人瘦阴虚火动情。除此三件见杂证，如疟如痢必有名。从头至足须详问，证候参差仔细听：

头痛否？痛无间歇为外感，痛有间歇为内伤。目红肿否？或暴红肿，或素疼痛。

耳鸣耳聋否？或左或右。久聋者，不敢纯用补涩至剂，须兼开关行气之药。

鼻有涕否？或无涕而燥，或鼻塞，或素流不止，或鼻痔，或酒齄。

口知味否？或不食，食亦不能知味，为外感风寒；或食亦不知味，为内伤饮食。

口渴否？或饮冷水者为热渴，饮热水者为虚，夏日大渴好饮者为暑。

舌有苔否？或白，或黄，或黑，或红而裂。

齿痛否？或上龈，或下龈，或有牙宣。

项强否？暴强则为风寒，久强则为痰火。

咽痛否？暴痛多痰热，惯痛多下虚。

手掌心热否？手背热为外感，手心热为内伤，手背手心俱热，为内伤兼外感。

手指梢冷否？冷则为外感，不冷则为伤风，素清冷为体虚。手足瘫痪否？左手足臂膊不举或痛者，属血虚有火。右手足臂膊不举或痛者，属气虚有痰。

肩臂痛否，暴痛为外感，久痛为虚损挟郁。腰脊痛否？暴痛亦为外感，久痛为肾虚挟滞。尻骨痛否？暴痛为太阳经邪，久痛为太阳经火。

胸膈满否？已下为结胸，未下为邪入少阳经分，非结胸也。素惯胸满者，多郁多痰火下虚。胁痛否？或左或右，或两胁俱痛，或一点空痛？或大腹痛，或脐中痛，或小腹痛，或痛按之即止，或痛按之不止。腹有痞块否？或脐上有痞块，或脐下有痞块，或脐左有痞块，或脐右有痞块，或脐中有痞块，不可妄用汗吐下及动气凝滞之药，宜兼消导行气之剂。

心痛否？暴痛属寒，久痛属火，属虚。心烦否？或只烦躁不宁，或欲吐不吐，谓之嘈杂。或多惊恐，谓之怔忡。呕吐否？或湿呕，或干呕，或食罢即呕，或食久乃呕。

大便泄否？或黄昏时泄，一日共泄几行？

大便秘否？秘而作渴作胀者为热秘，而不渴不胀者为虚。

小便清利否？清利为邪在表，赤涩为邪在里，频数窘急为下虚，挟火。久病及老人得之危。小便淋闭否？渴者为热，不渴为虚。

阴强否？阴强为有火，阴痿为无火。

素有疝气否？有痔疮否？有便血痔疮，不敢用燥药，灼阴伤脏。

有疮疥否？有疮疥，忌发汗，宜兼清热，养血祛风。

素有梦遗白浊否？有遗浊则为精虚。不敢轻易汗下。有房室否？男子犯房，则气血暴虚。虽有外邪，戒用猛剂。或先补而后攻也。

膝酸软否？暴酸软则为脚气。或胃弱久病，则为肾虚。脚肿痛否？肿而痛者，多风湿。不肿胫枯细而痛者为血虚，为湿热下注。脚掌心热否？热则下虚火动，脚跟痛者，亦肾虚有热。脚指及掌心冷者为寒。

有寒热否？寒热有间否？无间为外感，有间为内伤。午寒夜热，则为阴虚火动。

饮食喜冷热否？喜冷则为中热，喜热则为中寒。

饮食运化否？能食不能化者，为脾寒胃热。饮食多少否？能饮食者易治，全不食者难治。惟伤寒不食亦无害。

素饮酒及食煎炒否？酒客多痰热，煎炒多犯上焦。或流入大肠而为湿热之证。

有汗否？外感有汗，则为伤风；无汗则为伤寒；杂证自汗则为阳虚。

有盗汗否？睡中出汗，外感则为半表里邪，内伤则为阴虚有火。

浑身骨节疼痛否？外感则为邪居表分，内伤则为气血不调，身重痛者为挟湿气。

夜重否？或昼轻夜重为血病，或夜轻昼重为气病。年纪多少？壮年病多可耐。老人病杂而无气难当。妇人生产，少者气血犹盛，生产多，年又多，宜补不宜攻。

病经几时？或几日，或几旬，或经年。

所处顺否？所处顺则性情和而气血宜调。所处逆则气血怫郁，须于所服药中量加开郁行气之剂。

曾误服否？误药，则气血乱而经络杂，急病随为调解，缓病久病，停一二日后药之可也。

妇人经调否？或参前为血热，或参后为血虚。或当经行时有外感，经尽则散，不可妄药，以致有犯血海。

经闭否？或有潮热，或有咳泄，或有失血，或有白带否？能饮食否？能食则血易调而诸证自除，食减渐瘦者危。

有癥瘕否？有腹痛潮热而一块结实者，为癥瘕。

有孕能动否？腹中有一块结实能动，而无腹痛潮热等证者，为有孕。腹虚大胀满，按之无一块结实者，为气病，其经水亦时渗下。

产后有寒热否？有腹痛否？有汗否？有咳喘否？寒热多为外感。腹痛多为瘀血，或食积停滞。有汗单潮，为气血大虚，咳喘为瘀血入肺，难治。

凡初证大纲未定最宜详审，病者不可讳疾忌医，医者必须委曲请问，决无一诊而能悉知其病情也。初学宜另抄问法宜纸，常出以问病。若大纲已定或外感，或内伤，或杂病，自当遵守古法，不可概施发散剂也。

【语译】

先问病人头、身疼痛还是不痛？如果头身疼痛，伴有恶寒发热无休止，是外感病，这已经很明确。手心发热，口不知道饮食五味，是内伤饮食劳倦的表现。五心烦热兼有咳嗽，并且人体消瘦是阴虚火旺所致的病情。除了这三种出现兼杂的病证外，如疟疾、痢疾一定有病名。从头到脚必须详细询问，证候不一致要仔细听。

头痛不？痛无休止是外感头痛，时痛时止是内伤头痛。病人眼睛红肿不？或者突然红肿，或者向来疼痛。

病人耳鸣耳聋不？或者在左边，或者在右边。久病耳聋，不可以单纯使用补益收敛的方药，必须兼用开窍行气的药物。

鼻孔有鼻涕没有？或者没有鼻涕而且干燥，或者鼻塞不通，或者向来流鼻涕不止，或者有鼻息肉，或者是酒渣鼻。

病人口能知饮食五味不？或者不想吃食物，或者吃饮食也能够知道食物味道，是外感风寒证；或者吃饮食也不知道食物味道，是饮食内伤。

病人口渴不？口渴饮冷水是热渴，口渴饮热水是虚证，夏季大渴喜饮是暑热。

病人舌上有苔不？或者是白苔，或者是黄苔，或者舌质红有裂纹。

病人牙齿疼痛不？或者上龈疼痛，或者下龈疼痛，或者有牙宣病（牙龈出血）。

病人颈项强痛不？突然颈项强痛则是风寒引起，久病颈项强痛则为痰火所致。

病人咽喉疼痛不？突然疼痛多为痰热为患，一贯疼痛多属下焦虚证所致。

病人手掌心发热不？手背发热是外感病，手心发热是内伤杂病，手心手背都发热，是内伤兼挟外感病。

病人手指端冷不？冷就是外感病，不冷就是伤风证，向来清冷就是身体虚弱。

病人手脚瘫痪不？左手、左脚及臂膊不能抬举或者疼痛，属于血虚兼火邪。右手、右脚及臂膊不能抬举或者疼痛，属于气虚挟痰浊。

病人肩背疼痛不？突然疼痛是外感病，久病疼痛是虚损兼挟气机郁滞。

病人腰脊疼痛不？突然疼痛也是外感病，久病疼痛是肾虚兼挟气血阻滞。尾骶骨疼痛不？突然疼痛为太阳经受邪，久病疼痛是太阳经有火。

病人胸膈痞满不？已经使用下法，而后病人出现胸膈痞满的是结胸证；没有使用下法就出现胸膈痞满的是邪气入侵少阳经部位，不是结胸证。平素一贯胸膈痞满的，多为气郁、痰火以及下焦阳虚所致。病人胁肋疼痛不？或者胁痛在左侧，或者胁痛在右侧，或者两胁都痛，或者一点空痛。病人腹部胀满不？或者大腹出现胀满，或者小腹出现胀满。病人腹部疼痛不？或者大腹疼痛，或者脐中疼痛，或者小腹疼痛，或者腹痛用手按压马上就不痛，或者腹痛用手按压不能止痛。病人腹部有痞块没有？或者肚脐的上边有痞块，或者肚脐的下面有痞块，或者肚脐左边有痞块，或者肚脐的右边有痞块，或者肚脐的中间有痞块，不可以乱用汗、吐、下法以及动气、凝滞的药物，应该兼用消导行气之剂。

病人心痛不？突然心痛属寒邪凝滞，久病心痛属火邪、属虚证。病人心烦不？或者只出现烦躁不宁，或者想要呕吐又不吐，叫作嘈杂。或者病人经常惊慌恐惧，叫作怔忡病。

病人呕吐不？或者湿呕，或者干呕，或者吃完饮食就吐，或者饮食后很久才吐。

病人大便泄泻不？或者大便溏泄，或者大便水泄，或者在早晨泄，或者饮食过后就泄，或者在黄昏的时候泄，大便一天共泄几次？

病人大便秘结不？便秘出现口渴腹胀的为热结便秘，便秘口不渴、无腹胀的为虚证便秘。

病人小便清利不？小便清利为邪气在表，小便颜色黄赤、排便涩滞是邪热在里，小便频数窘迫为肾虚挟火邪。久病以及老年人患这种病则病情危重。病人小便淋沥、癃闭不？小便淋沥或癃闭，伴有口渴的为热证，口不渴的是虚证。

病人阴强不？阴茎勃起不痿软由阴虚火旺引起，阴茎痿软不能勃起是肾虚阳衰所致。

病人向来有疝气没有？有疝气病，应当兼用疏肝理气治法，不可以乱用升提及动气方药。

病人一向有便血没有？有痔疮没有？病人有便血、痔疮，不能过分使用温燥药物，以免灼伤阴血、损伤脏腑。

病人有疮痈、疥癣没有？如果患有疮疡、疥癣，禁忌发汗。

应该兼用清热养血祛风的治法。

病人向来患有梦遗白浊没有？有梦遗白浊，则是肾经亏虚所致，不可以轻易使用汗、下治法。病人有房室劳倦没有？男性得了房劳病，则气血突然虚损，虽然有外邪，禁用峻猛方药，或者可以先用补法后用攻法。

病人脚膝酸软不？突然酸软是脚气病；久病脚膝酸软，或者是胃弱久病，否则是肾虚所致。病人脚肿痛不？脚肿疼痛，大多是风湿引起。脚不肿、小腿枯细疼痛，是血虚，是湿热下注所致。病人脚掌心发热不？发热则是肝肾亏虚兼有虚热。脚指以及手掌心冷的是寒证。

病人有恶寒发热不？恶寒发热有休止没有？无休止的为外感病，有休止的是内伤病。中午恶寒、夜间发热，则是阴虚火旺所致。

病人饮食喜欢冷热不？喜欢冷饮食则是脾胃有热，喜欢热饮食则为中焦有寒。

病人饮食能够运化不？能够吃不能运化是脾寒胃热。

病人饮食多少？能够进食的容易治疗，完全不能进食的则难治。只有外感病，那么不吃饮食也没有什么妨害。

病人向来饮酒以及吃煎炒不？嗜好饮酒的人多痰热，煎炒的燥热多侵犯上焦，或者流入大肠成为湿热证。

病人有汗出没有？患外感伴有汗出则为中风证，没有汗出的则为伤寒证，杂病自汗出则为阳虚证。

病人有盗汗没有？睡中出汗，外感病则为邪在半表半里，内伤病则是阴虚火旺所致。

病人全身骨节疼痛不？外感病则为邪气停留肌表、气分，内伤病则为气血不能运行全身，身体沉重疼痛为兼挟湿气。

病情晚上加重没有？白天病轻、晚上病重为血病，晚上病轻、白天病重是气病。

病人年龄大小如何？青壮年患病大多可以忍受。老年人病情复杂、元气亏虚难以忍受。妇女生育，青年人气血还旺盛，若生育多而年纪又大，适宜用补法，不宜用攻法。

病程有多长？或者几天，或者几十天，或者一年。

生活的境况顺利不？生活的境遇顺利则性情和缓，气血容易调和；生活在逆境中则气血郁滞不畅，必须在服用的药物中适当加入开郁行气药。

曾经误服药物没有？如果误服药物，则气血在经络中混乱错杂运行，病重的马上就给他服药调理和解，轻病、慢性病，可以停一二天后再给药。

妇女月经调不调？经期超前为血热所致，经期错后是血虚引起。或者正当行经的时候又感受外邪，月经干净后则邪气能够自解，不可以乱用药物，以免外邪侵袭血海。

妇女闭经不？或者经闭伴有潮热，或者伴有咳嗽、泄泻，或者伴有其他的出血。有白带没有？能够吃饮食不？饮食正常则经血容易通调而各种症状自然消除。饮食减少逐渐消瘦的病情危重。

妇女有癥瘕没有？有腹痛潮热，腹中有一块状结实的，是癥瘕。

妇女有孕，胎儿能动不？腹中有一块状物能够感觉到跳动，而且没有腹痛潮热等症状，为有胎孕。腹部虚大胀满，用手按压没有一个块状物的，是气病，她的月经也按时来潮。

产后有恶寒发热没有？有腹痛没有？有汗没有？有咳喘没有？有恶寒发热者大多是感受外邪。有腹痛大多是瘀血，或者食积停滞。有汗发轻微潮热，是气血大虚，咳喘是瘀血犯肺，治疗起来很困难。

凡是第一次辨证大纲还没有确定最应该详细审察病情，病人不可以讳疾忌医，医生必须婉言相问，绝对没有诊一次就能够完全知道病人病情的道理。初学医的人应该另外把问诊的内容抄写在纸上，经常拿出来用来问病。如果辨证大纲已经确定或者是外感病，或者是内伤病，或者是杂病，自然应当按照古代医书上的治病方法施治，不可以一概使用发散的方剂。

《景岳全书》

十问篇

【原文】

一问寒热二问汗，三问头身四问便。

五问饮食六问胸，七聋八渴俱当辨。

九因脉色察阴阳，十从气味章神见。

见定虽然事不难，也须明哲毋招怨。

右十问者，乃诊治要领，临证之首务也。明此十问，则六变俱存，而万病形情俱在吾目中矣。医之为难，难在不识病本，而施误治耳。误则杀人，天道可畏；不误则济人，阴德无穷。学者欲明是道，必须先察此要，以定意见，以为阶梯，然后再采群书，广其知识，又何误焉。有能熟之胸中，运之掌上，非止为人，而为己不浅也。慎之！宝之！

一、问寒热

问寒热者，问内外之寒热，欲以辨其在表里也。人伤于寒，则病为热。故凡病身热脉紧，头痛体痛拘急无汗，而且得于暂者，必外感也。盖寒邪在经，所以头痛身痛；邪闭皮毛,所以拘急发热。若素日无疾而突现脉证若是者,盖寒邪非素所有,而突然若此,此表证也。若无表证而身热不解,多属内伤。然必有内证相应,合而察之,自得其真。

凡身热经旬,或至月余不解,亦有仍属表证者。盖因初感寒邪,身热头痛。医不能辨,误认为火,辄用寒凉,以致邪不能散,或虽经解散,而药未及病,以致留蓄在经。其病必外证多而里证少,此非里也,仍当解散。

凡内证发热者,多属阴虚,或因积热。然必有内证相应,而其来也渐。盖阴虚者必伤精,伤精者必连脏。故其在上而连肺者,必为喘急咳嗽;在中而连脾者,或妨饮食,或生懊憹,或为躁烦焦渴;在下而连肾者,或精血遗淋,或二便失节。然必倏热往来,时作时止,或气怯声微,是皆阴虚证也。

凡怒气七情伤肝、伤脏而为热者,总属真阴不足,所以邪火易炽,亦阴虚也。

凡劳倦伤脾而发热者,以脾阴不足,故易于伤。伤则热生于肌肉之分,亦阴虚也。

凡内伤积热者,在癥痞必有形证,在血气必有明征,或九窍热于上下,或脏腑热于三焦。若果因实热,凡火伤在形体而无涉于真元者,则其形气声色脉候,自然壮丽,无弗有可据而察者,此当以实火治之。

凡寒证尤属显然,或外寒者阳亏于表,或内寒者火衰于中,诸如前证。但热者多实,而虚热者最不可误;寒者多虚,而实寒者间亦有之,此寒热之在表在里,不可不辨也。

二、问汗

问汗者,亦以察表里也。凡表邪盛者,必无汗。而有汗者，邪随汗去，已无表邪，此理之自然也。故有邪尽而汗者，身凉热退，此邪去也。有邪在经而汗在皮毛者，此非真汗也。有得汗后邪虽稍减，而未得尽痊者，犹有余邪。又不可因汗而必谓其无表邪也。须因脉证而详察之。

凡温暑等证，有因邪而作汗者，有虽汗而邪未去者，皆表证也。总之，表邪未除者，在外则连经，故头身或有疼痛；在内则连脏，故胸膈或生躁烦。在表在里有证可凭，或紧或数有脉可辨，须察其真假虚实，孰微孰甚而治之。

凡全非表证，则或有阳虚而汗者，须实其气；阴虚而汗者，须益其精；火盛而汗者，凉之自愈；过饮而汗者，清之可宁。此汗证之有阴阳表里，不可不察也。诸汗详证载伤寒门。

三、问头身

问其头，可察上下。问其身，可察表里。头痛者，邪居阳分。身痛者，邪在诸经。前后左右，阴阳可辨，有热无热，内外可分。但属于表邪，可散之而愈也。

凡火盛于内而为头痛者，必有内应之证，或在喉口，或在耳目，别无身热恶寒在表等候者，此热盛于上，病在里也。察在何经，宜清宜降，高者抑之，此之谓也。若用轻扬散剂，则火必上升，而痛愈甚矣。

凡阴虚头痛者，举发无时，是因酒色过度，或遇劳苦，或逢情欲，其发则甚。此为里证，或精或气，非补不可也。

凡头痛属里者，多因于火，此其常也。然亦有阴寒在上，阳虚不能上达而痛甚者。其证则恶寒呕恶，六脉沉微，或兼弦细，诸治不效。余以桂附参熟之类而愈之。是头痛之有阳虚也。

凡云头风者，此世俗之混名。然必有所因，须求其本，辨而治之。

凡眩晕者，或头重者，可因之以辨虚实。凡病中眩晕，多因清阳不升，上虚而然。如丹溪云：无痰不作晕，殊非真确之论。但当兼形气分久暂以察之。观《内经》曰：上虚则眩，上盛则热痛。其义可知。至于头重，尤属上虚。经曰：上气不足，脑为之不满，头为之苦倾。此之谓也。

凡身痛之甚者，亦当察其表里，以分寒热。其若感寒作痛者，或上或下，原无定所，随散而愈，此表邪也。若有定处而别无表证，乃痛痹之属，邪气虽亦在经，此当以里证视之。但有寒热之异耳。若因火盛者，或肌肤灼热，或红肿不消。若并无热候，而疼痛不止，多属阴寒，以致血气凝滞而然。经曰：痛者寒气多也。有寒故痛也。必温其经，使血气流通，其邪自去矣。

凡劳伤病剧，而忽加身痛之甚者，此阴虚之极，不能滋养筋骨而然。营气惫矣，无能为也。

四、问便

二便为一身之门户，无论内伤外感，皆当察此，以辨其寒热虚实。盖前阴通膀胱之道，而其利与不利，热与不热，可察气化之强弱。凡患伤寒而小水利者，以太阳之气未剧，即吉兆也。后阴开大肠之门，而其通与不通，结与不结，可察阳阴之虚实。凡大便热结而腹中坚满者，方属有余，通之可也。若新近得解而不甚干结，或旬日不解而全无胀意者，便非阳明实邪。观仲景曰：大便先硬后溏者，不可攻。可见后溏者，又可知也。若非真有坚燥痞满等证，则原非实邪，其不可攻也明矣。

　　凡小便，人但见其黄，便谓是火。而不知人逢劳倦，小水亦黄。焦思多虑，小水亦黄。泻痢不期，小水亦黄。酒色伤阴，小水亦黄。使非有或淋或痛，热证相兼，不可因黄便谓之火。余见逼枯汁而毙人者多矣。经曰：中气不足，溲便为之变，义可知也。若小水清利者，知里邪之未甚，而病亦不在气分。以津液由于气化，气病则小水不利也。小水渐利，则气化可知，最为吉兆。

　　大便通水谷之海，肠胃之门户也。小便通血气之海，冲任水道之门户也。二便皆主于肾，本为元气之关，必真见实邪，方可议通议下。否则最宜详慎，不可误攻。使非真实而妄逐之，导去元气，则邪之在表者，反乘虚而深陷。病因内困者，必由泄而愈亏。所以凡病不足，慎勿强通。最喜者，小便得气而自化；大便弥固者弥良。营卫既调，自将通达，即大肠秘结旬余，何虑之有？若滑泄不守，乃非虚弱者所宜，当首先为之防也。

　　五、问饮食

　　问饮食者，一可察胃口之清浊，二可察脏腑之阴阳。病由外感而食不断者，知其邪未及脏，而恶食不恶食者可知。病因内伤而食饮变常者，辨其味有喜恶，而爱冷爱热者可知。素欲温热者，知阴脏之宜暖；素好寒冷者，知阳脏之可清。或口腹之失节，以致误伤，而一时之权变，可因以辨。故饮食之性情，所当详察，而药饵之宜否，可因以推也。

　　凡诸病得食稍安者，必是虚证。得食更甚者，或虚或实皆有之，当辨而治也。

　　六、问胸

　　胸即膻中，上连心肺，下通脏腑。胸腹之病极多，难以尽悉。而临证必当问者，为欲辨其有邪无邪，又宜补宜泻也。夫凡胸腹胀满，则不可用补，而不胀不满，则不可用攻，此大法也。然痞与满不同，当分轻重。重者胀塞中满，此实邪也，不得不攻。轻者但不欲食，不知饥饱，似胀非胀，中空无物，乃痞气耳，非真满也。此或以邪陷胸中者有之，或脾虚不运者有之。病者不知其辨，但见胃气不开，饮食不进。问之亦曰饱闷，而实非真有胀满。此在疑虚疑实之间，若不察其真确，未免补泻倒施。必多致误，则为害不小。凡今人病虚证者极多，非补不可。但用补之法，不宜造次。欲察其可补不可补之机，则全在先察胸腹之宽否何如。然后以渐而进，如未及病，再为放胆用之，庶无所碍。此用补之大法也。

凡势在危急，难容少缓。亦必先问其胸宽者，乃可骤进。若元气真虚而胸腹又胀，是必虚不受补之证。若强进补剂，非惟无益，适足以招谤耳。此胸腹之不可不察也。

七、问聋

耳虽少阳之经，而实为肾脏之官。又为宗脉之所聚。问之非惟可辨虚实，亦可知死生。凡人之久聋者，此一经之闭，无足为怪。惟是因病而聋者，不可不辨。其在"热论篇"则曰：伤寒三日，少阳受之，故为耳聋。此以寒邪在经，气闭而然。然以余所验，则未有不因气虚而然者。《素问》曰：精脱者耳聋。仲景曰：耳聋无闻者，阳气虚也。由此观之，则凡病是证，其属气虚什九，气闭者什一耳。

聋有轻重，轻者病轻，重者病重。若随治渐轻，可察其病之渐退也，进则病亦进矣。若病至聋极，甚至绝然无闻者，此诚精脱之证。余经历者数人矣，皆至不治。

八、问渴

问渴与不渴，可以察里证之寒热，而虚实之辨，亦从以见。凡内热之甚，则大渴喜冷冰水不绝。而脉坚便结，脉实气壮者，此阳证也。

凡口虽渴而喜热不喜冷者，此非火证，中寒可知。既非火证，何以作渴？则水亏故耳。

凡病人问其渴否，则曰口渴；问其欲汤水否，则曰不欲。盖其内无邪火，所以不欲汤水；真阴内亏，所以口无津液。此口干也，非口渴也。不可以干作渴治。

凡阳邪虽盛而真阴又虚者，不可因其火盛喜冷，便云实热。盖其内水不足，欲得外水以济。水涸精亏，真阴枯也。必兼脉证细察之。此而略差，死生立判。余尝治垂危最重伤寒，有如此者，每以峻补之剂浸冷而服，或以冰水参熟等剂，相间迭进，活人多矣。常人见之，咸以为奇，不知理当如是，何奇之有？然必其干渴燥结之甚者，乃可以参附凉水并进。若无实结，不可与水。

【语译】

第一问内外寒热，第二问有无出汗。

第三问头身症状，第四问病人二便。

第五问饮食胃气，第六问胸腹痞胀。

第七耳聋、第八口渴，都应详细分辨。

第九依据脉象面色审察阴阳属性，

第十结合病人呼吸和口味，作出正确的诊断。

正确的诊断虽然不是件困难的事情，

也要避免因诊断不准遭病家怨恨。

以上十问，是诊断治疗疾病的纲领、临证的首要任务。明确这十问，则表、里、寒、热、虚、实六种证候纲要都可以确定，而各种病证的表现情况都在我的眼中了。当医生的难处，难就难在不能够认识疾病的本质，而采用错误的治法罢了。误治则害人，天道可畏；不误治则救人，阴德无穷。学医的人要想掌握医术，必须首先明察这十问，用来确定对疾病的诊断，用来作为学医登堂入室的台阶，然后再博览群书，增长自己的医学知识，又有什么失误呢？只要能够熟练地将十问掌握在胸中，运用自如，不只是对病人，对自己也受益非浅。千万要慎重对待它，一定要很好地珍惜它！

一、问寒热

问寒热，是问病人内外的寒热，想要用来辨别病邪的在表在里。人体感受寒邪，则发为热病。所以凡是病人身热脉紧，头痛体痛，身形拘急无汗，并且发病时间短暂的，必然是外感病。寒邪在经，所以出现头痛身痛；邪气闭塞皮毛，所以身形拘急发热。如果平时没有病，忽然表现脉证像这样的，大多是因为感受外邪。寒邪并不是一向就有的，但是突然像这样，这是表证。假如没有表证而出现身热不解，多属于内伤病，然而必须有相应的内证，结合其他临床表现进行审察，自然能够得到准确的诊断。

凡是病人身上发热十余天，或者到一个月左右还在发热，也有仍然属于表证的。大概因为开始感受寒邪，病人出现身热头痛，医生不能够分辨，错误地认为是火邪所致，就使用寒凉药物，以致寒邪不能解散，或者虽然经过解表散寒，然而药力没有达到病所，以致寒邪留滞蓄积在经络。那样的病必然外证多而里证少，这不属于里证，仍然应当解表散寒。

凡是里证发热，大多属于阴虚，或者因为积热。但是必然有里证与它相应，而且它起病也很缓慢。阴虚必然要损伤精气，损伤精气必然要影响五脏。所以在上焦影响到肺的，必然要发生喘急咳嗽；在中焦影响到脾的，或者妨碍饮食，或者产生懊侬，或者出现烦躁、口渴；在下焦影响到肾的，或者遗精、血淋，或者大、小便失调。但是必然有发热迅速往来，时作时止，或者气怯声微，这些都是阴虚证。

凡是七情中怒气损伤肝阴、损伤五脏而表现发热的，完全属于真阴不足，故邪火容易炽盛也是阴虚证。

凡是劳倦伤脾发热的，因为脾阴不足，所以容易被伤害，脾伤则发热产生在肌肉之中，也是阴虚证。

凡是内伤积热的病证，在癥瘕痞块必然有形状和证候，在气血必然有明显的症状，或者在九窍上下发热，或者在三焦脏腑发热。如果由于实热，凡是火邪损伤在形体没有影响到真阳、元气的，那么他的形气、声音、面色、脉象，不用说也壮盛、华美，没有可以作为真阳、元气损伤的症状依据来审察的，这种病证应该按照实火治疗。

凡是寒证特别明显，或者是体表阳气亏虚的外寒证，或者是火衰于里的内寒证，各种症状表现跟前面一样。只是发热证大多是实证，然而虚热证最不可以误诊；寒证多属阳虚，然而实寒证有时也存在。这是热证、寒证的在表在里，不能够不辨别啊。

二、问汗

问汗，也是用来审察是表证还是里证的方法。凡是表邪盛的，必然无汗。而有汗的，邪气随着汗去，已经没有表邪，这是理所当然的。所以有邪气去尽还出汗的，身凉热退，这是邪气去了。但是，有邪气在经脉而汗在皮毛的，这不是真汗。也有发汗后邪气虽然稍有减轻，然而没有得到完全恢复的，仍然有余邪。又不能够因为病人出过汗就一定要说没有表邪了，必须根据脉象、症状详细审察他。

凡是温病、暑温等病证，有因为邪气而出汗的，有虽然汗出而邪气没有去的，都是表证。总之，表邪没有解除的，在表则影响经络，所以头、身或有疼痛；在里则影响脏腑，所以邪在胸膈或者产生烦躁。在表在里有症状可以凭借，或紧或数有脉象可以辨别，必须审察他的真假虚实，谁轻谁重而治疗。

凡是完全不是表证，那么或者有阳气虚而自汗出，必须温补他的阳气；阴虚而盗汗的，必须补益他的阴精；火邪盛而汗出的，用清凉法自然会治愈；过多饮酒而出汗的，用清利法可以安宁。

这是汗证有阴阳表里的区别，不可以不详细审察。各种汗证详细记载在伤寒门。

三、问头身

问病人的头，可以审察病位在上在下。问病人的全身，可以审察证候在表在里。头痛的，邪气滞留在阳分；身痛的，邪气滞留在六经。前后左右，可以辨别属阴属阳；有热象没有热象，可以区分病位在内在外。病只属于表邪，可以用解表散邪的方法使它痊愈。

凡是火邪盛于内而发为头痛的，必然有与它相应的内证，或者表现在喉部、口腔，或者在耳部、目睛。另外没有身热恶寒等在表证候的，这是热盛在上，病邪亢盛的就抑制它，说的就是这个意思。假如用轻扬发散的方药，则火邪一定要上升，因而头痛就更重了。

凡是阴虚头痛，发作没有定时，这是由于酒色过度，或者遇到劳累辛苦，或者碰到房事，头痛发作就更加厉害。这是里证，或者填精，或者滋阴益气，非补不行。

凡是头痛属于里证的，大多由于火邪所致，这是一般规律。

然而也有阴寒在上，阳气虚衰不能上达巅顶而头痛严重的。它的证候则为恶寒呕恶，左右手六脉沉微，或兼弦细，各种治法无效。我用肉桂、附片、人参、熟地这一类药物使他痊愈。由此看来，头痛病有阳气虚衰证。

凡是说头风病的，这是一般人含糊的叫法。然而必然有一定的病因，必须探求它的病源，区别不同病证治疗它。

凡是眩晕病，或者头重，可以因此用来分辨虚证、实证。大凡病中出现眩晕，大多由于清阳之气不升，上虚所致。犹如朱丹溪说：无痰不发生眩晕，确实不是准确的说法。不过应该结合形气的虚实，区分病程的长短用来审察它。《内经》说：上部气虚就发生眩晕，上部邪气盛则发热疼痛。就可以知道它的含义。至于头重，尤其属于上部气虚。经书上说：上部的清气不足，脑髓因此而不能充实，头部因此无力下垂。说的就是这种病。

凡是病人身痛严重的，也应当审察在表在里，区分是寒证还是热证。如果感受寒邪发生疼痛的，或者在上或者在下，原本没有固定部位，随着解表散寒而痊愈，这是肌表感受邪气。假如有固定部位，但另外没有表证，才是痛痹这一类疾病，邪气虽然也在经络，这应该把它作为里证看待，不过有寒证、热证的不同。如果因为火邪亢盛的，或者肌肤灼热，或者红肿不消，或者内生心烦口渴，必然有热证相应。治疗应该用清热治法和寒凉药物。如果并没有热证，但疼痛不止，多属阴寒证，以致气血凝滞所致。经书上说：痛证是寒气盛，有寒邪所以疼痛。必须温通经络，使气血流通，邪气自然离去。

凡是劳倦损伤病情加剧，而且忽然增加严重身痛的，这是阴虚到了极点，不能够滋养筋骨引起的。营气衰惫了，没有办法治疗了。

四、问二便

前后二阴作为人体一身的门户，不管内伤病还是外感病，都应当进行审察，用来辨别病证的寒热虚实。前阴与膀胱相通，小便通利与不通利，热和不热，可以审察膀胱气化的强弱。凡是感受寒邪小便仍然通利的，因为太阳膀胱经邪气不严重，就是吉祥征兆。后阴是通大肠的门户，大便通与不通，结燥与不结燥，可以审察阳明胃经的虚证、实证。凡是大便热结腹中坚满的，才属于有余的病证，可以用攻下热结法使大便通利。假如最近几天解过大便，大便不很干结，或者十天不解大便完全没有想解大便的感觉，就不是阳明实邪。仲景说：大便先硬后溏的，不可以用攻下法。可以看出后大便溏的，虽然有先硬，已经不是实热证，况且纯溏并且天天解大便的，又是可以知道的。如果不是真的有坚、燥、痞、满等证，就原本不是实邪，不可以用攻下法治疗已经很明显了。

凡是小便，一般医生只要看到它颜色黄，就说是火邪。却不知道人遇到劳倦，小便就会发黄。焦急、忧思、多虑、小便颜色也黄。泄泻、下痢不止，小便也发黄，醉酒、色欲损伤阴津，小便也黄。假如没有或者小便淋沥，或者涩痛，其他热证相互兼见，不可以因为小便颜色发黄就说它是火邪。我见到强行清利使津液枯涸造成人死亡的很多了。经书上说：中气不充足，大小便因此而发生变化，含义很明确。假如小便清利的，知道里邪还不重，并且病邪也不在气分。因为津液由于气化，气病小便就不通利。小便逐渐通利，则可以知道膀胱气化已经恢复，是最吉祥的征兆。

后阴与水谷之海胃相通连，是胃肠的门户。前阴与血海冲脉相通连，是冲、任二脉和水道的门户。二便都属肾脏主管，本身就是元气的门户，必须真正见到实邪，才可以考虑使用通利法、攻下法。如果不是这样，最应该详细慎重，不可以误用攻下治法。假如不是真正的实邪反而乱去攻逐它，泄去元气，那么，邪气在表的，反而乘虚向里侵犯，疾病由于正气不足的，必然因为用攻下法更加亏虚。故凡是正气不足的疾病，要慎重不要强行通利。最可喜的是，小便得到正气的充盛自然能够气化，大便越能固守预后就越好。营卫之气既然和调，自己也会通达，即使大便秘结十余日，又有什么值得忧虑的呢？如果大便滑泄不能固守，才不是虚弱病人应该出现的，应当首先给他预防。

五、问饮食

问病人饮食，第一可以审察病人肠胃的清浊，第二可以审察脏腑的寒热。疾病因为外感并且能正常进食，知道邪气还没有损伤脏腑，而且可以通过他厌食不厌食去了解。疾病由于内伤而且饮食异常的，分辨他对饮食五味的喜恶，而且可以通过病人喜冷喜热去了解。向来想要饮温热汤水的，知道病在脾脏，病人适宜温热药物；向来喜欢吃寒凉的，知道病在胃腑，当用清凉治法。或者饮食失节，以致使脾胃受伤，并且临时的权衡应变，可以由此分辨。所以饮食的寒热情况应当详细审察，而且药物是否适宜，可以由此推断。

凡是各种疾病进食稍有好转的，一定是虚证。进食病情更加严重的，虚证、实证都有，应当区别治疗。

六、问胸部

胸部就在膻中部位，在上连及心、肺两脏，在下与其余各脏腑相通。胸腹的疾病非常多，很难全部掌握。但是临证一定要询问，是想要分辨它有邪气还是没有邪气，以及适宜用补法还是泻法。凡是胸腹胀满，则不可以用补法，但是胸腹不胀不满，则不可以用攻法，这是治疗大法。然而痞与满不一样，应当分辨轻重。病重的胀塞中满，这是实邪，不能够不用攻法。病轻的只是不想吃饮食，不知道饥饱，像胀满又不像胀满，胸腹中空虚没有东西，这是痞气，不是真正的胀满。这或者有因邪气陷入胸中的情况，或者有因脾气虚弱不能运化的情况。生病的人不懂得怎样区分，只知道胃口不开，吃不下饮食。问他也说饱闷，实际上却不是真正有胀满。在这好像是虚证又好像是实证中间，假如不审察准确，不免补法与泻法颠倒使用，必定有很多病人要导致误治，则给病人造成的损害不小。

现在的人患虚证的很多，除非使用补益治法不可。可是使用补益的治法，也不能轻率。要想知道可以运用补益治法和不能使用补益治法的关键，则完全在首先审察病人胸腹宽松和痞满情况怎样，然后循序渐进。如果药力没有达到病所，给他放胆使用补益治法，可能没有妨碍。这是使用补益药物的治疗大法。

凡是病势在危急关头，不允许稍有迟缓。必须先问病人属于胸腹宽松的，才可以急速进服补益药物，假如元气真正虚衰但胸腹又胀满，这一定是虚不受补证。如果强行使用补益药物，不但没有好处，恰恰足够招来非议。这样看来病人的胸腹部不可以不审察。

七、问耳聋

耳廓虽然属于少阳胆经，但确实是肾脏的开窍，又是百脉汇聚的地方。询问它不仅可以分辨证候的虚实，也可以知道病人的死生。凡是病人久病耳聋的，这是一经的闭塞，没有什么奇怪的，只是这由于病邪引起的耳聋，不可以不区分。这种情况在"热论篇"中则说：伤寒病三天，少阳经脉感受邪气，因此发为耳聋。这是因为寒邪在经，经气闭阻所致。然而根据我验证的情况，则没有不是由于气虚所致的。《素问》说：精气枯渴的人耳聋。仲景说：耳聋听不见声音的，属于阳气亏虚。从这样看来，那么凡是患这种病证，属于气虚的占十分之九，气闭的占十分之一。

耳聋的程度有轻有重，程度轻的病情轻，程度重的病情重。假如随着治疗程度逐渐减轻，可以知道病人病情在逐步减轻，耳聋程度加重则病情也加重了。假如病情发展到很聋，甚至绝对听不到一点声音，这确实是精气枯竭的病证，我碰到好几个人了，都到达了不可救治的地步。

八、问口渴

问病人口渴与不渴，可以用来审察里证的寒热属性、虚证实证的区分。由此可见，凡是里热炽盛，则口大渴喜饮冷水、冰水不止；并且腹部坚硬，大便结燥，脉实气粗的，这是阳热实证。

凡是口虽渴却喜热饮不喜冷饮的，这不是火热证，是感受寒邪所致。既然不是火热证，为什么出现口渴，那是津液亏损的缘故罢了。

凡是病人问他口渴不，则说口渴；问他想要饮汤水不，则说不想。大概病人体内没有火邪，所以不想饮汤水；体内真阴亏损，故口中没有津液。这叫口干，不是口渴。不可以把口干当作口渴治疗。

凡是火邪虽盛但真阴亏虚的，不可以因为病人火邪盛、口渴喜冷饮，就说是实热证。大概是病人体内肾水不足，想要依靠外来水液的资助。病人的肾水枯竭、肾精亏损，真阴枯竭了。必须合并脉象、症状详细审察它。这样稍微有点差错，立刻就可以决定病人的死生。我曾经治疗垂危病人最严重的伤寒病，有像这种证候的，经常用峻补方剂浸冷给病人服用，或者用冰水参合熟水各半，和峻补药液相互交替给病人服用，救治的人很多。一般人看到，都认为奇怪，不知道道理应该是这样，有什么奇怪的呢？然而病人必须口干渴、大便燥结严重的，才可以参附凉水一起服用。假如没有大便坚实燥结，不可以给病人饮用凉水。

《身经通考》

问　证

【原文】

望、闻、问、切，察病之四法也。望色、闻声、切脉，古人反复言之。至于问而知之之谓工，先哲尚未发明，不无有疑焉，何以故？如至病家，问其泻痢，以知其泻痢；问其寒热，以知其寒热。则浅矣，必非古人之意也。

问其病起于何日？日少为新病，实证居多。日多为久病，虚证居多。

曾食何物？食冰而病，药用冰煎。如伤肉食，用草果山楂之类。

曾否有怒劳房欲等事？怒则伤肝，劳则内伤元气，房欲则伤肾。

及问初起何证？如初起头痛、发热、恶寒，属外感。如初起心腹疼痛及泻痢等证，属内伤。

后变何病？如痢变泻、变疟为轻，疟变泻、变痢为重。先喘后胀，病在肺，先胀后喘，病在脾。先渴后呕为停水之类。

口渴思饮否？口不渴，内无热也；口渴欲饮为热。老人口渴不思饮，主津液少。若漱水不欲咽，主蓄血，主阴极发燥。

喜热喜冷否？苦、热，咸、寒，淡、虚，甘、脾热成疳，酸、伤食。

思食否？伤食不思食，杂证思食。为有胃气则生，否则无胃气则死。

胸中宽否？不宽，伤食痰积气滞之证。

腹中有痛处否？无痛处，知病不在内，主虚。有痛处主食积痰血之类。有痛处，手按则减者为虚。

大小便如常否？小便秘结，黄赤为热，清白为寒，浊如米泔为湿热下陷。大便秘为实为热，自利为虚。暴泻暴痢为实，久泻久痢为虚。下黄赤为热，下清白为寒。

足冷暖否？足暖阳证，足冷阴证。乍冷乍温，便结属阳，大便如常属虚。

平日劳逸、喜怒、忧思，并喜食何物？劳则气散，逸则气滞。喜伤心，怒伤肝，忧伤肺，思伤脾，恐伤肾。喜食厚味则生痰，醇酒则发热。

种种问法，实为活人之捷径。然以此而尽古人问而知之之义，犹未也。予于静定之中，若有所悟。盖今人之病，如咳嗽发热泻痢诸痛，俱病之总名也。一证之中，各有火有寒，有痰有气，有虚有实，致证之源不同。如治咳嗽问得有火证，即作火治；有痰有气证，即作痰气治。因此一问，舍病名而治病源，庶合古人之心也。昔丹溪翁名擅千古，亦不过每证分出寒热虚实痰火血气等件，随证调治。此岂有异人之目，洞见脏腑者乎？亦惟问其证，以知之耳。

【语译】

望诊、闻诊、问诊、切诊是诊察疾病的四种方法。望色、闻声、切脉，古代医家反复论述过它。至于通过问诊就知道病情的叫作工，古时候聪明、有才能的医家还没有阐发清楚，到处都有不透彻的地方，是什么缘故呢？比如到病人家里，问病人有泄泻、下痢，可以知道病人患泄泻、痢疾；问病人有恶寒发热，可以知道病人恶寒发热。这样就肤浅了，一定不是古代医家的意思。

问病人什么时候发病？病程短的是新病，实证占多数。病程长的为久病，虚证占多数。

曾经吃过些什么东西？饮用冰水生病的，药物用冰水煎熬。假如伤于肉食，治疗用草果、山楂一类药。曾经有没有大怒、劳倦、房劳等情况？大怒则损伤肝脏，劳倦过度则损伤体内元气，房劳则耗伤肾精。

询问病人初起有什么症状？如果初起头痛、发热、恶寒，属于外感病。

后来转化成什么病？如果由痢疾转变成泄泻，由泄泻转化成疟疾为病情减轻，从疟疾转化成泄泻，由泄泻转变成痢疾为病情加重。先出现气喘后腹胀，病位在肺。先出现腹胀后气喘病位在脾。先口渴后呕吐为停水一类疾病。

病人口渴想饮水不？口不渴，说明体内没有邪热；口渴想要喝水为内有热。老年人口渴不想喝水属于津液不足。假如漱水不想吞下去，属于体内有蓄血，或者属于阴精极度亏损产生燥热。

病人喜欢热饮、冷饮不？喜热饮属于里寒，喜冷饮属于里热。

病人口淡、口苦不？口苦属于热证，口咸属于寒证，口淡属于虚证，口甘属于脾热成为疳病，口酸属于饮食所伤。

病人想吃饮食不？伤饮食不想吃食物，杂病想吃饮食。问饮食情况，是因为有胃气病人就能够恢复，不然，没有胃气病人就要死亡。

病人胸中宽舒不？胸中不宽舒，属于伤食、痰积、气滞证。

病人腹中有痛处不？腹中没有痛处，知道病邪不在里，属于虚证。腹中有痛处，属于食积、痰浊、瘀血一类病证。腹中有痛处，用手按压就减轻的是虚证。

病人大小便像平常一样不？小便涩滞不畅，颜色黄赤是热证；小便清白是寒证；浑浊如米泔是湿热下注。大便秘结是实证、热证，大便清稀为虚证。大便突然泄泻、突然下痢是实证，大便久泻、久痢为虚证。大便泻下黄赤是热证，泻下清白为寒证。

病人脚寒冷、温暖不？脚温暖是阳热证，脚寒冷为阴寒证。脚时冷时暖，伴大便秘结属于阳热证，大便像平常一样的属于虚证。

平时劳逸、喜怒、忧思情况，并且喜欢吃什么食物？过于劳累则人体之气就耗散，过于安逸则人体之气就郁滞。过于欢喜伤心，大怒伤肝，忧愁伤肺，思虑过度伤脾，惊恐伤肾。喜欢吃滋腻厚味则生痰浊，过食烈性酒就会发热。

以上各种问法，确实是治病救人的捷径。然而用这些问法囊括古代医家通过问诊而知道病情的含义，仍然不够。我在安静的时候，就好像有所醒悟。今人的疾病，如咳嗽、发热、泄泻、痢疾、各种痛证都是疾病的病名。一个病中间，各自有火证，有寒证，有痰证，有气滞证，有虚证，有实证，致病的因素不一样。比如治疗咳嗽病，问到有火证，就按火证治疗；有痰浊证，有气滞证，就按照痰浊证、气滞证治疗。由这一询问，放弃病名而治疗病因，可能符合古代医家的意思。从前丹溪老人名声独占千古，也不过每个病分出寒、热、虚、实、痰、火、血、气等型，随证治疗。这难道有不同于常人的眼睛，能透彻地看清人体五脏六腑吗？也只不过问病人症状，用来知道他的病情罢了。

《医原》

问证求病论

【原文】

病，藏于中者也。证，形于外者也。工于问者，非徒问其证，殆欲即其证见，以求其病因耳！法当先问其人平昔有无宿疾，有无恚怒忧思。饮食喜淡喜浓、喜燥喜润？嗜茶嗜酒？人便为燥为溏？妇人问其有无胎产，月事先期后期？有无胀痛？再问其病初起何因？前见何证？后变何证？恶寒恶热孰重孰轻？有汗无汗？汗多汗少？汗起何处？汗止何处？口淡口苦？渴与不渴？思饮不思饮？饮多饮少？喜热喜凉？喜热饮不皆属寒，尝有郁遏不通者，亦喜热饮，以热则流通故也。思食不思食？能食不能食？食多食少？化速化迟？胸心胁腹有无胀痛？二便通涩？大便为燥为溏？小便为清为浊？色黄色淡？二便最为紧要，乃病之外见者也。种种详诘，就其见证，审其病因，方得轩岐治病求本之旨。岂徒见痰治痰，见血治血而已哉！

【语译】

疾病，是隐藏在体内的；症状，是表现在体外的。善于问诊的人，不只是问病人症状，大概是想要根据病人症状表现，去探求疾病的病因罢了！原则上应当先问病人过去有没有旧病？有没有恨、怒、忧、思等情志因素？吃饮食喜欢清淡还是喜欢滋腻，喜欢干燥还是喜欢润滑？嗜好饮茶还是嗜好喝酒？大便是干燥还是溏泻？妇女问她有没有怀孕、生育？月经先期还是后期？有没有下腹部胀痛？再问病人起病是什么原因？先表现什么症状？后来转化成什么证候？恶寒发热谁重谁轻？有汗还是无汗？汗多还是汗少？汗出在什么部位？汗止在什么部位？病人口淡还是口苦？口渴与不渴？想喝水还是不想喝水？喝得多还是喝得少？喜欢喝热水还是喜欢喝冷水？喜欢喝热水不都属于寒证，曾经有热邪郁遏不通的，也喜欢喝热水，因为热则气机流通的缘故。病人想吃饮食还是不想吃饮食？能够吃饮食还是不能吃饮食？饮食吃得多还是吃得少？消化得快还是消化得慢？病人胸部、胁肋、腹部有没有胀痛？大小便通利还是秘涩，大小便是干燥还是溏泻，小便是清白还是浑浊？颜色是深黄色还是淡黄色？大小便最为关键，是疾病的外在表现。以上各种详细询问，从病人表现症状，审察他的发病原因，才得到黄帝、岐伯治病求本的旨趣。哪里只是见到痰就治疗痰，见到血就治疗血罢了呢？

《医门法律》

问病论 附律一条

【原文】

喻昌曰：医仁术也，仁人君子，必笃于情[1]。笃于情，则视人犹己，问其所苦，自无不到之处。古人闭户塞牖[2]，系之病者[3]，数问其情，以从其意，诚以得其欢心。则问者不觉烦，病者不觉厌，庶可详求本末[4]，而治无误也。如尝贵后贱，病名脱营。尝富后贫，病名失精。以及形志苦乐，病同法异[5]，饮食起居，失时过节[6]；忧愁恐惧，荡志离魂[7]；所喜所恶，气味偏殊[8]；所宜所忌，禀性迥异[9]，不问何以相体裁方[10]耶？所以入国问俗，入家问讳[11]，上堂问礼，临病人问所便。便者，问其居处动静、阴阳、寒热、性情之宜[12]。如问其为病热，则便于用寒；问其为病寒，则便于用热之类，所谓顺而施之也。人多偏执己见，逆之则拂其意[13]，顺之则加其病，莫如之何[14]。

然苟设诚致问，明告以如此则善，如彼则败，谁甘死之，而不降心以从耶？至于受病情形，百端难尽。如初病口大渴，久病口中和，若不问而概以常法治之，宁不伤人乎？如未病素脾约[15]，才病忽便利[16]，若不问而计日以施治，宁不伤人乎？如未病先有痼疾[17]，已病重添新患，若不问而概守成法治之，宁不伤人乎？如疑难症，着意对问[18]，不得其情，他事间言[19]，反呈真面[20]。若不细问，而急遽妄投[21]，宁不伤人乎？"病形篇"谓问其病[22]，知其处，命曰工。今之称为工者，问非所问。谀佞[23]其间，病者欣然乐从[24]。及病增更医，亦复如果。乃至彷徨医药[25]，偶遇明者，仍复不投。此宜委曲开导，如对君父，未可飘然自处也[26]。更可怪者，无知戚友探问，忘其愚陋，强逞明能，言虚道实[27]，指火称痰[28]，抑孰知其无责而易言耶[29]？坐令依傍迎合[30]，酿成末流[31]，无所底止[32]，良足悼矣。吾徒其明以律己[33]，诚以动人，共砥狂澜[34]乎。

《律一条》

凡治病，不问病人所便，不得其情，草草诊过，用药无据，所伤残，医之过也。

【注释】

[1] 笃于情：意为对病人的感情要深厚。笃，深厚。

[2] 闭户塞牖，关门塞窗。牖，窗。

[3] 系之病者：系，联结的意思。

[4] 本末：指疾病的全面情况。

[5] 病同法异：病情相同而治法不同。

[6] 失时过节：不能定时定量。

[7] 荡志离魂：神志离散无主。荡，放纵。

[8] 气味偏殊：偏，偏爱。殊，不同。

[9] 禀性迥异：性格相差很远。

[10] 相体裁方：视病人具体情况制定方药。

[11] 人家问讳：讳，忌讳。

[12] 性情之宜：宜，事宜。

[13] 逆之则拂其意：拂，违背。

[14] 莫如之何：不能把他怎么样。意为缺少解决问题的办法。

[15] 脾约：指因脾的运化功能失调，肠中津液不足而大便秘结的一种病证。这里指习惯性便秘。

[16] 才病忽便利：便利，即下利，大便泄泻。

[17] 锢疾：经久不愈的慢性疾病。

[18] 着意对问：著意，用心。

[19] 他事间言：闲谈别的事情。

[20] 反呈真面：呈，显露。真面，真实情况。

[21] 急遽妄投：意为匆忙地乱用药物。

[22] 病形篇：指《灵枢·邪气藏府病形》。

[23] 谀佞（yú nìng）其间：随机花言巧语，奉承病人。

[24] 欣然乐从：高兴地听从。乐从，乐意接受。

　[25] 彷徨医药：意为病人对要不要服药犹豫不决。

　[26] 未可飘然自外：意为不该逍遥自在不再过问。

　[27] 言虚道实：把虚证说成实证。

　[28] 指火称痰：把火证说成痰证。

　[29] 无责而易言：意为不负责任地乱说。

　[30] 依旁迎合：依靠迎合病人的心理。

　[31] 酿成末流：末流，这里指恶劣的医疗作风。

　[32] 无所底止：底止，止境。

　[33] 吾徒其明以律己：吾徒，称自己的门人。律己，约束自己。

　[34] 共砥狂澜：共同顶住巨大的波浪。比喻大家来扭转颓局。砥，砥柱，这里作"顶住"解。

【语译】

　喻昌说：医术是仁慈的技术。仁德的人，必然对病人感情深厚，把病人当作自己来看待，问病人痛苦的情况，自然没有遗漏的地方。古代医生关闭门窗，联系病人的情况，多次询问他的病情，用这样的方法顺从病人的意志，确实能够得到病人的欢心。那么问病的人不觉得厌烦，患病的人不觉得厌倦，或许可以详细探求疾病的全部过程，因而治疗不会失误。如果曾经尊贵后来低贱，病名叫脱营。曾经富裕后来贫穷，病名叫失精。形体和精神的痛苦与欢乐，病情相同治法不同；饮食和起居，不能定量定时；忧、愁、恐、惧，使神志离散无主；欢喜的和厌恶的，对气味偏爱不同；适宜的和讳忌的，性格相差很远，不问凭什么根据病人具体情况制定药方呢？所以到一个国家去要问他的风俗习惯，到一个家庭去要问他的忌讳是什么，走进宫室前要问有些什么礼节，面对病人要问他适宜什么。便，是问病人的居处环境、喜动还是喜静、病性的阴阳寒热、禀性情志等的事宜。如果病人病性属热，则适宜使用凉寒药；病人病性属寒，则适宜使用温热药之类，就是所说的顺应病人的病情施治。病人大多片面地固执己见，不顺从他则违背了他的意志，顺从他则加重他的病情，不能把他怎么样。

然而假设能诚恳相问，明确告诉病人如果这样做就有利，如果那样做就有害，又有哪个甘愿死亡，而不改变自己意志来服从医生呢？

至于感受病邪的情况和症状，头绪纷繁难以尽述。比如开始发病病人口大渴，久病病人口中纯和。假如不问病人一概按照固定疗法治疗，难道对病人不会有损伤吗？比如没有发病的时候病人向来有大便秘结，刚患病忽然大便泄泻，假如不问病人并且计算时间治疗，难道对病人不会有损伤吗？比如没有发病前先有经久不愈的慢性疾病，已经发病了又增加新病，如果不问病人而一概坚持固定不变的疗法治疗，难道对病人不会有损伤吗？比如疑难病症，用心对病人询问，得不到他的真正病情，闲谈别的事情，反而显露真实情况。如若不详细询问，就匆忙地乱用药物，难道对病人不会有损伤吗？"病形篇"说：问病人的病情，就知道疾病的病位，命名叫工。现在称为工的，问的不是需要问的内容，在问诊的时候随机花言巧语，奉承病人，生病的人高兴地听从。等到病情加重更换医生，也又像这样。竟至于病人对要不要服药犹豫不决。偶然遇到医术高明的医生，仍然又不去求诊。对这种病人应该婉言开导，像对待君王和父亲一样，不该逍遥自在不再过问。更奇怪的是，没有知识的亲戚朋友探望病人，忘记了他们愚昧浅陋，硬要显示自己聪明能干，把虚证说成实证，把火证说成痰证，而且谁知道他们是不负责任地乱说呢？等着让那些依靠迎合病人心理的人，酿成恶劣的医疗作风，没有止境，的确值得悲伤啊！我的门人应该用明文约束自己，用真诚去感动人，大家都来扭转颓局吧！

《法律一条》

凡是诊治疾病，不询问病人适宜的是什么，就得不到疾病的病因情况；轻率地结束诊断，用药就没有依据，多数病人受到药物的损害。这是医生的过失。

《医宗金鉴》

四诊心法要诀

【原文】

声色既详，问亦当知，视其五入，以知起止。心主五臭，自入为焦，脾香肾腐，肺腥肝臊。脾主五味，自入为甘，肝酸心苦，肺辛肾咸。肾主五液，心汗肝泣，自入为唾，脾涎肺涕。

注：此明五入问病之诊法也。肺主五声，肝主五色，前已详明，而问之之道，亦所当知也。经曰：治之极于一。一者，问其因而得其情也。其要在视其五入，即可以知病情之起止也。假如心主五臭，凡病者喜臭、恶臭，皆主于心，此统而言之也。若分而言之，则自入喜焦，病生心也；入脾喜香，病生脾也；入肾喜腐，病生肾也；入肺喜腥，病生肺也；入肝喜臊，病生肝也。脾主五味，凡病喜味、恶味，皆主于脾，此统而言之也。若分而言之，则自入喜甘，病生脾也；入肝喜酸、病生肝也；入心喜苦，病生心也；入肺喜辛，病生肺也，入肾喜咸，病生肾也。肾主五液，凡病者多液、少液，皆主于肾，此统而言之也。若分而言之，则自入出而为唾，病生肾也；入心出而为汗，病生心也；入肝出而为泪，病生肝也；入脾出而为涎，病生脾也；入肺出而为

涕，病生肺也。其声之微壮，色之顺逆，法同推也。

百病之常，昼安朝慧，夕加夜甚，正邪进退。潮作之时，精神为贵，不衰者实，困弱虚累。

注：此以问知精神盛衰、虚实之诊法也。凡病朝慧者，以朝则人气始生，卫气始行，故慧也。昼安者，以日中则人气长，长则胜邪，故安也。夕加者，以夕则人气始衰，邪气始生，故加也。夜甚者，以夜半则人气入藏，邪气独居于身，故甚也。此百病消长，邪正进退之常也。凡病来潮发作之时，精神为贵者，以病至精神不衰，则为邪气不能胜正，正气实也；病致精神困弱，则为正气不能胜邪，正气虚也。

昼剧而热，阳旺于阳。夜剧而寒，阴旺于阴。昼剧而寒阴上乘阳。夜剧而热，阳下陷阴。昼夜寒厥，重阴无阳。昼夜烦热，重阳无阴。昼寒夜热，阴阳交错，饮食不入，死终难却。

注：此以问知昼夜起居，诊病阴阳、气血、生死之法也。昼，阳也；热，阳也。凡病昼则增剧烦热，而夜安静者，是阳自旺于阳分，气病而血不病也。夜，阴也；寒，阴也。凡病夜则增剧寒厥，而昼安静者，是阴自旺于阴分，血病而气不病也。凡病昼则增剧寒厥而夜安静者，是阴上乘于阳分之病也。凡病夜则增剧烦热而昼安静者，是阳下陷于阴分之病也。凡病昼夜俱寒厥者，是重阴无阳之病也。凡病昼夜俱烦热者，是重阳无阴之病也。凡病昼则寒厥，夜则烦热者名曰阴阳交错，若饮食不入，其人之死，终难却也。

食多气少，火化新痊。食入气多，胃肺两愆（音 qiān）。喜冷有热，喜热有寒，寒热虚实，多少之间。

注：此以问知饮食之诊法也。食多气盛，此其常也。若食多气少，非胃病火化，即新痊之后贪食，而谷气未足也。

食少气少，此其常也。若食少气多，则必是胃病不食，肺病气逆，两经之愆也。喜冷者，中必有热。喜热者，中必有寒。虚热则饮冷少，实热则饮冷多，虚寒则饮热少，实寒则饮热多，故曰寒热虚实，辨在多少之间也。

大便通闭，关乎虚实，无热阴结，无寒阳利。小便红白，主乎热寒，阴虚红浅，湿热白泔。

注：此以问知大小二便之诊法也。大便之利不利，关乎里之虚实也。闭者为实，若内外并无热证，则为阴结便闭也。通者为虚，若内外并无寒证，则为阳实热利也。小便之红与白主乎里之寒热也。红者为热，若平素浅红淡黄，则为阴虚也。白者为寒，若平素白浑如米泔，则为湿热所化也。

【语译】

五声、五色既然已经详细阐明，问诊也应当知道，审察病人五气、五味、五液合于五脏情况，可以知道病人病情的始末。心脏主管五种气味，本脏合于焦气，脾脏合于香气，肾脏合于腐气，肺脏合于腥气，肝脏合于臊气。脾脏主管五味，本脏合于甘味，肝脏合于酸味，心脏合于苦味，肺脏合于辛味，肾脏合于咸味。肾脏主管五液，心脏合于汗液，肝脏合于泪液，本脏合于唾液，脾脏合于涎液，肺脏合于涕液。

注：这是阐明五入问病的诊病方法。肺脏主管五声，肝脏主管五色，前面已经详细阐明，但是问诊的方法，也应该知道。经书上说：诊治疾病的主要道理，可以总归为一。一，就是问病人因此获得病情。它的关键在审察病人的五合情况，就可以知道病人病情的始末。比如心脏主管五种气味，凡是病人喜欢气味、厌恶气味，都由心脏主管，这是总括而说的。如果分开说它，则焦气合于本脏，病人喜欢焦气，疾病就发生在心脏；

香气合于脾，病人喜欢香气，疾病就发生在脾脏；腐气合于肾，病人喜欢腐气，疾病就发生在肾脏；腥气合于肺，病人喜欢腥气，疾病就发生在肺脏；臊气合于肝，病人喜欢臊气，疾病就发生在肝脏。脾脏主管五味，凡是病人喜欢五味、厌恶五味，都由脾脏主管，这是总括而说的。如果分开说它，则甘味合于本脏，病人喜欢甘味，疾病就发生在脾脏；酸味合于肝，病人喜欢酸味，疾病就发生在肝脏；苦味合于心，病人喜欢苦味，疾病就发生在心脏；辛味合于肺，病人喜欢甘味，疾病就发生在肺脏；咸味合于肾，病人喜欢咸味，疾病就发生在肾脏。肾脏主管五液，凡是病人多液、少液都由肾脏主管，这是总括而说的。如若分开说它，则本脏合于唾液，排出就是唾，唾液的异常，疾病就发生在肾脏；汗液合于心，排出就是汗，汗液的异常，疾病就发生在心脏；泪液合于肝，排出就是泪，眼泪异常，疾病就发生在肝脏；涎液合于脾，排出就是涎，涎液的异常，疾病就发生在脾脏；涕液合于肺，排出就是涕，鼻涕异常，疾病就发生在肺脏。病人五声的低微与洪亮，五色的顺逆，用同样的方法推论。

各种疾病的规律，白天病人安静，早上精神清爽，傍晚病情加重，夜晚病情更重，是人体正气和邪气的消长所致。疾病定时发作的时候，精神情况最重要，精神不衰的是正气充实，精神困弱的是正气虚衰所致。

注：这是用问诊知道病人精神盛衰，正气强弱的诊病方法。凡是病人早晨精神清爽的，因为早晨则人的阳气开始生长，卫气开始运行，所以精神清爽。病人白天安静，因为中午则人的阳气最旺盛，阳气强盛则能够战胜邪气，所以病人安静。傍晚病情加重，因为傍晚则人的阳气开始衰退，邪气开始增长，所以病情加重。夜晚上病情更重，因为夜半的时候则人的阳气进

入脏腑，邪气独自停留在体内，所以病情更重。这是各种疾病的消长，邪气与正气进退的规律。凡是疾病像潮水一样定时发作的时候，精神的好坏是最重要的，因为疾病到来精神不衰弱，则是邪气不能够战胜正气，是正气强盛的表现；疾病到来精神困倦衰弱，则是正气不能战胜邪气，是正气虚弱的表现。

疾病白天增剧并且发热，是阳邪旺于阳分。疾病夜晚增剧而且恶寒，是阴邪上乘阳分。夜晚增剧而且发热，是阳邪下陷阴分。白天晚上都畏寒肢厥冷，是重阴无阳。白天晚上都烦躁发热，是重阳无阴。白天畏寒晚上发热，是阴阳交错，吃不进饮食，死亡最终不能够避免。

注：这是用问诊知道病人白天晚上起居的情况，诊断病人阴阳、气血、生死的方法。白天，属阳；发热，也属阳。凡是病人白天则病情加重，烦躁发热，夜晚就安静的，这是阳邪自己旺盛在阳分，气分有病但是血分没病。晚上，属阴；畏寒，也属阴。凡是病人晚上则病情加重、畏寒肢厥，但是白天安静的，这是阴邪旺盛在阴分，血分有病但是气分没有病。凡是病人白天则病情加重，但是晚上安静的，这是阴邪上乘于阳分的疾病。凡是病人晚上则病情加重，烦躁发热，但是白天安静的，这是阳邪下陷于阴分的疾病。凡是病人白天晚上都畏寒肢厥冷的，这是重阴无阳的疾病。凡是病人白天晚上都烦躁发热的，这是重阳无阴的疾病。凡是病人白天则畏寒肢厥，晚上则烦躁发热的，名叫阴阳交错，如果吃不进饮食，那个病人的死亡最终不能避免。

病人进食多反而气不足，不是胃病化火就是疾病新愈之后贪食。饮食进得少反而气有余，是胃肺两经的病变。病人喜欢冷饮必然有内热，喜欢热饮必然有内寒，疾病的寒热虚实，在饮水多少之中。

注：这是用问诊知道病人饮食情况的诊病方法。进食多正气充盛，这是它的规律。假若进食多反而气不足，不是胃病化火，就是疾病新愈之后贪食，水谷之气却不足。进食少正气不足，这是它的规律。假如进食少反而气有余，就一定是胃病不能进食，肺病气往上逆，是胃肺两经的病变。病人喜欢饮冷水的，在里必然有热，喜欢饮热水的，在里必然有寒。虚热证则喝冷水少，实热证则喝冷水多，虚寒证则喝热水少，实寒证则喝热水多，所以说寒热虚实，在喝水多少之中辨别。

病人大便的通利和秘结，与疾病的虚证和实证相关。大便秘结没有热象是阴寒所致的便结，大便泻下没有寒象是热邪所致的下利。小便颜色的红、白是里证热、寒的反映，阴虚证小便颜色淡红，湿热证小便色白如米泔。

注：这是用问诊知道病人大小便异常的诊病方法。大小便通不通利，与里证的虚实关系密切。大便秘结的是实证，假如表里并没有热证，则是阴寒内结便秘。大便通利属虚证，假如表里并没有寒证，则是阳盛所致的热邪下利。小便颜色的红与白，是里证寒热的反映。小便色红为热证，假如平时色白浑浊如米泔，则是湿热引起的。

《四诊抉微》

问　诊

【原文】

《灵枢·师传》曰：入国问俗，入家问讳，上堂问礼，临病人问所便。使其受病本末，胸中洞然，而后或攻或补，何愁不中乎。

人品起居

凡诊病者，先问何人，或男或女（男女有阴阳之殊，脉色有逆顺之别。故必辨男女，而察其所合也）；或为仆妾。在人下者，一动一静，不能自由。寡妇僧尼，遭逢不偶，情多郁滞；形之肥瘦，肥人多湿，瘦人多火（男人可望而得，此指女人故问）。次问得病，起于何日。新病可攻，病久可补。饮食胃气，肝病好酸，心病好苦，脾病好甘，肾病好咸，肺病好辛。内热好冷，内寒好温。安谷者昌，绝谷者亡。梦寐有无，阴盛之梦，大水恐惧，阳盛之梦，大火燔灼，阴阳俱盛，相杀毁伤。上盛梦飞，下盛梦堕，甚饱梦与，甚饥梦取。肝盛梦怒，肺盛梦哭。短虫若多，则梦聚众，长虫若多，自击毁伤。

嗜欲苦乐

问其苦乐，以知其病。好食某味，病在某脏。当分逆顺，以辨吉凶。心喜热者，知其为寒，心喜冷者，知其为热。好静恶动，知其为虚；烦躁不宁，知其为实。伤食恶食，伤风恶风，伤寒恶寒。或常纵酒（纵酒者，不惟内有湿热，而且防其乘醉入房），或久斋素（清虚固保寿之道，然亦有太枯槁而致病者。或斋素而偏嗜一物，如面筋熟栗之类，最为难化，故需详察）。始终境遇，须辨三常。封君败伤，及欲侯王。常贵后贱，虽不中邪，病从内生，名曰脱营。常富后贫，名曰失精。五气流连，病有所并。常富大伤，斩筋绝脉，身体复行，令泽不息，故伤败结，留薄归阳，脓积寒炅。暴乐暴苦，始乐后苦，皆伤精气。精气竭绝，形亦寻败。暴怒伤阴，暴喜伤阳。厥气上行，满脉去形。形乐志苦，病生于脉，治以灸刺。形乐志乐，病生于肉，治以针石。形苦志乐，病生于筋，治以熨引。形苦志苦，病生咽嗌，调以甘药。形数惊恐，经络不通，病生不仁，按摩醪（láo）药。起居何似（起居，凡一切房室之燥湿，坐卧之动静，所包者广。如肺病好曲，脾病好歌，肾病好吟，肝病好叫，心病好多言之类，当一一审之），曾问损伤（或饮食不当，或劳役不时，或为庸医攻补失宜之属）。便利如何（热则小便黄赤，大便硬塞；寒则小便澄白，下利清谷之类），曾服何药（如服寒下不验，服热不灵，察症与脉，思当变计），有无胀闷（胸腹胀闷，或气或血或食，或虚或实，皆当以脉参之），性情常变，一一详明。

【语译】

《灵枢·师传》说：到一个国家去要问他的风俗习惯，到一个家庭去要问他的忌讳是什么，走进官室的前堂要问有些什么礼节，面对病人要问他适宜的是什么。病人生病的全部过程，在医生心里透彻明白，然后或者用攻法，或者用补法，担忧什么诊治不准确呢。

病人的人品和起居

凡是诊察患病的人，首先问（看）是什么人，或者是男性；或者是女性（男性和女性有阴阳的不同，脉象和五色有逆和顺的差别。所以必须分辨是男性或是女性，并且审察他们符合的脉象和五色）；或者是男仆、女佣。在别人掌管下的人，一举一动，都不自由。寡妇、和尚及尼姑，处境不顺，没有配偶，心情抑郁，气机阻滞。形体的胖瘦，胖人多痰湿，瘦人多火热（男子可以看得到，这里指女人所以要问）。其次问发病情况，起病在什么时间。新病可以用攻法，病久可以用补法。饮食五味和胃气的存亡。

肝脏有病喜欢酸味，心脏有病喜欢苦味，脾脏有病喜欢辛味。里热证喜欢寒凉，里寒证喜欢温热。有胃气者生，无胃气者死。睡眠做不做梦，阴气盛的梦，梦见渡大水而且恐惧；阳气盛的梦，梦见大火焚烧，阴阳都盛，梦见互相残杀。上盛梦见飞升，下盛梦见由高坠下。吃得非常饱梦见送东西给人，非常饥饿梦见索取食物。肝气盛梦见发怒，肺气盛梦见哭泣。短虫如果很多，则梦见聚集很多人；长虫如果很多，梦见自杀毁伤。

病人的嗜好、欲望、痛苦和欢乐

问病人的痛苦和欢乐，用来知道他的病情。喜欢吃某种味道，疾病就在某脏。应当分辨疾病的逆证和顺证，用它来分辨预后的吉凶。病人心里想吃热饮，知道他是寒证；心里想吃冷饮，知道他是热证。病人喜欢安静厌恶活动，知道他患的是虚证；心烦躁扰不宁，知道他患的是实证。病人伤饮食厌恶食物，感受风邪恶风，感受寒邪恶寒。或者经常恣意醉酒（恣意醉酒的，不只是里有湿热，而且要防备他有乘醉入房的情况），或者长期吃素（清淡虚无的确是保持健康、延年益寿的方法，然而也有饮食营养过于单一而导致疾病的。或者吃素而且偏于嗜好一种食物，比如面筋、熟栗一类，最不容易消化，所以一定要详细询问）。病人先前和现在的情况，必须分辨病人的贵贱、贫富、苦乐三种情况。贵族失势，或者妄想封侯封王。曾经尊贵后来卑贱的人，虽然没有外邪伤害，疾病也会从体内产生，病名叫脱营。曾经富裕后来贫穷的人，病名叫失精。这都是由于情志不舒，气血郁结而成。如果富人蒙受严重伤害，以致筋脉失却荣养，虽然肢体能够依旧活动，但是津液不能滋养润泽，筋脉损伤、血气结滞而搏结阳分，日久化脓，发生寒热。病人精神上突然快乐或痛苦，或者先快乐后痛苦，这些都会损伤精气，致使精气衰竭，形体败坏。暴怒会损伤阴血，暴喜会损伤阳气，厥逆之气上行，经脉张满，精神离开形体。形体安逸但精神苦闷的人，疾病多发生在经脉，治疗时宜用针灸。形体安逸精神也愉快的人，疾病多发生在肌肉，治疗时宜用针刺或砭石。形体劳苦但精神很愉快的人，疾病多发生在筋，治疗时宜用热熨或导引法。形体劳苦而精神又很苦恼的人，疾病多发生在咽喉部，治疗宜用味甘的药物。屡受惊恐的人，经络因气机紊乱而不通畅，疾病多为麻木不仁，治疗时宜用按摩和药酒。病人起居为什么过度（起居，凡是一切住房的干燥和潮湿，坐卧的姿势，包括得很广泛。如肺脏有病喜欢乐曲，脾脏有病喜欢歌唱，肾脏有病喜欢呻吟，肝脏有病喜欢呼叫，心脏有病喜欢多说话之类，应当逐一审察），问病人曾经受过的损伤（或者饮食不恰当，或者劳役无度，或者被庸医用不恰当的攻法、补法治疗之类）。病人大小便通利如何（有热则小便黄赤，大便燥结不通；有寒则小便清白，下利清谷之类），曾经服过什么药物（如果服寒下药没有效果，服热药不灵验，审察症状与脉象，考虑应当改变治疗方案），有没有胀闷（胸腹胀闷，或者是气滞，或者是血瘀，或者是食积，或者是虚证，或者是实证，都应当用脉象来对照它），病人性格的异常变化，要逐一详细察明。

《医碥》

问　证

【原文】

一、问寒热　凡平素无病，而突然恶寒发热，多属外感，必有头痛、体痛、拘急、无汗或有汗等表证，浮紧浮大等表脉可据。若无表证、表脉，病由渐至者，属内伤。外感则寒热齐作而无间，内伤则寒热间作而不齐。外感恶寒，虽近烈火不除。（必表解乃已）内伤恶寒，得就温暖即解。外感恶风乃不禁（禁，禁当也），一切风寒内伤恶风，惟恶夫些小贼风。（又外感证显在鼻，故鼻息气促而鸣，壅盛有力，不若内伤之息短而气乏。内伤证显在口，故口中不和，饮食无味，不若外感初则知味，传里则不能食也。又外感热传里渴，其饮甚多，不若内伤液亏之渴，思饮则止。又外感则邪气有余，故发言壮厉，先轻而后重。内伤元气不足，故出言懒怯，先重而后轻。又外感头痛，常常而痛，内伤头痛，时作时止也）外感手背热，手心不热。（亦背热于腹）背微恶寒者，阳微不能胜阴也，阳明中喝（音yè）亦有此。（宜白虎加人参汤）劳役内伤亦有此，必乍寒乍止，为阳虚内热。（升阳散火汤）湿痰证亦有此，必身重体痛。（导痰汤）凡脾胃素虚之人，暑月饮食生冷冰水，寒气蓄聚，阴气乘阳，多见背寒冷如掌大。（宜温）恶寒蜷卧，不发热者阴证也。壮热而渴，不恶寒反恶热者，温热证也。来往寒热有定期者，疟也。无定期者，伤寒少阳经证及内伤虚证也。潮热在日晡所者，伤寒阳明证也。在子午者，内伤证也。

一、问头身　伤寒太阳经头痛，自脑后上至巅顶，项强腰脊痛。阳明头痛在额前，连目珠，鼻孔干，不眠。少阳头痛在两角，及耳聋胁痛。厥阴头痛在巅顶，收引头角，脉沉弦，手足厥冷，此为在经。（当归四逆汤）若在里，则干呕吐涎沫。（吴茱萸汤）太阴、少阴脉不上头，无头痛证。然太阴中湿亦头痛，鼻塞吐痰，腹满自利。（要知是湿浊之气上于清阳之上使然耳）少阴中寒亦有头痛连脑齿，爪甲青，此真头痛，不治。（亦寒邪上攻使然）温热病、时疫病，凡一切内火上炎之证皆头痛。内伤火升，新产血虚，皆有头痛。但时痛时止，而无脑后痛者，盖火炎则痛在两角，血虚则痛连鱼尾，以其自内达外，必由少阳。是以痛见两角者，则有少阳风热与虚火之别。若痛在额前者，亦有阳明与食积之殊，其见脑后者，必太阳无疑也。头痛如破者，风火相煽也。眩晕者，痰火上升也。头倾视深（目陷），精神不守矣。

耳聋耳痛，胸胁痛，寒热，口苦者，少阳经证。耳聋舌卷唇青，为直中厥阴。耳鸣及痛，火上冲也。耳聋，叉手冒心者，汗多而阳虚也。耳内无声，窍常闭而不闻也。耳鸣者，耳内有声，窍不闭，时闻时不闻也。（火动而上冲则鸣，而不闻外声，火静气下，则不鸣而闻）面热者足阳明病。邪在肺则皮肤痛，喘咳动肩背。邪在肝则胁痛，恶血在内抽掣。舌卷卵缩为肝绝。邪在脾则肉痛善饥。（热也）邪在肾则骨痛腰痛。（腰者肾之府也，转摇不能，肾将惫矣）伤寒，太阳身痛，但拘急耳，若阴毒身痛，则体势沉重如被杖。中湿身痛，不可转侧。（骨节掣痛，屈伸不利，身重或肿，汗出恶风，不欲去衣）中暑亦身痛。汗后身仍疼，邪未尽也，然血虚者身亦疼。头痛，身热自汗，与伤寒同。而默默但欲眠，鼻鼾，语言难出，四肢不收者，风温也，不可发汗。

霍乱亦头痛身痛，恶寒发热如伤寒，而头热，目脉赤，面赤，独头摇，口噤齿齘（音 xiè），背反张者，痉也。无汗则为刚痉，有汗则为柔痉。头疼发热与伤寒同，而身不痛者，伤食也。必中脘憋闷，噫气作酸，或恶闻食臭，或欲吐不吐。烦热似伤寒，而脉不浮紧，头身不疼，不恶寒，或烦时头亦痛，烦止而痛止者，虚烦也。身热恶风自汗似伤寒，但头不痛，项不强，或亦头痛，而作止无常者，痰也。或胸满气上冲，或目下如烟灰黑者，是阴候也。发热恶寒，头痛肢节痛，呕恶似伤寒，而病自脚脚膝痛，或肿满，或枯细者脚气也。身热恶寒，若有痛处者，痛疽也。发热如伤寒，小便自利，口不渴，按其心下或胁下，或脐腹间有痛处，或自手不可近者，蓄血也。凡劳逸、七情、房劳皆能瘀血，不止一途。

劳损病剧，忽身痛甚者，此阴虚之极，不能滋养筋骨也，难治。胸腹间胀闷而痛，邪在中上二焦，不可补。若气虚不运，但憋满者，不可攻。勿因其胃口不开，妄行清导。虚证需补，而胀满不受补者难治。猝然仆倒，昏不知人，痰涎壅盛，口眼歪斜，手足瘫痪，或半身不遂者，中风也。若见口开手撒，眼合遗尿，痰声如锯，不治。猝倒而身体强直，口噤不语，或四肢战掉，发热无汗者，中寒也。猝然闷倒，昏不知人，汗出面垢，手足微冷，或吐或泻者，中暑也。中气大类中风，猝倒痰塞，牙关紧闭，然中风口有痰涎，身温。中气口无痰沫，身冷也。中食亦似中风，难辨。需审其曾作怒气否，曾饮食否？若在醉饱后作恼，或感风寒，食填胸中，胃气不行，便至厥倒，昏迷不醒，其脉气口急盛或沉伏，宜盐汤探吐之，吐不出者死。中痰者，猝然麻眩，舌本强直，痰涎有声，四肢不举。重者不醒为痰中，轻者自醒为痰厥。心火暴甚，热气怫郁而猝倒无知。轻者发过自醒；重者阴气暴绝，阳气后竭而死。中恶者，忽然手足逆冷，肌肤粟起，头面青黑，精神不守，或错言妄语，牙紧口噤，猝然晕倒，昏不知人，此是猝厥，客忤飞尸鬼击，凡吊死问丧，入庙登冢，多有此症。腹痛

气自下冲上者，火也；从上转下趋少腹者，阴火也；从两
胁上冲者，肝火也。少腹痛引腰背睾丸，疝病也。肉𥉠筋
惕者，血虚也。身如虫行者，表虚也。不能仰卧，仰卧则
咳者，水气也（水气上乘于肺，则气喘促），身重难行。
（胃主肉，其脉下行于足，水犯胃，故肉重而足不能行）
口苦为胆热，口甘为脾热，口淡为胃中虚热（胃为一身之
主，淡为无味之本），口酸为肝热，口咸为肾热，口中常
觉血腥为肺伤，口燥咽干赤烂为内热，口辣为肺热。所讲
内伤，则口中不和，饮食无味也。

一、问饮食　外感邪未入里，则知味而食如常，入里则
不思食矣。喜冷者，内热也。喜热者，内寒也。得食稍安
者，虚也。得食更甚者，实也。（虚人过食亦不安）病由饮
食而致者，需问所伤何物。热者必渴，喜冷饮，饮必多。若
喜热饮或冷饮而不多，乃虚热，非实热也。（火虚者，必不
能饮冷。水虚者，虽火燥津干，然少得清润即止，以本虚不
能胜水之冷气，故不能多饮也）

一、问二便　大小便不禁为肾败。（肾开窍于二阴，肾
败则失其闭藏之职）小便清白而长者，必非热证。（亦有火
在上焦者，导之，便下则反黄矣）黄赤而短者，热也。然劳
倦生火，或思虑动火，或泻痢亡阴，或阴虚内热等证，小便
多黄，虽亦为热，然是虚热，非实热也。津液由于气化，气
病则小便不利。气上脱者，必无小便。气闭者，亦无小便。
小腹硬痛，小便不利为溺涩，利而大便黑为蓄血。泻而腹满
者死。大便闭结，腹坚满痛不可按者，热结也。大便泻利为
寒，然亦有热者，经所谓暴注属热也。（火性急速，不及传
化即出也，其势急迫，辟辟有声，如蟹沫然。若热随泻去，

痛随利减，可不治）又有纯泻清水者，谓之热结旁流（内有燥屎结成弹丸，挡住糟粕，止于其旁漏下清水也，必极臭），皆热证也。又大便鸭溏者为寒。色如霉酱黏腻（不见糟粕颗粒也，为热所铄化之故）极臭者，又为热。

一、问汗液及血　外感身热有汗为伤风，无汗为伤寒。盗汗为邪初传阳明，又为阳入扰阴。自汗为阳明邪实（手足心、腋下皆汗），又为虚表不固。自汗身重鼾睡为风温。服药后得汗，表应解，不解是汗未彻也。（必汗出至足乃为彻）头有汗身无汗，若小便不利，热渴则发黄；小便利而大便黑，则为瘀血；若胸满咳喘，则为水气。大抵阳明湿热不得发越者多。头汗多可下之证。关格证，小便不通，头汗出者死。额上及手足冷汗者，阴毒也。汗多则津脱而亡阳。凡热汗必涩（肌肉涩而热也），冷汗必滑。（肌肉冷而滑也）汗味淡而不咸，缀而不流者为绝，汗即死。心为汗，肝为泪，肺为涕，脾为涎，肾为唾。妇人病需问经候，若经水适来，或适断而病热者，热入之，名曰热入血室。其证胸胁下满，昼日明了，夜则谵语，如见鬼状。呕吐血者由胃出，若倾盆成块而来，或紫黑（为瘀血），或鲜红（为新血），此太冲、肾（二经和行）、肝经之血，由胃并出者也。（雷火势暴，故大出）若止数口或一二钟，或红或紫或黑，此胃经血自出者也。（胃虽多血，然其热不若雷火之暴，故所出比之略少）咳血者，因咳嗽而出，痰中见血丝血点，此乃热伤肺络。肺少血，虽少赤出，恐致肺枯难治。又肺病久及肾，肾与冲脉并经出入，血从肾冲咳出者，其血必多（肾虽血少合冲则多须知），其来喉必痒，或有声响，或有硬气自下冲上。咯唾血者，或随气逆火炎而唾（不用力），或随痰而咯（用力，痰中有血散浸者是），此肺肾之血也。上焦血浮，中焦血不沉不浮，下焦血沉，以水试之可见。衄血详血门。太阳经血，有从鼻出者，其经从背上脑注鼻，不衄则出也。肠风血鲜，脏毒血暗，溲血痛为血淋，不痛为尿血，皆与尿同出。若不与尿同出者，乃从精窍出也。漱水不咽，小便利，大便黑，多是蓄血。蓄于上善忘，时鼻血，蓄于中下，心腹肿痛如狂，谵语发黄。好酒者阳明多蓄血。

一、问昼夜轻重　阳虚则畏寒而恶阴，故旦安而暮乱（至夜则寒也）；阴虚则畏热而恶阳，故夜宁而朝争（昼则热也），此正虚之候也。阳邪实者，遇阳而愈旺，故朝热而暮轻；阴邪实者，逢阴而更强，故夜寒而昼减，此邪实之候也。阳虚而阴邪乘于阳分，则气行阳二十五度而病发，故昼寒而夜息。阴虚而阳邪陷于阴分（此证颇多），则气行阴二十五度而病发，故夜热而昼凉（观疟疾或日发或夜发可见矣），此正虚挟邪之候也。其有昼夜俱热甚者，为重阳无阴；昼夜俱寒甚者，为重阴无阳；昼夜寒热者，乃阴阳交错也。其有久病虚弱，无分昼夜，作止不时者，以正气不能主持，而阴阳相乘，胜复无常也。若壮实人初病见此，又为邪正相攻，不时扰动之故。观伤寒少阳证，往来寒热，初无定期可见矣。

一、问证见先后　先泻后痢为脾传肾，先痢后泻为肾传脾之类。

一、问七情　肝气虚则恐，实则怒，怒伤肝，以悲胜之，肝火乘心，则动而惊。心气虚则悲，实则喜笑不休，喜伤心，以恐胜之。脾为思，思伤脾，以怒胜之。肺为忧，忧伤肺，以喜胜之。肾为恐，恐伤肾，以思胜之。怒则气上

（又云气逆），喜则气缓，悲则气消，恐则气下，惊则气乱，思则气结。

【语译】

一、问恶寒发热

凡是病人平时没有病，突然出现恶寒发热，大多属于外感病，必然有头痛、身痛、肢体牵引不适或自觉紧缩感，无汗或有汗等表证，脉象浮紧或浮大等表脉可以作为依据。假若没有表证、表脉，疾病由逐渐发展而成的，属于内伤病。外感病则恶寒发热一起发作并且没有间歇，内伤病则恶寒发热时作时止并且不一致。外感病的恶寒，虽然靠近大火仍然恶寒。（一定要表证解除后恶寒才停止）内伤病的恶寒，一旦接近温暖就会解除。外感病恶风就是不禁风（禁，是禁当的意思），一切风寒证和内伤病恶风，只怕一些轻微风邪。（又外感病显现在鼻息，所以鼻息气促而鸣、壅盛有力，不像内伤病的鼻息气短而且乏力。内伤病显现在口，所以口中不和，饮食没有味道，不像外感病开始则知道饮食无味，病邪传里就不能饮食了。又外感病热邪伤里口渴，病人饮水很多，不像内伤病津液亏损的口渴，想喝水饮水即止。又外感病则邪气有余，所以说话声音洪亮，声音先轻后重。内伤病元气不足，所以不想说话，气怯声低，声音先重后轻。又外感头痛，痛无休止，内伤头痛，时作时止）外感病手背发热，手心不发热。（背部也比腹部热）内伤病手心发热，手背不发热。（腹部也比背部热）背部微恶寒的，是阳气衰微不能战胜阴邪。阳明中暑也有这种症状。（应该用白虎加人参汤治疗）劳役内伤病也有这种表现，一定伴有恶寒突然停止，是阳虚内热证。（用升阳散火汤治疗）痰湿证也有这种症状，一定伴有身体沉重，肢体疼痛。（用导痰汤治疗）凡是脾胃向来虚弱的人，夏天饮用生冷冰水，阴寒之气在体内蓄积，阴邪上乘阳位,多见背部寒冷如巴掌大。(应该用温阳法治疗)病人恶寒蜷卧,不发热的是阴证。身体壮热并且有口渴,不恶寒反恶热的,是温热证。病人往来寒热,发作有定时,是疟疾病。往来寒热无定时,是伤寒中的少阳经证或内伤虚证。潮热在申时发作的,是伤寒中的阳明病。潮热在子、午时发作的,是内伤病。

二、问病人头部和全身

伤寒中的太阳经证头痛,从后脑向上到达巅顶,颈项强痛,腰脊疼痛。阳明经证头痛在前额,连及眼球,鼻孔干燥,不能入睡。少阳经证头痛在头部两侧,以及有耳聋、胁痛。厥阴头痛在巅顶,牵引头部两侧,脉象沉弦,病人手脚厥冷,这是邪气在经。(用当归四逆汤治疗)假若邪气在里,则伴有干呕吐涎沫。(用吴茱萸汤治疗)太阴、少阴经脉不上头部,一般没有头痛病。然而太阴脾经感受湿邪也可以出现头痛,鼻塞不通,吐痰,腹部胀满、大便自利。(应该知道是湿浊之气在上,清阳不升造成的)少阴肾经感受寒邪也有头痛,痛连脑、齿,爪甲色青,这是真头痛,不好治疗。(也是寒邪上攻造成)温热病,时疫病,凡是一切内火上炎的证候都有头痛。内伤病火邪上升,妇女新产血虚,都有头痛。但是头痛时痛时止,并且没有后脑疼痛,火邪上炎则疼痛发生在头部的两侧,血虚则疼痛连及外眼角,因为它们从内到外,必须经过少阳经。因此疼痛见于头部两侧的,则有少阳风热与虚火的区别,假如痛在前额的,也有阳明病与饮食积滞的不同,疼痛见于后脑的,一定是太阳经证无疑。头痛就像要爆炸了一样剧烈,是风邪和火邪互相煽动。眩晕,是痰火上升所致。头低垂无力,目睛凹陷,是精神不能内守了。

病人耳聋、耳痛,胸胁疼痛,寒热往来,口苦,是少阳经证。耳聋、舌卷、口唇青,是寒邪直中厥阴肝经。耳鸣及疼痛,是火邪上冲。耳聋，病人双手交叉按住心脏部位，是汗出过多因而阳气亏虚。耳聋，是耳内听不到声音，耳窍经常闭塞而听不到声音。耳鸣，是耳内听得到声音，耳窍没有闭塞，有时听得到有时听不到声音。（火邪内动并且火气上冲则耳鸣，就听不到外面的声音，火邪平静，火气向下，则耳不鸣才听得到声音）病人面部发热的，是足阳明胃经的病变。邪气在肺则会出现皮肤痛，气喘咳嗽引动肩背。邪气在肝经则胁痛，败坏之血在肝脏，胁肋掣痛。舌体卷短，睾丸收缩是肝绝。邪气在脾则肌肉疼痛，消谷善饥。（是热邪）邪气在肾则骨节疼痛，腰脊痛。（腰是肾脏的所在部位，转摇都不能够，肾气即将衰惫了）伤寒，太阳病身体疼痛，只有肢体牵引不适或自觉紧缩感罢了。假如是阴毒引起的全身疼痛，则身体沉重就像被棍棒打过一样。感受湿邪的身痛，身体不能够转侧。（骨节抽掣疼痛，屈伸不利，身体沉重或者肿胀，汗出恶风，不想脱去衣服）中暑也有身痛，服药出汗后一身仍然疼痛，是邪气没有完全解除，然而血虚的人也有身痛。

病人头痛，周身发热，自汗出和伤寒相同，但是神情默默只想睡觉，鼻有鼾声，说话很困难，四肢弛缓不收的，是风温病，不可以使用汗法。霍乱病也有头痛身疼，恶寒发热像伤寒一样，但是有呕吐泻利是它们的不同点。病人身热恶寒，头项强痛，拘急好像伤寒，并且头部发热，目赤、面色红，只有头动摇，口噤、齘齿，背反张的，是痉病。没有汗出的是刚痉，有汗出的是柔痉。病人头痛发热和伤寒一样，但是一身不痛的，是伤食证，必然有胃脘憋闷，嗳气泛酸，或者厌恶闻到饮食气味，或者想吐又不想吐。病人心中烦热好像伤寒，但是脉象不浮紧，头部和一身不痛，不恶寒，或者烦热的时候也有头痛，烦热停止疼痛也停止的，是虚烦证。病人身热恶风，汗自出，好像伤寒，但是头不痛，颈项不强，或者也有头痛，并且发作和停止没有规律的，是痰证。或者胸部胀满，气逆上冲，或者眼眶下像烟灰一样黑的，这是阴证。病人发热恶寒，头痛肢节痛，恶心呕吐好像伤寒，但是病从脚下开始，病人脚膝疼痛，或者肿满，或者枯细的是脚气病。病人身热恶寒，如果有固定疼痛的地方，是痛疽病。发热和伤寒一样，小便通利，口不渴，按压病人心下部位或者胁下，或者脐腹之间有疼痛的地方，或者甚至手不可触近的，是蓄血证。凡是劳役、七情、房劳都能够导致人体产生瘀血，不止一种途径。

劳损病情加重。病人突然身体疼痛剧烈的，这是阴虚到了极点，不能够滋养筋骨，治疗很困难。胸腹之间胀闷并且疼痛，邪气在中上二焦，不可以用补法。如果脾气虚不能运化水谷，只痞满的，不可以用攻法。不要因为他胃口不开，乱用消食导滞法。虚证必须用补法，但是脘腹胀满不受补的治疗很困难。病人忽然倒地，昏迷不醒人事，痰涎壅盛，口眼歪斜，手脚瘫痪，或者半身不遂的，是中风病。如果出现口开手撒，眼合遗尿，痰声如锯，是不治之证。突然倒地并且身体强直，口噤不能说话，或者四肢战栗，发热没有汗出的，是中寒证（病证名，因卒中寒邪所致）。突然昏闷倒地，昏迷不醒人事，汗出面垢，手足微冷，或者呕吐，或者泄泻，是中暑病。中气（病证名，类中风类型之一，即气中）大体上与中风相类似，突然倒地，痰涎壅塞，牙关紧闭，然而中风口有痰涎，身体温暖。中气口中没有痰涎，身体不温。

中食（类中风之一）也类似中风，难以辨识。必须审察病人曾经发怒没有，曾经吃东西没有。如若在酒醉饭饱后发怒，或者感受风寒，饮食填塞胃脘，胃气不能运行，以致昏厥倒地，昏迷不醒，病人气口脉有力而数，或者沉伏，应该用盐汤给他探吐，吐不出的病危。中痰的人，突然肢麻头眩，舌体强直，痰涎有声，四肢不能活动。病情严重昏迷不醒的是痰中，病情轻浅自己能醒的是痰厥。心火暴盛，热气郁结不舒，因而突然倒地不省人事。病轻的发作过后自己能醒；病情严重的阴气暴绝，阳气随后枯竭而死亡。中恶（病证名。猝感秽恶，心痛腹胀，大便不通，昏倒，口不能言）的人，忽然手足逆冷，肌肤粟起，面部青黑，精神不能内守，或者胡言乱语，牙关紧闭，口噤，突然晕倒，昏迷不省人事，这是猝厥病，由客忤飞尸鬼击所致。凡是到死者家里去悼丧，走进庙堂墓地，多有这种病证。腹痛气从下向上冲的，是火邪；气从上转下趋向少腹的，是阴火；气从两胁向上冲的，是肝火。少腹疼痛牵引腰背睾丸，是疝气病。筋肉跳动的，是血虚证。身上像虫在爬行一样的，是表虚证。病人不能够仰卧，仰卧则咳嗽的，是水气病（水气向上乘肺，则气逆喘促），身体沉重行动不便。（胃主肌肉，它的经脉向下分布到脚，水气犯胃，所以肌肉沉重并且脚不能行走）

病人口苦是胆热，口甘为脾热，口淡是胃中有虚热（胃主管人的一身，淡味是无味的根本），口酸是肝热，口咸是肾热，口中经常感觉有血腥味是肺脏受伤，口咽干燥赤烂是里热，口辣为肺热，所说的内伤，则是指口中不和，饮食无味。

三、问饮食

外感病邪气没有入里，就能够感知饮食无味并且饮食像平常一样，邪气入里就不思饮食了。喜欢冷饮的人，是里热证。喜欢热饮的人，是里寒证。吃饮食后病人稍微安宁的，是虚证。吃饮食后病情更加严重的是实证。（患虚证的人饮食过多也不会安宁）疾病由于饮食所导致的，必须问伤的是什么食物。热证患者必须有口渴，喜冷饮，饮水一定很多。假如喜热饮或者冷饮并不多，是虚热证，不是实热证。（阳虚的人，一定不能够饮冷水。阴虚的人，虽然火燥津干，然而稍微得到清润就会停止，因为病根是虚证不能够承受水的冷气，所以不能够多饮水）

四、问二便

大小便失禁是肾气衰败。（肾开窍于前后二阴，肾气衰败则失去它封闭潜藏的职能）小便清长的，一定不是热证。（也有火热在上焦的，疏利通导它，小便下出则反而变黄了）小便黄赤并且短少的，是热证。然而劳倦生热，或者思虑动火，或者泻利亡阴，或者阴虚内热等证，小便大多发黄，虽然也是热邪，然而是虚热，不是实热。津液来源于气化，气病则小便不通利。气脱于上的，必然没有小便。气机闭阻的，也没有小便。小腹硬痛，小便不利为尿涩，小便通利并且大便色黑的是蓄血证。腹坚满疼痛不可以触按的，是热结证。大便泻利的属寒，但是也有属热的，就是经书上所说的暴注属热。（火性急速，不等传化大便就排出来，泻利来势急迫，辟辟有声，像蟹沫一样。假如热邪随泻利而去，疼痛随着泻利渐轻，可以不治疗）又有纯泻清水的，把它叫作热结旁流（内有燥屎结成弹丸，挡住糟粕，只在它的旁边漏下清水，必然很臭），都属于热证。又有大便像鸭粪一样溏泻的是寒证。大便颜色像霉酱一样并且黏腻的（看不到糟粕颗粒，被热邪铄化的缘故）气味特别臭的，又属热证。

五、问汗液以及血

外感病身热有汗出是伤风证，身热无汗是伤寒证。外感病盗汗是邪气才传入阳阴胃经，又是阳热之邪入扰阴分。大汗出是阳明邪热壅盛之实证（病人手足心，腋下都出汗），自汗出又主表虚不固。汗自出身体沉重鼾睡为风温病。服药后得到出汗，表邪应该解除，不解是汗出不彻底。（一定要汗出到脚才叫彻底）头部有汗身上无汗，假如小便不利，发热口渴则发黄；小便通利而且大便色黑，则是瘀血证；如果胸满咳喘，则是水气病。大体上阳明胃经湿热得不到发越的占多数。头部出汗很多都是可以用下法的证候。关格证，小便不利，头部汗出的病危。额上以及手足出汗的，是阴毒。汗出过多则津液外脱而亡阳。凡是热汗必然滞涩（肌肤发热因而滞涩），冷汗一定滑利。（肌肤寒冷因而滑利）汗味淡而且不咸，停滞不流动的是绝汗，见到这种汗出即是死症。汗液是心脏所主，泪液是肝脏所主，涕液是肺脏所主，涎液是脾脏所主，唾液是肾脏所主。

妇女病必须询问月经情况，如果月经恰好到来，或者月经恰好断绝（停止），而且病发热的，是热邪入侵，名叫热入血室。病人的证候表现为胸胁下胀满，白天神志清楚，夜晚上则神昏谵语，像见到鬼的样子。呕吐血从胃中出来的，像倾盆一样成块状出来，血色或者紫黑（是瘀血），或者鲜红（是新血），这是太冲脉、肾经（二经并行）、肝经的血，从胃经合并出来。（肝火来势又猛又急，所以血大量呕吐出来）假如只有数口血或者一二酒杯，血或者是红色，或者是紫色，或者是黑色，这是胃经出的血。（胃经虽然多血，然而胃热不像肝火那样又猛又急，所以出的血比它略少）咳血，由于咳嗽吐出来，痰中出现血丝血点，这是热伤肺络。肺经少血，虽然出血不多，恐怕导致肺阴枯竭难以治疗。又肺病日久影响到肾，肾经与冲脉二经合经出入，血从肾经冲脉咳出的，它的血一定很多（肾经虽然血少，合冲脉血就多，必须知道），吐血的时候喉咙一定要痒，或者有声响，或者有硬气从下向上冲。咯吐血的人，或者随气逆火炎而咯（不用力），或者随痰而咯（用力，痰中有血散浸的就是），这是肺肾两经的血。上焦的血浮，中焦的血不沉不浮，下焦的血沉，用水测试它就可以看到。衄血详细情况见血门。太阳经的血，有从鼻窍出来的，它的经脉从背向上经过后脑注入鼻窍，不衄血则出来。肠风下血血色鲜红；脏毒下血血色暗红。尿血有疼痛的为血淋，没有疼痛的是尿血，都是与小便一同出来。假如不与小便一同出的，就是从精窍出来。病人漱口不欲咽，小便通利，大便色黑，大多是蓄血证。血蓄在上焦的善忘，时常出鼻血，血蓄于中下二焦的，心腹肿痛如狂，神志不清，胡言乱语，全身发黄。嗜好饮酒的人阳阴胃经多有蓄血。

六、问白天和晚上病情的轻重

阳虚则畏寒，所以白天病人安静晚上不安宁（到晚上就寒冷），阴虚则畏热，所以晚上安静白天不安宁（白天则温热），这是正气虚的表现。阳邪强盛的遇到阳气阳邪就更加强盛，所以白天发热晚上减轻（白天阳气盛）；阴邪强盛的遇到阴气阴邪就更加强盛（晚上属阴，阴得阴助），所以晚上畏寒白天减轻，这是邪气实的表现。阳虚因而阴邪乘于阳分，则卫气行于阳二十五度就发病，所以白天畏寒晚上停止。阴虚因而阳邪下陷于阴分（这种证型很多），则卫气行于阴二十五度就发病，所以夜晚上发热白天身凉（观察疟疾或者白天发病或者晚上发病可以看出来），这是正虚挟邪的表现。还有白天晚上都发热很重的，是重阳无阴；白天晚上都畏寒很重的，是重阴无阳；白天晚上畏寒发热的，就是阴阳交错。还有久病虚弱，不分白天晚上，发作停止没有一定时间的，因为正气失去主宰控制，因而阴阳相乘，相胜相制不固定。假如体质强壮的人开始患病出现这种情况，又是邪正相争，随时扰动的缘故。观察伤寒中的少阳证，往来寒热，从来没有定时可以看出来。

七、问病证出现的先后

先泄泻后下痢是脾病传肾，先下痢后泄泻为肾病传脾这一类。

八、问七情

肝气亏虚则恐惧，肝气盛实则发怒，怒气损伤肝阴，用悲克制它，肝火乘心，则心动悸而惊。心气虚则悲哀，心气实则嘻笑不止，过喜损伤心气，用恐克制它。思为脾志，思虑太过损伤脾气，用怒克制它。忧为肺志，过忧损伤肺气，用喜克制它。恐为肾志，大恐损伤肾气，用思克制它。大怒则气上逆（又叫气逆），过喜则气舒缓，悲哀则气消散，恐惧则气下却，受惊则气紊乱，思虑则气郁结。

《医学实在易》

问证说

【原文】

问证是医家第一要事，李士材三言之详矣。兹集隘不能多登，只取张景岳十问而注之。

问证诗（出《景岳全书》，张心在改订）

一问寒热二问汗。（问其寒热多寡，以审阴阳，细辨真假。问其汗之有无，以辨虚寒，以别虚实）三问头身四问便。（问其头痛为邪甚，不痛为正虚。暴眩为风火与痰，渐眩为上虚气陷。问其身之部位，以审经络，亦以一身重痛为邪甚，软弱为正虚。问其小便红白多少，大便秘溏，清谷清水，以别寒热虚实）五问饮食六问胸。（问饮食以察其胃气之强弱。问胸者，赅胃口而言也。浊气上干则胸满，痛为结胸，不痛而胀连心下为痞气）七聋八渴俱当辨。（问聋者，伤寒以辨其在少阳与厥阴；杂病以聋为重，不聋为轻也。问渴者，以寒热虚实俱有渴。大抵以口中和、索水不欲饮者为寒；口中热，引饮不休者为热；大渴谵语，不大便者为实；时欲饮水，饮亦不多，二便通利者为虚证）九问旧病十问因。（问旧病，以知其有宿疾与否。问其致病之因，以为用药之准）再兼服药参机变。（表里寒热，补泻之中，自有神机变化之妙）妇人尤必问经期，迟速闭崩皆可见。（妇人以经为主，问其有无迟速，以探病情，兼察有孕与否）再添片语告儿科，天花麻疹全占验。（小儿欲作痘疹，与外感同，宜辨其手中指、足胫、耳后筋色为据）

【语译】

问症状是医生第一紧要的事情，《李士材三书》论述得很详细了。本书狭小不能够过多记载，只收取了张仲景十问歌进行注释。

问症状诗（出自《景岳全书》，由张心在改订）

第一问恶寒发热，第二问有汗无汗。（问病人恶寒发热的多少，用来审察疾病的阴阳属性，仔细辨别寒、热证候的真假。问病人汗出的有无，用来辨别表虚证、表寒证，用来区别属于虚证、实证）第三问头身，第四问二便。（问病人，有头痛为邪气重，头不痛为正气虚。突然眩晕为风火与痰，逐渐出现眩晕为上虚气陷。问病人一身患病的部位，用来审察经络，也以一身重痛为邪气重，一身软弱为正气虚。问病人小便颜色是红还是白，小便量是多还是少，大便是秘结还是溏泻，下利清谷还是清水，用来区别疾病的寒、热、虚、实）第五问饮食，第六问胸部。（问饮食用来审察病人胃气的强弱。问胸部，是包括胃脘而言。浊气上犯则胸部胀满，有疼痛是结胸证，不痛并且胀满牵连胃脘部是痞气。）第七耳聋，第八口渴都应当辨别。（问耳聋，伤寒用来辨别疾病在少阳胆经和厥阴阳肝经；杂病把耳聋诊断为重证，耳不聋诊断为轻证。问口渴，因为寒、热、虚、实证都有口渴。大体上把口中和，索取水来又不想饮的诊断为寒证；口中热取过水来饮水不止的诊断为热证；经常想饮水，饮水又不多，大小便通利的诊断为虚证）第九问旧病，第十问病因。（问旧病，用来知道病人有宿疾没有。问病人引起疾病的原因，把它作为使用药物的依据）再合并服药情况随机应变。（表证、里证、寒证、热证，补法、泻法当中，自然有神机变化的妙用）妇女尤其必须询问月经周期，月经延后、超前、闭经、崩漏都能够了解。（妇女以月经为主，问她有没有延后、超前，用来探察病情，兼察有没有怀孕）再增加只言片语说说儿科，天花麻疹完全能够预测应验。（小儿要发痘疹，与外感病相同，应该辨别小儿手中指、足胫、耳后筋脉的颜色，把它们作为诊断麻疹的依据）

《知医必辨》

诊病须知四诊

【原文】

第三曰问，尤不可不细。问其寒热与否。问其有汗与否。问其头痛、身痛与否。问其大解闭否，问其大解之或燥或稀或溏，并问解出之热否。问其小溲之利否，多否，少否。问其溲色之或白或黄或赤，并问溲出之热否，臭否，清否，浊否。问其夜尚能寐否。问其饮下之甘否，饥否。问其胸胃之闷否。问腹之痛否。痛而拒按，属实，轻则消导，重则攻下；虽痛喜按，属虚，或宜温通，或宜温补。问其口中干渴否，渴欲饮否，饮欲热否，饮欲冷否；邪热作渴，必然欲饮；阴虚内热，饮不欲冷。问其有汗与否，汗出退热否；邪从汗解，得汗热退，或退不净，再汗即净；阴虚发热虽汗不解，屡发其汗，而热转甚。此非问不得而知也。

　　而更有不得不问者，问其人向有旧疾否，或向有肝气，或向有血证。发散之药，性属辛温，太过则肝气因之而发；消导之药，性多香燥，太过则吐红便血之恙因之而发。外感未去，内伤加增，医者何以处之？况病情甚多，凡有旧疾，必先细细问明，用药兼顾，早为监制。问而知之谓之工，不诚然乎！

【语译】

　　第三叫作问诊，问诊尤其不可不详细。问病人有没有恶寒发热。问病人有没有汗出。问病人有没有头痛、身痛。问病人大便秘结不，问他的大便或者是干燥，或者是清稀，或者是溏泻，并且问解出来的大便热不。问病人小便清利不，多不多，少不少，问他小便的颜色或者是白色，或者是黄色，或者是红色，并且问小便解出来热不热，臭不臭，清不清，浊不浊。问病人晚上还能够睡眠不。问病人喝下去的水甜不甜，问病人饿不饿。问病人胸胃胀闷不。问腹痛不，腹痛并且拒按，属实证，轻证则用消食导滞法，重证则用攻下法；腹虽然疼痛，但是喜按，属虚证，有的适宜温通，有的适宜温补。问病人口中干渴不，口渴想饮水不，饮水想热的不，饮水想冷的不；邪热引起的口渴，必然想饮水；阴虚内热，饮水不想冷的。问病人有没有汗出，汗出之后热退不；邪气从汗出而解，得到汗出热退，或者热退不尽，再发汗就退尽；阴虚发热虽然汗出发热仍然不解，多次给他发汗，却发热变得更加严重。这些除非问诊不能够知道。

而且更有不能够不问的，问病人平时有旧病没有。有的一向有肝阳上亢，有的向来有出血证。发散的药物，药性属于辛温，使用太过则肝阳上亢因此而发作；消导的药物，药性大多香燥，使用太过则吐血、便血的疾病因此而发作。外感病还没有痊愈，内伤病又加重，行医的人怎样去处理这种情况？况且疾病的病情复杂，凡是有旧病，必须先仔细问清楚，用药的时候兼顾各方面，先给他预先防范。通过问诊就知道病情的人把他叫作工，不是这样的吗？

《医法心传》

诊病须察阴脏阳脏论

【原文】

凡人阴脏、阳脏、平脏，本性使然。如素系阴脏者，一切饮食必喜热物，偶食生冷，腹中即觉凝滞不爽；大便一日一度，决不坚燥，甚则稀溏，食不消化。若系阳脏者，一切饮食必喜寒冷，偶食辛热之物，口中便觉干燥，甚则口疮咽痛；大便数日一次，必然坚硬，甚则燥结。临证先当询问，再辨其病之阴阳。阳脏所感之病，阳者居多；阴脏所感之病，阴者居多。不独杂病，伤寒亦然。如《医宗金鉴》治伤寒法，以寒化热化分理，以阳脏者多热化，阴脏者多寒化也。故阳脏患伤寒，温表之剂不可过用，凉攻之剂不妨重用也；阴脏患伤寒，温表之药不妨重投，凉攻之方不宜过剂也。……阳脏者阴必虚，阴虚者多火；阴脏者阳必虚，阳虚者多寒故也。《内经》云："阳虚者阴必凑之，阴虚者阳必凑之。"此之谓也。至于平脏之人，或寒饮或热食，俱不妨事；即大便一日一度，不坚不溏。若患病，若系热者不宜过凉，系寒者不宜过热，至用补剂，亦当阴阳平补；若过热则伤阴，过寒则伤阳，最宜细心斟酌。此诊病用药第一要紧关头，临证时能如此体会，虽不中不远矣。

【语译】

　　人有阴盛体质、阳盛体质、阴阳平和体质，禀赋使他们这样的。如向来属于阴盛体质的人，一切饮食必然喜欢温热食物，偶然吃一点生冷食物，腹中就觉得凝滞不爽快；大便一天一次，绝对不坚硬结燥，甚至清稀溏泻，饮食物不消化。假如属于阳盛体质的人，一切饮食物一定喜欢寒凉，偶然吃一点辛辣的食物，口中就觉得干燥，严重的口舌生疮，咽喉肿痛；大便几天一次，必然坚硬，甚至燥结。临证首先应当询问，再辨别疾病的阴阳属性。阳盛体质的人所感受的病邪，阳邪占多数；阴盛体质的人所感受的病邪，阴邪占多数。不只是杂病，伤寒也是这样。如像《医宗金鉴》治疗伤寒的方法，用寒化热化作为区分的理论，因为阳盛体质的人大多数热化，阴盛体质的人大多数寒化。所以阳盛体质的人患伤寒，辛温发表的方剂不可以过分使用，寒凉攻下的方剂可以重用；阴盛体质的人患伤寒，辛温发表的方剂重用也没有妨碍，寒凉攻下的方剂不适宜超过剂量。阳盛体质的人阴津一定亏虚，所以阴虚的人多火；阴盛体质的人阳气必定虚弱，所以阳虚多寒。《内经》上说："阳虚的人阴邪必定侵袭他，阴虚的人阳邪必定侵袭他。"说的就是这种情况。至于阴阳平和的人或者饮冷水，或者吃热食，都不会有事；也就是大便一天一次，不坚硬也不溏泻。假如患病，如果属于热证的不适合过分使用寒凉的药物，属于寒证的不适合过分使用温热药物。至于使用滋补方剂，也应该用阴阳平和方剂调补；如果过分使用热药则损伤阴津，过分使用寒药则耗伤阳气，最应该细心考虑。这是诊病用药至关重要的事，临证的时候能够像这样去体会，虽然不可能完全符合诊病用药要求，离诊病用药要求也不远了。

第二章 理论探讨

从"心"论中西医融合

自"西学东渐"开始,中医内部就出现了中西医汇通派。究其历史,最早应始于明代,正式提出"中西医结合"这一说法迄今已有50余年。由于中西医来自不同医学体系,中西医结合概念欠清晰,又没有找到契合点,所以收效甚微,基本上没有取得重大突破。笔者认为,中西医结合之所以难以取得突破,一方面是中医主动去结合西医,千方百计证明自己;另一方面西医则按照自己的评价标准研究中医、中药,而不是真正的中西医之间的融合。所谓融合,应该是彼此融洽,取长补短,最终达到"你中有我,我中有你,难分难解"境界。

现在比较准确、权威的提法为:中医学是东方科学,它既具有文化属性,又含有自然科学属性。中医的主要特点是"形而上"的宏观医学,而西医则是以"形而下"为特征的微观医学。中医学最初也"解剖",也"形而下",只是由于时代原因,没有能沿着"形而下"的方向继续发展下去。笔者认为,中西医学应该是可以融合,而且最终也必然走向融合的医学科学。因为中医学具有文化和自然科学双重属性，中西医学都是以人和疾病为研究对象，在这一点上二者是可以通约的。中西医的融合是多方面的，也就是说是全方位的，在这里笔者想以中医"心"为例，来说明中西医之间的融合。

社会科学认为，人类对自然界事物的认识是一个由低级到高级的发展过程。中医学对人心脏的器质和功能的认识也是由模糊到清晰，再到更高一级的清晰。最早的中医学专著《内经》认为"心主神明"，又"主血脉"；脑为"髓海"。同时又将七情（喜、怒、忧、思、悲、恐、惊）分属于五脏。《内经》对人体的认识，既有"形而上"，又有"形而下"。所以中医对"心主血脉"的认识应该古今相同，现在仍然是正确的。但是，中国科学院自然科学史研究所副所长廖育群认为：中国古代医学不知"心脏跳动"。他举例，《素问·平人气象论》说："胃之大络，名曰虚里，贯膈络肺，出于左乳下，其动应衣，脉宗气也。"（古代中医）虽然一再提到"心主身之血脉"，但这仅仅是建立在五行学说基础上的一种化分方法，如同"肺主身之皮毛，肝主身之筋膜，脾主身之肌肉，肾主身之骨髓"一样，并不具有现代生理学意义。他还认为，中医建立的是"以胃为中心的循环体系"（《医者意也·认识中医》）。他这种说法有一定道理，但是不排除当时中医认识人体同样结合了解剖知识，知道人体心脏与脉管相连。如《灵枢·经水》云："若夫八尺之士，皮肉在此，外可度量切循而得之，其死可剖而视之。"《难经》进一步记载了五脏六腑形态、长短、重量等等，但是对精神意识思维活动的认识就显得不那么准确了。因此，可以认为古代中医对心脏及其功能的认识还是比较模糊的。

不管怎么说，现在中医再也不会有人认为人体血液循环从"胃"开始了，这也可以看作中西医学之间的自然融合吧。

对《内经》"心主神明"的认识也一样，从明代汪昂根据西方学者的观点提出"人之记性皆在脑中"，到王清任的"脑中无气，故病人毫无知识，以此参考，岂不是灵机在脑之证据乎"。虽然他们可能都受到西学的影响，但毕竟医学要尊重客观存在，只是中西医之间如何融合而已。心、脑谁"主神明"之争一直延续至今，尚无定论。当今中医界马有度、陈士奎教授等坚持"脑主神明"观点，邓铁涛教授则仍坚持中医"心主神明"正确，不可更改。

笔者却认为，不管怎样说，心、脑关系非常密切，无庸质疑，不但不能分离，而且要合二为一。心、脑通过血脉相连，共同构成心脑、精神、神经、血管系统。现在西医将心、脑血管疾病放在一起研究，可以证明它们关系密切。在生理上，心脑共"主神明"，主管人精神意识和思维活动，心脑不仅主管精神意识和思维活动，而且喜、怒、哀、乐及中医的七情都应该归心脑主管，心脑又"主血脉"。在病理上，七情过极，饮食太过，迁延日久，或外邪侵袭，均可形成心脑精神、神经、血管疾病。在心脑血管系统中，人大脑仍然不过是其中组织器官之一，毕竟人与自然、与社会关系非常密切，不可分离，只有"心主神明"才具有代表性。因此，现代命名的"心理学"，不称其为"脑理学"可能源于此。因为心主神明，含义更为广博、深远，它包括人类智慧、意念，人与自然、社会等关系等，这又回到了中医学"行而上"的范畴，而且是更高级的"形而上"，同时其中也包括"形而下"的脑在内。在这里，中医对人"心"（心脑）的认识又上升到了一个更高级阶段，充分体现了《内经》"天人合一"思想。当然，研究心理学不可能离开人大脑的意识思维活动，这就是为什么心脑不但不能分离，还要合二为一的原因和问题的关键所在。研究医学不能脱离客观实际，更不能脱离临床，中西医不是简单的结合而是融合。

通过以上对中医学中关于人心脑系统器质和功能的认识，笔者认为，中西医在理论上似乎很难通约，但它们之间研究认识对象为同一人体和疾病。只是中医重视"医人"，西医重视"医病"；中医强调宏观，西医注重"微观"。它们之间既有共性又存在个性。因此，笔者认为中西医虽然很难在短期内融合，但是放在历史长河中，只要互相尊重，随着科学的进步，中西医学之间是完全可以融合的。它们通过"取长补短，融会贯通"，最终会成为人类战胜疾病、维护健康的新医学。

从"气"论中医与文化现象

什么是气？"气"极具中医和中国文化特色，在中医和现实生活中被广泛运用。当今社会人们对科学几乎达到崇拜程度，这本来无可厚非。国人向来信奉"不偏不倚"，恪守"中庸之道"，也不无道理。用哲学的语言来说即是，真理再前进一步就是谬误，没有绝对的真理。现代有的人，言必称科学，说科学就与结构联系起来，认为中医必须走自然科学之路，"看不见，摸不着"的就是玄学。事实上并非如此，中医有很多概念本来就很"模糊"，但它又客观存在，能为我们所感知，其中包含着科学真理，渗透于社会生活方方面面，大量存在于中国文化之中。

以中医"气"为例。气在中医学中运用最为广泛，计有元气、宗气、胃气、五脏六腑之气、经络之气、营气、卫气、六淫七情之气、水谷之气、大自然清气等等。同时气还与人生活密切相关，渗透到社会生活方方面面，为人们所熟知。研讨它们，于我们认识中医、诊治疾病、了解中国文化以及社会生活具有重要意义。由于气的客观存在，并能为我们所感知，具有明显的文化特质，含有合理科学内核，它将伴随中医药事业和中国文化永远存在，并且发扬光大。

一、元气

中医认为元气是人体生命的原动力，能推动五脏六腑之气强盛和人的生长发育。元气在人体或社会生活各个领域都具有重要意义。如某人身患重病，就叫"伤了元气"，或"元气大伤"；病情好转，逐渐恢复就叫"复元"。在社会生活以及经济、军事各方面，凡是受到重创都叫"伤了元气"。与之相关的还有"正气"。中医认为"正气存内，邪不可干"。现实生活中说某人清正廉洁，仗义执言，与邪恶作斗争，叫"一身正气"。又如"骨气"，中医认为：肾主骨，关系到人的生长发育。肾气充足，则骨骼健壮。在中国文化中，某人性格刚毅，不卑躬屈膝、低三下四，富贵不能淫，威武不能屈，被认为有"骨气"。一生平安，工作顺利，家庭幸福，叫"有福气"或"福气好"。

二、七情

主要表现在肝、心、脾，与社会生活联系密切。

1. 肝主疏泄，在志为怒。肝气不舒，气郁化热（火）

可引起烦躁易怒。在现实生活中某人情绪激动、脾气暴躁称为"怒气冲天"。人们对某种不公平的待遇或对某人不满，或心态不平，牢骚满腹，心情不愉快，称之为有"怨气"。小孩不听大人（家长）的话，调皮捣蛋，惹事生非叫"淘气"。

2. 心主神明，在志为喜。心情舒畅，人逢喜事，笑意写在脸上，叫"喜气洋洋"；与此相反，遇到倒霉事，叫"晦气"。有的人心理素质差，心胸狭窄，容易受到伤害，称为"小气"；宽宏大度，面对别人伤害能泰然处之，叫"大气"。自视清高，目中无人称为"傲气"。被人羞辱，叫"受气"；以牙还牙，报复别人叫"出气"；因受气而心情不爽，情志抑郁，叫"怄气"。

3. 脾气。中医认为，脾主运化，在志为思（忧）。脾气的盛衰关系到身体的强弱。与之有关的是，现实生活中对人是否有修养、教养、涵养，都可用脾气好坏来形容。如果这人修养好、有教养，遇事沉稳，温文尔雅，不易发火动怒，就认为是脾气好，反之则脾气坏。当然脾气的好坏除了先天禀赋和教养外，应该与脾虚肝旺和境遇心情有关。年轻人活力四射，叫"充满朝气"或"朝气蓬勃"。反之，如果年龄不大却缺乏活力，少言寡语，叫"老气"或"老气横秋"。

三、六淫

中医认为，自然界风、寒、暑、湿、燥、火之气，在正常情况下不致病，称为六气。六气太过或不及损伤人体成为致病因素称为六淫。以中医痹证为例，中医认为病因与气候和居处环境有关，临床表现特征为：风气胜者为行痹，湿气胜者为着痹，寒气胜者为痛痹。西医检查往往无异常发现，按中医辨证用药治疗却常能收到较好疗效。在现实生活中，某地潮湿或阴雨绵绵，人们常说"湿气太重"；如果气温低，非常冷，就说"寒气逼人"。

此外尚有天气、地气、人气，阴气、阳气，精气、神气，中气，香气、臭气，和气，生气，娇气、霸气，手气，运气，才气，财气，洋气、土气，空气，豪气，大气，小气，气候，气象，节气，力气，口气，社会风气等等，不一而足，好一个"气"字了得。它既是中国文化现象，也是中医之特色。

通过以上举例，笔者认为，中医学源于中国文化，渗透到社会方方面面，犹其是关于"气"的学说，不仅是中医的精髓而且有很多俗语、成语均由此演化而来，世代相传。它们并非空穴来风，而是有形（现象）可证，能被人感知，不能因为我们拿不出来"实验室"检测依据，"看不见，摸不着"就认为不科学，认为是玄学，简单予以否定。由此可见，中医学源于中国文化，有广泛的群众基础，并且还将伴随着中国文化延绵不断，发扬光大，为人类健康作出贡献。

中医生理之气研究

气是构成和维持人体生命活动的基本物质，在中医理论体系中占有重要地位。但是，在传统中医理论中，人体生理之气名称复杂，概念不清，有的甚至没有意义，给学习和运用带来一定困难，有必要加以审理，使之客观化、规范化。

造成这种现象的主要原因是由于历史条件局限，中医先贤缺乏逻辑思维和定性分析方法。根据气的生成和生理特性，个人认为可将其分为功能之气和营养之气两类。两者相互依存，相互作用，共同完成人体生命活动过程。脏腑功能活动之气、经络之气有赖于营养之气（水谷营养物质，大自然清气）供养，营养之气有赖于脏腑功能之气化生。功能之气应具备三个条件：一是必须来源于先天；二是靠后天营养之气不断滋养；三是有相应的实质器官或有一定的循行路线。以上划分和确定功能之气必须具备三个条件，来源于对中医理论的深入研究和临床实践的验证，目的是进一步规范中医生理之气概念，以期早日实现中医理论现代化。

一、五脏皆禀于元气

传统中医理论认为，元气，"它发源于肾（包括命门），藏于丹田，借三焦之道，通达全身，推动五脏六腑等一切器官组织的活动，为生化动力的泉源"（《中医大辞典》）。其实人体五脏俱来源于先天，受后天水谷精气不断滋养而壮盛。元气并非藏于丹田，五脏皆禀于元气。元气又称原气，始见于《难经·三十六难》："命门者，诸精神之所舍，元气之所系也。"张景岳认为元气为命门之火，"命门之火，谓之元气；命门之水，谓之元精"（《类经附翼·真阴论》）。这种认识并不准确。按照中医阴阳学说理论，元气应包括元阴、元阳两个方面，而景岳认为命门之火为元气，也就是说元气为阳，元精为阴。正确的提法应为"命门之火为元阳，命门之水为元阴，元气不只藏于肾中"。

李东垣就认为，肺、脾、肾之气均为元气。他在《脾胃论》中说："《黄帝针经》云：上气不足，脑为之不满，耳为之苦鸣，头为之苦倾，目为之瞑眩。中气不足，溲便为之变，肠为之苦鸣。下气不足，则乃为痿厥心烦，补足外踝下留之。此三元真气衰惫，皆由脾、胃先虚，而气不上行所致也。加之以喜、怒、悲、忧、恐、危亡速矣。"（东垣这里所说的三元，即指肺、脾、肾三脏元气）因此创清暑益气汤治疗暑伤脾肺元气，症见："四肢困倦，精神短少，懒于动作，胸满气促，肢节沉疼……"疗效卓著。他在论述清暑益气汤组方意义时说："脾始虚，肺气先绝，故用黄芪之甘温，以益肺气而固腠理，不令自汗而损其元气也；上喘气短懒语，需用人参以补之。心火乘脾，需用炙甘草以泻火热而补脾胃中元气，甘草最少，恐资满也。"东垣这种思维，突破了"元气藏于丹田"的传统观点，将中医对元气认识向前推进了一步。

就人体而言，古代医家只知元气包含元阴、元阳两个方面。在生命形成之前，元阴、元阳具体指什么，古人没有论及，今人也不知道或者不敢说。笔者认为，在新生命形成之前，元阳当指父精（精子），元阴应为母血（卵子）。二者结合，才产生了新生命。元气与生命共存，即生命与元气不可分离。由于父母精血结合才产生生命，形成五脏六腑、四肢百骸。同时，人体元气也随着生命之死亡而消失。证明元气构成生命、生命包含元气。生命一旦形成，元气就广泛分布、贮藏于五脏，即肝、心、脾、肺、肾之中。五脏分别包含元阴、元阳两个方面，换句话说，即是五脏皆禀元气。这一能够正确反映元气本质（或实质）观点，不仅为中医藏象学说奠定了生理基础，同时也为脏腑辨证提供了理论依据。

二、卫气实质是肺阳

肺阳能够概括卫气，具有护卫肌表、温养肌肉皮毛、调节控制腠理开阖、汗液排泄、维持恒定体温的功能。长期以来，中医典籍中一直没有论述肺阳功能，这和卫气已经概括了肺阳功能不无关系。肺主宣发，外合皮毛，具有宣发精微，输精于皮毛，开阖腠理毛窍，保持恒定体温，调节汗液，固表御邪功能。肺气强盛则腠理致密，毛窍开阖有度，贼邪不犯。肺阳虚宣发无力，肌肤薄弱，肤表不固，则肌表不温，背恶寒，汗出恶风，易感冒。法当温补肺阳，益气固表，可用玉屏风散加干姜、桂枝。

现代医学研究认为，所谓"卫气功能"，实质上是在大脑皮层及整个中枢神经系统、自主神经系统，即神经-体液调节下实现的。尽管《内经》对卫气的来源、功能和循行路线作了详细的描述，但卫气为"谷"之"浊者"，"水谷之悍气"，属营养之气类，应无护卫肌表、抗御外邪、开阖腠理毛窍、控制汗液排泄的功能，此是其一。其二，卫气虚动物模型的复制，是用麻黄汤发汗再加风寒刺激，而不是用截断动物食谷来源的饥饿法，也足以证实卫气不是来源于水谷。其三，卫气不具备功能之气的三个条件，没有生理基础，所以这一名称不能成立。再说，《内经》中的"水谷"与现代饮食物并无歧义，即指人体摄入的饮食营养物质。饮食营养物质进入人体后，其代谢过程虽然比较复杂，但现代医学已经基本上将它研究清楚，兹不赘述。

而饮食物进入人体，通过消化吸收，输送各组织器官以维持人体生命活动之必需，不可能如《素问·痹论》所说："卫者，水谷之悍气也，其气慓疾滑利，不能入于脉也，故循皮肤之中，分肉之间，熏于肓膜，散于胸腹。"并有防御外邪入侵，司开阖功能。既然《素问·痹论》所说卫气"不能入于脉也"，"散于胸腹"，也就不可能"一日一夜五十周于身，昼日行阳二十五度，夜行于阴二十五度，周于五脏；平旦阴尽，阳气出于目，目张则气上行于头，循项下足太阳，循背下至小指之端"（《灵枢·卫气行》）。可见，《素问》与《灵枢》对卫气循行路线的认识也不一致，更不说它们完全不符合饮食在体内的消化吸收过程。

吴少祯长期从事中医现代化研究，在中医微观理论领域造诣颇深。他从现代遗传学和分子生物学角度，提出"三源八流六机生化机制学说"。将"八流"与"卫"（卫气）归于"信息源"，在"六机"中有"免疫保卫"功能，现代有关生物分子研究中认为其由"抗原、抗体、黏附分子、细胞因子、免疫激素与代谢产物、非特异因子等"组成，进一步揭示和证实卫气来源与饮食无关。换句话说，所谓"卫气功能"同水谷之间应无直接关系。

以上资料充分证明，虽然《内经》对卫气来源、生存、循行路线和功能作了详细论述，但是，所谓"卫气功能"，实质上应是肺阳的功能。因此，宜用肺阳取代卫气，恢复肺阳本来面目，完善藏象学说理论。

三、营气应归于宗气

宗气乃脾胃吸收输布之水谷精微与肺吸入大自然清气结合而成，为人体营养之气。宗气在肺的宣发肃降下运行全身，营养各脏腑组织器官、四肢百骸，与水津相结合注于脉中则为血。宗气实质上不存在走息道行呼吸和贯心脉以行气血功能。一是它没有实质器官，不是来源于先天，而是一种营养之气（诚然，脏腑功能活动也必须有营养之气参与）；二是它为"肺主气司呼吸，主治节助心行血脉功能"的重复；三是宗气的所谓"行呼吸、贯心脉"功能对临床的实践没有指导意义。因此，所谓"宗气功能"只有通过肺的作用才能完成。营气是行于脉中的水谷精微，与水津相结合并有大自然清气参与在脏腑功能作用下才为血。宗气已经足以概括其作用，故营气当并入宗气，没有另立营气名称的必要。

可以断言，《灵枢·营卫生会》中所说"其清者为营，浊者为卫。营行脉中，卫行脉外，营周不休，五十而复大会，阴阳相贯，如环无端"是医学界最早提出的"血液循环"学说理论的雏形，而叶天士《外感温热篇》中的"卫之后方言气，营之后方言血"将卫气营血作为诊治温病发病部位浅深的依据，更是对"营卫"理论事实上的断然否定。至此，《内经》"营卫"理论已经名存实亡。

与曹东义教授探讨营卫之气

中医营卫之气理论模型自《内经》构建以来，见仁见智，各不相同，颇有争议。近日，笔者就这一问题有幸在中华中医药论坛网上向河北省中医研究院研究员曹东义教授请教，通过讨论基本达成共识。我认为这次讨论很有意义，对正确认识中医营卫之气有一定参考价值。现摘录于下，以飨中医同仁。

刘：我总觉得吧，古人（中医）创造中医理论，既通过临床观察，又本着天人相应；既结合临床，又有主观推导。比如血，既认识到它是红色液体，又知道它是来源于饮食物……。那么请问教授，营卫到底存不存在呢？对临床有何指导意义？

曹：古人所有的理论构建，都必须满足"自洽"，即不能自相矛盾，不能互不相容，是一个完整的体系。五十营也是这样的构建，与经脉理论不矛盾，而是互相补充。古人说的营卫，肯定是存在的。他们关于营卫所出，以及"营行脉中，卫行脉外"，营卫的功能，都是可以找到相关的物质基础的。不信，你就提出来，我们可以讨论。

刘：我始终表示怀疑，营为水谷之精气，卫为水谷之悍气，也就是说他们都源于水谷之精气。古人应该体会到人体自身有一种抗御外邪功能，这种功能来源于何处，未必就那么清楚。应该说人体抗病能力不只是源于水谷。

曹：刘主任你所引用的这篇文章，的确下了大工夫，很多见解颇有见地。营卫、气血、津液，毫无疑问，都来源于水谷精微，都必须循环，这样才能构成一个完整的整体，也才符合"升降出入"的基本规律。上述营卫气血津液，有的时候古人谈的是其来源，有的时候谈功能，有的时候说循环，分分合合，纷乱杂陈，但是，它们并不矛盾。很有意思。

刘：谢谢曹教授点评。我以为古人在认识营卫这个问题上是百密一疏，将营卫定位定性在水谷之气上是很不恰当的，就其功能而言，远远超出了水谷之气范畴，也许这正是研究营卫的突破点。

曹：水谷之气是营卫的来源，不是它们的功能。

刘：请曹教授指导。我在想从《内经》所表达营卫功能看，是不是可以认为营卫不仅仅来源于水谷？

曹：这个设想可以讨论，也需要举证。

刘：那么，营卫功能与水谷无关？

曹：不能说无关。就像树叶与花果，都来源于一个根部，但是表型不一样。

刘：那么请问教授，是否水谷决定营卫功能呢？换句话说，就是营卫功能完全来源于水谷？或营卫功能取决于水谷。

曹：可以把水谷看作营卫发挥作用的来源。营卫的作用，与其所属的脏腑、经络有关，也与它所在的部位有关。比如，某一个部位麻木，就是这个部位营卫不同。半边汗出，夜间汗出，某处疼痛，夜不成寐，恶风自汗，肢体萎软不用，局部生疮等等，都与营卫不正常有关系。也可以说，水谷精微哺育、滋养了营卫，营卫已经不再是水谷。或者说，水谷精微转化为了营卫，但是营卫不是水谷。"转化"就是"质变"。

刘：教授的意思是，水谷只是营卫的化源，必须有其他脏腑参与。那么，是不是可以认为，《内经》对营卫的论述："营者水谷之精气也，洒陈于六府，故循脉上下，卫者水谷之悍气也，不能入于脉也；循于分肉之间，散于胸腹，从其气则愈. 故不为痹"，"卫气，内至脏腑，外达腠理。散布于脉外，其性刚悍。气行迅速而滑利，具有温养脏腑，控制腠理开合，护卫肌表、防御外邪侵入等功用"，以及营卫的循行论述并不完整，或者过于理想化了。

曹：同意刘主任的观点。营卫与阴阳概念一样，都很重要。中医借营卫说明很多生理病理问题，说明人体的整体性。其中有一些人为安排的理想成分。

刘：请曹教授指教。中医营卫模型，我认为其设计并不是很完美，不管在理论上还是临床实践中，运用不多。张仲景创桂枝汤调和营卫，治疗外感风邪病在太阳，其病机也可以不用营卫失和解。自汉华佗倡五脏辨证始，营卫学说基本上淡出了中医基本理论，叶天士创温病卫气营血辨证，可以看作是对中医营卫之气的否定。而营卫的循行（五十营）应该是古人对人体血液循环的最早认识。

曹：刘主任问我，既然"五十营"是虚拟的理论，营卫之气是否也是虚拟的？我觉得，古人对于营卫之气，寄托了很多内容，如果与西医对照一下，可以包括血液循环，以及由血液循环所附带的功能、神经调节功能（感觉与支配运动）、体液循环、关节液润滑等等，内容很丰富。但是，我们找不到一种具体的物质，可以对应营卫，"五十营"太理想化了，只能是一个理论模型。但是它不是凭空杜撰，而是有所凭依，靠着这样的理论，可以指导实践。

刘：同意先生的观点。营卫学说是中医学比较古老的学说，研究它，历史意义比现实意义大一些。

调理气机治则精义

一、问题的提出

祖国医学认为宇宙万物起源于天元之气，人体生命形成于天地之气。成书于战国后期的医学巨著《内经》，重点而系统地阐述了生命的起源，以及人体的生理、病理、病证及治则等内容。张景岳说："内者，性命之道，经者，载道之书也。"其中"天人相应"的整体观又贯穿全书，为认识和解决问题的方法论。基于对宇宙万物形成朴素的唯物主义认识，《内经》认为，天地万物、日月星辰肇始于天元之气。《素问·天元纪大论》："太虚寥廓，肇基化元，万物资始，五运终天，布气真灵，总统坤元，九星悬朗，七星周旋，曰阴曰阳，曰柔曰刚，幽显既位，寒暑弛张，生生化化，品物咸章。"明确指出气是万物形成最原始的物质基础。"天地万物既然是由气构成的，那么，人处于天地之间，生活于自然环境之中，作为自然界的一部分，其所以能生，亦当权赖此气，并遵循同样的运动变化规律"（李今庸主编《中医学辨证法简论》）。故《素问·保命全形论》说："人以天地之气生，四时之法成"，"人生于地，悬命于天，天地合气，命之曰人"。气是构成人体生命的基本物质，亦是人体生理功能的重要组成部分。由此可见，"气一元论是中医学理论体系的基石"。中医学离开了气及气的运动变化就无法解释人体生理、病理现象和指导临床立法治疗。

就人体而言，人有阴阳气血。所谓阴阳气血，即阴为人体五脏六腑之阴精；阳是指人体具有温煦作用的脏腑功能；气是构成和维持人体生命活动的基本物质及脏腑功能活动；血是运行于脉中具有濡养作用的红色液体。（气属阳，气虚不是阳虚，气逆也不是阳亢，犹血属阴，血不等于阴一样。）阴阳的偏胜偏衰固然是疾病发生的基本原理；气的虚损或阻滞，脏腑生理之气（功能）的升降失调，亦是产生疾病的重要环节。

二、生理与病理

人体与天地相参，天地之气相召，升降不息。《素问·六微旨大论》："升已而降，降者为天；降已而升，升者为地。天气下降，气流于地；地气上升，气腾于天，故高下相召，升降相因，而变作矣。"人身是一小天地，故这种升降运动同样存在于人体。人是一个有机的整体，它以五脏为中心，脏腑相配合，通过经络沟通内外，贯通上下。脏腑之间，在功能上升降相因，维系制约，运行不息，保持有机整体的平衡协调。正是这种升降运动推动着人的生长、发育、衰老。一旦升降出入活动终止，生命也就宣告结束。"非出入则无以生长壮老已，非升降无以生长化收藏"，"出入废则神机化灭，升降息则气立孤危"（《素问·六微旨大论》）。人体脏腑间的升降运动具体表现为，脾胃同居中土，脾气能升清阳上达，胃气能降浊阴下行。二者共为气机升降之枢纽。肝气主升，肺主宣发、肃降。肝气的升发，有助于肺气宣散，使其不致壅闭不宣；肺气的肃降能够抑制肝气，防其升发太过。心属阳属火，位居上焦；肾属阴属水，位于下焦。心肾相交，水火既济，也全靠气机的升降出入。此外，"肺与肾一上一下，上则主气，下司纳气，上为水之源，下为水之主，水气相贯，全赖肺肾的升降功能"。脏腑功能活动的平衡协调离不开气的升降出入，而营养之气（水谷精微之气和大自然清气）又是脏腑功能活动赖以存在和壮旺的物质基础。营养之气同功能之气相互消长，平衡协调，共同完成人体的生命活动。

疾病的病理变化是人体生理功能异常的表现。由于气具有以上生理功能，因而在病理上，任何气病的产生都离不开营养之气、脏腑之气的虚损，气机阻滞或脏腑功能升降失调。"由于气机的广泛存在，所以邪气侵入人体，多首先作用于气机，影响其协调功能，呈现升降出入无序、相因关系破坏的气机紊乱状态"（《中医精华浅说》）。故无论饮食劳倦耗伤脏气，外来邪气的干扰，或情志因素，体内病理产物的蓄积，都能直接造成脏气虚衰，气机阻滞或脏腑功能升降失调而产生疾病。凡素禀不足或饮食劳倦，使气的生成不足或耗散太过，以致气的虚衰，造成某些功能减退、抗病力下降者称为气虚；情志因素或痰、湿、食、瘀，使气的运行受阻，称为气滞；气的虚损导致气上升不及时，称作气陷；气的升发太过或下降不及，称作气逆；气不能内守而外逸者，称气脱；气不能外达而结聚于内，称作气结，甚则气闭。非但如此，气的升降出入异常还"能影响脏腑、经络、气血、阴阳等各方面功能的协调平衡。若气机失调，可涉及五脏六腑、表里内外、四肢九窍等各方面的多种病变"（高等中医药院校教材《中医基础理论》）。诚如张景岳所说："夫百病皆生于气，正以气之为用，无所不至，一有不调，则无所不病，故其在外则有六气之侵，在内则有九气之耗。而凡病之为虚为实为寒为热，至其变态，莫可名状，欲求其本，则止一气字，足以尽之。"根据气病产生的机理，可知"调气"乃为治疗疾病的基本原则之一。

三、治则及内涵

中医的治疗原则是治疗疾病的指导思想，是每一个中医临床工作者处理疾病时必须遵循的准则。不管你有意识无意识，不管你的指导思想（治疗原则）正确还是错误，你在处理疾病时客观上都是在一定治则指导下立法用药。中医治疗原则主要来源和形成于《内经》，后世虽然有所发挥，终不离"调整阴阳，扶正祛邪，治病求本，调理脏腑气血，因时因人因地制宜"等方面。长期以来，中医在临床上正是在这些原则指导下，拟定相应的治法，以应付错综复杂的病变。这些原则的制定，有一个共同特点，即都是从整体观出发，根据人体的生理功能和病理变化、致病因素、邪正双方力量情况，提出的处理原则。由于气是构成和维持人体生命活动的基本物质，脏腑生理功能之气的升降出入运动贯穿着人的整个生命过程。因而气的虚损、阻滞，或脏腑生理功能的升降失调是产生疾病的重要环节，故调气治则亦是治疗疾病的基本原则之一。所谓调气，即气虚者使之强，气滞者使之行，下陷者举之，上逆者降之、平之，外脱者固之，内闭者开之。具体地说，调气治则包括益气补气，理气破气，益气举陷，补肾纳气，补气固脱，降气平逆，宣肃调和，行气开闭等治法。由于气病无处不在，故调理气机治则精义在临床上使用频率较高，对临床实践具有广泛的指导意义，应将其纳入中医治则范畴，深入研究。

中医基础理论别论

所谓别论，就是另一种提法或观点。本人长期从事中医临床实践工作和理论研究，认识到中医理论自构建以来沿用至今二千余年，有的提法并不客观和规范，亟待审理。故将自己通过深入研究所得之成果在此提出，与同道交流切磋。希望通过争鸣交流，最终达成共识，从而有效地指导临床实践。

一、藏象学说之实质

通过对中医藏象理论多年的研究，得出以下结论：藏象学说理论体系实质是：①将人体分为五大系统。②三焦由血脉、经络构成，为人体联系五大系统，以及运行气血、水津之通道。③宗气为人体营养之气，是营养系统的重要组成部分。

1. 中医将人体分为五大系统

中医以心、肝、脾、肺、肾五脏为中心，与小肠、胆、胃、大肠、膀胱五腑相配合，联系脉、筋、肉、皮、骨五体，联结五官九窍（舌、目、口、鼻、耳、前后二阴）及面、爪、唇、毛、发，将人体各脏腑组织分为心、肝、脾、肺、肾五大系统。此外，又将精神意识思维活动归心脏主管。实质上应该是心、脑主神明，又主血脉。

2. 三焦为联结各系统之通道

中医藏象学说将人体脏腑组织化分为五大系统，又将三焦作为网络联结各系统的通道，气血、水津不断运行其间。三焦尽管历来争议很大（主要是有形、无形之争），但从"三焦的主要生理功能，一是通行元气，二为水液运行之道路"（《中医基础理论》）看，三焦当指人体的血脉、经络无疑。《难经》说："三焦者，元气之别使也，主通行三气，经历五脏六腑"，"三焦者，气之所终始也"。《素问·灵兰秘典论》又说："三焦者，决渎之官，水道出焉。"以上经文明确提出了三焦是联系五脏六腑各组织器官，为人体气血、水津运行的通道学说。由此可见，三焦实质上概括了交通上下、沟通内外，网络全身的血脉、经络的部分生理作用。三焦是人体各脏腑组织间联系的通道，它使人体五大系统相互联结，营养之气得以输送全身，水液通过三焦（血脉、经络）在脏腑作用下运行不息，完成整个代谢过程，维护正常人体生命活动。

《中医基础理论》说："元气是通过三焦而流行全身的。内至脏腑，外达肌肤腠理，都是以三焦为通道，而作用于机体的各个部分"，"因此，气的升降出入的通道，必然是血或津液的通道。"可见，三焦作为人体联系脏腑组织、气血、水液运行的通道是无可争议的。而构成这个通道的，只能是人体的血脉、经络。

3. 宗气是营养系统的重要组成部分

中医藏象学说除在生理结构上划分为五大系统外，可以设想，还应该有一个营养系统为各脏腑组织提供营养保障。从气血、津液来源、生成和功用看，只有宗气、血、津液才具有营养作用，因而营养系统必然由宗气、血、津液等组成。《灵枢·邪客》说："五谷入于胃也，其糟粕津液宗气，分为三遂。故宗气积于胸中，出于喉咙，贯心脉而行呼吸焉。"宗气是由脾胃运化的水谷精微与肺吸入大自然清气积于胸中而成。宗气应无"贯心脉而行呼吸"功能，只有当宗气作用于心、肺，在心、肺二脏功能状态下才具有推动血液运行和司呼吸功能。宗气在心、肺作用下经三焦通道布散全身，营养人体各脏腑组织，使各脏腑发挥正常生理功能，保持人的生命活力。因此，宗气是人体营养系统重要组成部分。

二、病因病机琐谈

1. 火无外火，外邪有热

中医认为，风、寒、暑、湿、燥、火为六种自然气候，在正常情况下不致病，只有当六气太过或不及，非其时有其气；或气候骤然变化，人体抵抗力下降，侵袭机体发生疾病时，就称之为六淫。六淫与六气相对应，是指六种致病邪气。《辞源》说：气候，指"某一地区多年的天气特征"。显然，天气特征中绝无"火"可言，因此六淫邪气中也应该无火邪。风、寒、暑、湿、燥无形可见，为自然气候；火有形可征，不是自然气候。所以火不能与风、寒、暑、湿、燥同为外来邪气，这是其一。其二，火邪常自内生，如五志化火，心、肝火旺等（这是指抽象的火），热无形可见，属于自然气候。热邪常与他邪相合致病，如风热、湿热等；火邪既不能同他邪相合致病，无感受风火、湿火之说，也不能单独为患。其三，古代医家也有持"六淫无火有热论"观点者。如陈无择在《三因极一病证方论》中说："夫六淫者，寒暑燥湿风热是也。以暑热一气，燥湿同源，故上经收而为四。"由此可见，中医六淫以"火无外火，外邪有热"提法更为客观。

2. 五邪非五，内邪有六

《中医基础理论》认为，内在五邪是指在疾病发展过程中，由于气血津液和脏腑等生理功能异常而产生的类似风、寒、暑、湿、燥、火六淫外邪致病的病理现象。其实五邪非五，内邪有六，即还有一热邪。其一，内热证候客观存在，如心热、胃热等。其二，虽然火、热性质相同，但程度不同，有轻重之分。其三，如果内在之邪无热邪，以上证候就缺少病因而成为无源之水、无本之木，失去存在的依据。因此，内生之邪应在五邪中加一热邪，成为风、寒、湿、燥、热、火六邪，即内邪有六。

口感辨证的临床意义

中医诊病历来重视病人感受，在诊病过程中病人口味如何常成为中医辨证的重要依据之一，这有别于西医重视实验室检查。现行中医教材在论述口味时多半就口味论口味，没有将其同其他症状、体征结合，没有四诊合参。本人长期从事中医临床工作，体会到，口感是病人体内病理变化的客观反映，不同的病证可以出现同一口感。因此，临床诊病时必须将口感同病人舌象、喜恶及其临床症状相结合，才能帮助诊断，减少失误。基于这种认识，笔者在前人问口感内容的基础上，加以己见，对临床常见口感进行了较为详细的阐述，对临床实践具有参考价值和指导意义。

问诊是中医诊断疾病的重要内容之一。口感是指患者对味觉的自我感觉，又包括口味和润燥情况。病人口感变化是邪气作用于人体引起脏腑机能失和、气血阴阳失衡的客观反映，故临床上中医通过询问病人口感就能够获得比较可靠的诊断信息。但是，由于临床上不同病证往往可以表现为同一口感，这就需要我们在诊病中结合病人的舌质、舌苔、喜恶及其临床症状进行辨析，才不致有误。现行《中医诊断学》问口内容仍欠完备，亟待充实。故临证之余，偷闲笔端，在前人问口内容基础上，结合自己多年的问口辨证经验，予以阐述，冀能拾遗补缺，弘扬祖国医学，使中医问口诊病内容日臻完善。

1. 口黏腻。多见于风寒感冒化热或挟热，风热感冒、暑湿感冒、痰浊证及湿热证患者。在中医临证中，一直误把口黏腻当作湿热内蕴的特有表现。其实，口黏腻并非湿热证独有。病人有风寒感冒外证，伴口黏腻为风寒感冒化热或挟热证；发热，微恶风寒，头痛伴口渴，口黏腻又为风热感冒。暑热感冒伴有身热少汗，微恶风寒，体痛，胸闷泛恶症状。痰浊阻肺，口黏腻当伴有咳喘胸满、痰多色白而黏、呕恶纳呆等症。湿热证必伴有舌红苔黄腻、口渴饮水不多、呕恶、胸闷、腹胀便溏等。

2. 口甘。病人自觉口中甜腻，伴舌苔白滑为湿困脾胃；口甜黏腻伴有舌红苔黄腻又为脾胃湿热。

3. 口淡。口淡无味伴食欲不振为脾胃气虚表现，口淡不渴多为虚寒证候。

4. 口木。指病人自觉口木，食不知味。常见于感冒患者和脾胃虚弱之人。感冒之口木由外邪入侵，邪伤胃气所致，只须按感冒论治，邪去口木自除；脾胃虚弱者之口木，表现为平时胃纳差，就诊时又无外感症状，以食欲不振为主症。治宜健脾益胃法。

5. 口酸。口中泛酸多为肝胃蕴热，口中酸馊又为饮食积滞证。

6. 口苦。多为肝胆、心经热盛表现或胃热炽盛。

7. 口咸。多为肾病或寒证。

8. 口渴。病人口大渴喜冷饮为热盛伤津，口渴喜热饮为阳虚寒胜。口渴饮水不多，伴头痛发热、微恶风寒为风热感冒。口渴饮水不多，伴有舌红苔黄腻、胸闷、腹胀为湿热内蕴。口渴饮水不多，伴身热夜甚，舌红绛又为温病热入营分。

9. 口干。指病人口中干燥不欲饮水，常见于湿盛停饮、阴虚及血瘀病人。风热感冒病人也可出现口干。湿盛停饮之口干不欲饮或喜热饮必与舌苔白腻并见。阴虚病人口干不欲饮则伴有舌红少苔，潮热盗汗，口干夜甚。血瘀证口干不欲饮或口干漱水不欲咽，必伴有舌紫暗或有瘀斑。风热感冒病人口中干燥少津，常伴有头痛咽痛、发热、微恶风寒。

口味变化对疾病诊断有一定帮助，此为现代医学所证实。现代研究发现：①口甜：为消化功能紊乱，唾液中淀粉酶含量过多。多见于糖尿病、胃炎。②口苦：多与胆汁排泄异常、舌部微循环发生障碍、唾液内成分改变有关。多见于黄疸、肝炎、胆囊炎、胃炎、癌症等。③口咸：多见于慢性肾炎、肾功能损害者，也可以见于慢性咽炎或口腔溃疡。④口酸：常见于胃炎和消化道溃疡。有些胃肠道异常病人的胃酸分泌过多，也有口酸之感。

消瘀十二法运用知要

人身百病不离气血，调气、理血为中医重要治疗原则之一，理血又以活血化瘀为主。瘀血学说源远流长，含义广泛。随着现代科学的深入研究，消瘀已被普遍地用于临床各科并取得了较好的疗效。在长期的临床实践中，其治法内容也不断充实完善。瘀血形成在病理上的复杂性和治法的多样性为研究瘀血实质提出了新的课题。

瘀血学说起源于《内经》，经张仲景、王清任、唐容川等历代医家不断发挥，逐渐完整化、系统化，在祖国医学中占有重要的地位。瘀血一词含义广泛，主要为：凡是由于某些病因病机所引起的人体内气血发生异常变化，其症状表现如肌肤甲错，痛有定处，拒按，状如针刺，或疼痛日轻夜甚，吐血，便黑，皮下出血，小腹硬满，胸胁撑痛，肿块固定，舌有瘀斑，甚者善忘，如狂等，均属于瘀血范畴。

随着现代医学对瘀血学说的研究，活血化瘀法已被广泛应用于临床各科，它对心血管系统、消化系统、骨关节系统、结缔组织系统、免疫系统等不少疾病都有一定的治疗作用。如近几年来全国相对集中研究的有心血管、脑血管、肺血管、眼底血管、肢体血管、末梢血管等多种血管性疾病；过敏性紫癜，血小板减少性紫癜，鼻出血，功能性子宫出血，溃疡性出血等出血性疾病，以及小儿硬肿病、硬皮病、雷诺氏症、荨麻疹、过敏性血管炎、眼口生殖器三联征等血管炎及血管功能障碍性疾病。这些疾病不仅治疗病例多，疗效满意，且对瘀血本质及活血化瘀原理的探讨都有其积极意义；而且对一些原本必须手术治疗的病种，如宫外孕、胆囊炎、肠梗阻、脉管炎、深部静脉栓塞等也有一定疗效。

活血化瘀法在临床上被广泛运用且取得较好的疗效，其基本原因在于血液在人体生理上占有重要的地位。它的运行正常与否与病理关系极大，并与气的关系极为密切。此外，瘀血实质上包含着部分气的病理变化在内，以及在病理上的复杂化导致在治法上的依赖性也是其重要原因之一。

《素问·调经论》指出："五脏之道皆出于经隧，以行血气。血气不和，百病乃变化而生，是故守经隧焉。"人之有身，全赖气血。《血证论》中说："人之一身，不外阴阳，而阴阳二字，即是水火。水火二字，即是气血。"血贵流畅，一有异常，病即由生。血病多瘀，善治血者，须以治瘀为要。正如《血证论》所说："一切不治之证总由不善去瘀之故，凡治血者，必先以去瘀为要。"血不独病，前人有"气为血帅，血为气母"、"气以行血，血以载气"之说，故二者关系密切。它们在生理上相互维系，病理上相互影响，相互为患。不是气病及血，便是血病累气。气有推动、固摄、温煦的功能。气虚则推动、统摄、温煦功能失职，致血行不畅或溢于脉外或寒凝为瘀；气机阻滞、血行不畅亦为瘀。"血以载气"，血液停滞则滞其气机，形成血瘀气滞；瘀血不去，新血不生，致血虚气弱就是气病及血，血病累气之明证。

瘀血的含义不只是中医血瘀概念的本身，还包含着其他内容。

祖国医学的血是流动于体内的精微物质和津液，它主要来源于营气和津液，是人生命活动的物质基础。《难经·二十二难》："血主濡之。"它不能直接发挥任何功能活动，与现代医学的血液有着不同的含义。现代医学的血液可能包含着祖国医学的一部分功能之气在内。据现代药理研究，活血化瘀药具有多种功用，主要表现在：①对抗血管收缩，增加循环血流量；②调整血管壁通透性，改善血液的"浓"、"黏"、"聚"等情况；③抑制 ADP 胶元、凝血酶、儿茶酚胺类物质诱导血小板聚集；④抑制凝血酶和纤维蛋白的形成；⑤抑制纤维蛋白溶解系统使纤维蛋白降解。由此我们可以推知，瘀血概念的实质不只限于祖国医学的血液发生异常范围，还可能同时包含着部分功能之气的病理变化在内。

可见瘀血形成在病理上的复杂化，决定了其在治疗上须与他法配合，即治法上的多样性。活血化瘀药尽管具备多种功用，但远不及瘀血的形成复杂。瘀血既是疾病某一阶段的病理产物，又是另一阶段疾病的致病因素。它的形成既受各种因素和人体机能状况的影响，反过来又影响着人体的新陈代谢而形成复杂的病理产物，影响人体正常机能状况。据此，活血化瘀法只是治疗瘀血不可少的措施而不是整个措施。临床实践证明，治疗瘀血时单纯使用活血药是比较少见的，它常根据相应病情与行气、益气、消痰、温散、泻热、解毒、软坚、养血、利水、攻下、通络、止血十二法配合使用，相得益彰，收到较好的疗效，现将其简介如下。

一、行气祛瘀法

"气为血帅，血为气母"。气能行血亦能滞血，血能载气必能阻气。气与血在生理上相互联系，病理上互为影响，但它们在生理和病理上却都受着肝的控制。肝藏血，主疏泄，能疏畅气机，流通血脉。一旦肝之疏泄失职，气机阻滞便形成气滞血瘀。临床常以胸胁、腰腹胀满疼痛为特点，方用疏肝解郁汤（香附、青皮、柴胡、郁金、丹参、川芎、红泽兰、玄胡、金铃炭）。以气滞为主，可见胸胁、脘腹胀痛，走窜不定，治以柴胡疏肝散合金铃子散。瘀血亦可阻滞气机，形成血瘀气滞。以瘀血为主者，可用膈下逐瘀汤。

二、益气化瘀法

《医林改错》："元气既虚，必不能达于血管，血管无气，必停留而瘀。"人身之血液运行全赖气的推动，气虚不足则血行必致不畅而瘀阻经脉，反之瘀血日久不去也可以引起血瘀气虚。张锡纯也认为血瘀本于气虚。《医学衷中参西录》："不知人身之气化壮旺流行，而周身痹者、瘀者、滞者，不治自愈，即偶有不愈，治之亦易为功也。愚临证体验以来，知元气素盛之人，得此病者极少。故凡遇腿疼、臂疼，历久调治不愈者，补其元气以疏通之，数载沉疴，亦可随手奏效也。"且化瘀方中配入益气之品，可以顾护气血，消瘀而不伤正（正气），元气壮旺又能推动血行，助化瘀药以收速效，可谓是两全其美。气虚血瘀证，临床常表现为：身倦乏力，气短，声低，痛有定处，或偏瘫身麻，舌淡有瘀斑，脉虚涩。治以健运汤（生黄芪、野台参、当归、寸麦冬、知母、生明乳香、生明没药、莪术、三棱）或补阳还五汤。

三、消痰行瘀法

痰是津液在体内运行障碍生成的病理产物，有广义和狭义之分。狭义的痰是指有形的（看得见的）经口或咳嗽吐出的黏液，广义的痰是指津液障碍存在于体内无形的（看不见的）病理产物。津在生理上有滋润、濡养脏腑、组织和与营气化为血液的作用，为体内流动着的清稀液体。它广泛地存在于体内并与气血随行往来，一旦发生异常变化，聚积不散便谓痰。痰瘀关系极为密切，痰阻络道可致血行不畅，痰瘀互结，或瘀血阻塞，滞津为痰，痰瘀胶结，难分难解。治疗须以消痰行瘀、痰瘀同治为法。临床常用于癥块积聚，中风后遗症之偏瘫，冠心病属痰瘀阻滞者。前者用桂枝茯苓丸；偏瘫用小活络丹；冠心病痰瘀互结，痹阻胸阳，心前区或胸骨后刺痛，心悸不宁，舌质紫暗，苔腻，方用加减瓜蒌薤白汤（瓜蒌壳、薤白、桂枝、郁金、制香附、红花、桃仁）。此外，对于跌打损伤，在化瘀的方药中加入消痰之品，也可促进痰瘀消散。总之，临证须常存痰瘀相关之念，随证施治，才能恰到好处。

四、温散通瘀法

人身的血液运行，全赖阳气温煦推动。阳气虚衰则血失其温煦，运行缓慢，易感受寒邪或寒从内生。寒主收引凝滞，血遇寒则凝，形成寒凝血瘀。《素问·举痛论》："寒气入经而稽迟，泣而不行，客于脉外侧血少，客于脉中则气不通，故卒然而痛。"寒凝血瘀，非散寒则寒凝不散，血液继续凝滞；非通瘀则已成之瘀血不化，络道不通，药力难至，阳气亦不能达，寒凝如故。由是，温经通瘀，双管齐下，可相助为功。临床血瘀气阻，寒凝少腹，以瘀血为主可见：少腹积块，或胀痛喜暖，或妇女经黑有瘀块，舌淡紫，脉迟涩，予以少腹逐瘀汤。妇女冲任虚寒，瘀血阻滞：月经逾期不至，小腹冷痛，唇口干燥或手足心热，方用温经汤以温经补虚，活血行瘀。寒邪偏甚，则主以温经散寒通瘀为法。如寒伤厥阴，血脉凝滞，手足厥寒，脉细欲绝的当归四逆汤证便是。方中主以当归、桂枝温经通瘀，一箭双雕。

五、泻热逐瘀法

热郁不散，煎熬营阴，营血枯涸，凝滞为瘀，或瘀血壅遏，郁久化热，郁热互结，胶结不散，直须泻热逐瘀，方能克敌制胜。如瘀热结于下焦，其人如狂，少腹硬满，小便自利的抵挡汤证；热入血室，妇人经水适来，瘀热搏结，往来寒热，腰胁及少腹牵引作痛、拒按的，加减小柴胡汤证就是这种配伍形式。以上体现了泻热逐瘀法则，临床上凡为瘀热互结机理的病变均可治以此法，不必拘泥。

六、解毒消瘀法

热毒炽盛，可致气滞血瘀；瘀血不散，亦能郁而生热，热甚化毒，瘀毒交相为患。常见于肠痈、急性盆腔炎、疮疡肿毒等病。治以解毒消瘀，瘀消毒散，则气血调畅。阑尾炎，症见发热，口渴，右下腹痛甚拒按，便秘尿赤，舌质红、苔黄，脉数。方用阑尾清化汤（银花、蒲公英、丹皮、大黄、川楝子、赤芍、桃仁、甘草）。妇女急性盆腔炎，症见下腹及腰骶痛而胀，白带多，少腹两侧有包块，月经不调，舌质红、苔黄，脉弦数。予银甲丸（金铃子炭、香附、乌药、当归、川芎、赤芍、琥珀、甲珠、鳖甲、夏枯草、丝瓜络、紫花地丁、蒲公英、连翘、银花、红藤）。疮疡肿毒初起，红肿热痛，用仙方活命饮。

七、软坚破瘀法

痰瘀互结，迁延失治，肿块坚硬如石，形成痼疾沉疴。此时单用活血化瘀药往往病重药轻，似隔靴搔痒，无济于事，直须软坚破瘀，可望收功。常在活血化瘀、理气或益气方中配入牡蛎、昆布、海藻、浙贝等软坚消痰之品，才能坚消瘀散，病趋痊愈。方如橘核丸治睾丸肿胀，坚硬如石；软坚散结汤（柴胡、枳壳、青皮、赤芍、川芎、红花、甲珠、通草、牡蛎、夏枯草、瓜壳、天葵子、蚤休、连翘、甘草）治慢性乳腺增生，乳中坚硬如石。另外，软坚破瘀法酌情用于治疗肝硬化、瘰疬结核、肿瘤等病也有一定的疗效。

八、养血行瘀法

气血相互依存、消长，维持着相对动态平衡，在病理上相互影响。营气亏损则血虚气弱，血虚气弱可引起血行不畅进而瘀阻络道，或瘀血阻滞不去，新血不生，瘀阻日久，血虚气馁，以致血虚血瘀。若专事攻瘀，徒伤营血，欲速则不达，瘀滞如故。唯养血祛瘀，方为正法。血虚血瘀证可见：头昏眼花，面白唇淡，心悸，身有肿块疼痛且固定不移，舌淡有瘀斑，脉细涩。主以养血行瘀为法，方用桃红四物汤加黄芪。加入黄芪，取其气血互根之义。黄芪既能益气又能生血，气旺又能助化瘀之药消瘀，血旺瘀化，一举两得。

九、利水消瘀法

瘀血能阻滞气机，气机不利可使水道不通（气能行水），水湿停滞，发为水肿；水湿停止亦可阻塞气机，致气滞血瘀，水血同病。《血证论》中论述较详："夫水、火、气、血固是对子，然亦互相维系，故水病则累血，血病则累气。……失血家往往水肿，瘀血化水亦发水肿，是血病而兼水也"，"此与杂证水肿有别，勿妄用舟车丸及消水圣愈汤等"，"单腹胀者为血臌……既化为水，则兼治水，五皮饮加当归、白芍、蒲黄、丹皮、桃仁治之。"利水消瘀法，临床可用于肝硬化腹水、慢性肾炎、心脏病水肿等病的血瘀水停者。

十、攻下通瘀法

攻下通瘀法临床常用于急腹症、肠痈等病的血瘀气滞、腑气不通证。有人曾报道用于重症肝炎有一定疗效。急腹症中肠道腑气不通可加重气滞血瘀；血滞肠络又能使气机不畅，腑气不通。因此，通腑能减轻血瘀气滞，行气通瘀又有助于畅通腑气。故运用攻下通瘀法治疗急腹症有较好的疗效。急性肠梗阻病，症见突然脘腹胀痛，并伴有阵发性绞痛，呕吐不能食，大便秘闭。用复方大承气汤（炒莱菔子、厚朴、枳实、桃仁、赤芍、大黄、芒硝）。肠痈初起，右下腹疼痛拒按，大便结，治以大黄牡丹汤，泻热，攻下逐瘀。

十一、通络逐瘀法

通络之品如麝香、地龙、冰片、山甲等，有辛香走窜之力，能引活血化瘀药直达络道，直捣巢穴，荡涤瘀垢。临床的跌仆损伤、偏瘫沉疴常为瘀血阻络，非通络逐瘀同用，难以为功。方如七厘散、补阳还五汤就体现了这一法则。

十二、止血祛瘀法

一般大出血应"急则治其标"，止血为先，待血止后予止血活血法。对于因瘀血引起的出血或某些慢性出血性疾病或大出血止后，则须止血祛瘀同用，收相辅相成之功。或问，止血与祛瘀本风马牛不相及，完全是相反的两种治法，为何同时使用有协同作用呢？笔者认为，出血是一种血不循经的表现，血不循经是为瘀血。祛瘀有行血之弊，祛瘀动血则血循故道而出，去而复生。只有两法同用，才能祛瘀血不致妄行，收血止瘀去之效。此法视之为二，实则为一。临床如生蒲黄汤（生蒲黄、旱莲草、丹参、丹皮、荆芥炭、郁金、生地、川芎）治疗眼底出血；失笑散治疗产后瘀血阻滞，少腹疼痛拒按或下血。这种配伍方法足见其功底高深，非常人敢为。

本十二法乃是治血证之常法，临床上往往变化多端，夹杂为病，只有谨守病机，随证施治，才能达到预期的效果。

《伤寒论》"心中"释义

要学好中医就必须熟读《内经》《难经》《伤寒论》《金匮要略》四大经典著作。以《伤寒论》为例，除了熟记条文外，还要进行归纳。因为古人用词常一词多义，如《伤寒论》"心中"释义一词在该书中使用达十二次之多，况其散见各篇，所指非一。若能潜心研读，前后通融，其义尚能明晰；如若不然，非但不知所云，反生歧义。笔者研习之余，将其缀集成篇，供医界同仁参考，使学者能一目了然。

1. "发汗吐下后，虚烦不得眠，若剧者，必反复颠倒，心中懊憹，栀子豉汤主之……"（76）

《伤寒论讲义》心中懊憹：是心烦之甚，自觉心中烦郁无可名状，卧起不安的意思。

"太阳病……医反下之，动数变迟，膈内拒痛，胃中空虚，客气动膈，短气躁烦，心中懊憹，阳气内陷，心下因硬，则为结胸，大胸陷汤主之。"（134）

方有执：懊憹，悔恨之意，心为邪乱而不宁也。

"阳明病……若下之，则胃中空虚，客气动膈，心中懊憹，舌上胎者，栀子豉汤主之。"（221）

柯韵伯：愦愦怵惕懊憹之象，皆心病所致。

"阳明病，下之，其外有热，手足温，不结胸，心中懊憹，饥不能食，但头汗出者，栀子豉汤主之。"（228）

《伤寒论》"心中懊憹"之"心中"均作心解，该条为热扰心神所致，故该条亦同。

"阳明病，下之心中懊憹而烦，胃中有燥屎者，可攻。"（238）

《伤寒论讲义》：如心中懊憹而烦，是邪热尚未尽除，上扰神明所致。

"阳明病，无汗，小便不利，心中懊憹者，身必发黄。"（199）

《伤寒论讲义》：今阳明病无汗，则湿邪不得外泄；小便不利，则湿邪亦无下行之路，以故湿热相合，上扰心胸，因而心烦懊憹。

"伤寒二三日，心中悸而烦者，小建中汤主之。"（102）

《医宗金鉴》：伤寒二三日，未经汗下，即心悸而烦，必其人中气素虚，虽有表证，亦不可汗之。

"少阴病，得之二三日以上，心中烦，不得卧，黄连阿胶汤主之。"（303）

喻嘉言：心烦不得卧而无躁证，则与真阳发动迥别。

以上八条的"心中"按古代医家注释均是指心，而古代常常心胃不分，混为一谈。笔者认为以上各条的"心中"所指实质上均为胃脘。

2."伤寒五六日，大下之后，身热不去，心中结痛者，未欲解也，栀子豉汤主之。"（78）

《伤寒论讲义》：心中结痛，即胸中如有物支撑结闷而痛。

"少阴病，饮食入口则吐，心中温温欲吐，复不能吐，始得之，手足寒，脉弦迟者，此胸中实，不可下之，当吐之。"（324）

山田正珍：言少阴病，饮食入口，则心下愠愠欲吐，反不能吐，自始得之，手足寒而其脉弦迟者，此为邪气实于胸中。

以上两条的"心中"当指胸中无疑。

3."伤寒发热，汗出不解，心中痞硬，呕吐而下利者，大柴胡汤主之。"（165）

本条的心中是指胃脘。该条下有"心中痞硬而疼痛拒按"句可证。

4."厥阴之为病，消渴，气上撞心，心中痛热，饮而不欲食，食则吐蚘，下之利不止。"（326）

《伤寒论讲义》：心中痛热，指心胸或胃脘部疼痛，伴有灼热感。

综上可见，"心中"一词在《伤寒论》中使用共有十二条之多，所指有四：①古代医家认为指心（8条），②指胸中（2条），③指胃脘（1条），④指心胸或胃脘部（1条）。

"病痰饮者，当以温药和之"别解

"病痰饮者，当以温药和之"，是张仲景在《金匮要略》中针对四饮（痰饮、悬饮、溢饮、支饮）形成的病机，提出的治疗大法。"淡"与"痰"通，《脉经》《千金方》均写作"淡饮"，目前大家的看法是一致的，唯有对"和"字的解释颇有值得商榷的地方。《中医药题解》认为："所谓'和'，是指在使用温药时，既不要过于刚燥，也不可一味温补，而当以温阳化气，行消利导为宜。"现代也有人认为，"所谓'和'，当理解为'运'或'化'。饮为阴邪，其病机为阳虚不运，水饮停留。温药能助阳气，运化痰饮，其代表方为苓桂术甘汤"。尽管《中医药题解》中也有恢复脏腑功能、治标等语，而对仲景治痰饮这一大法中的关键词语"和"字，却缺乏准确的理解和解释。因而也就有失仲景原意，使这一治疗法则失去对痰饮病施治应有的指导意义。

张仲景在《伤寒论·自序》中说："感往昔之沦丧，伤横夭之莫救，乃勤求古训，博采众方，撰用《素问》《九卷》《八十一难》《阴阳大论》《胎胪药录》并平脉辨证，为《伤寒杂病论》合十六卷，虽未能尽愈诸病，庶可以见病知源。"可见，仲景的学术思想直接渊源于《内经》《难经》等经典著作。

《素问·经脉别论》云："饮入于胃，游溢精气，上输于脾，脾气散精，上归于肺，通调水道，下输膀胱。水精四布，五经并行。"说明人体内的水液代谢是在胃、脾、肺、肾、膀胱等脏腑功能的正常协调下完成的。一旦其中某一脏腑的功能失调，势必引起水液的运行发生障碍，"水走肠间，沥沥有声，谓之痰饮。饮后水流在胁下，咳唾引痛，谓之悬饮。饮水流行，归于四肢，当汗出而不汗出，身体疼痛，谓之溢饮。咳逆倚息，短气不得卧，其形如肿，谓之支饮。"

众所周知，所谓治则，就是针对疾病发生的基本病机，拟定的相应治疗大法。仲景为一代辨证论治大师，对于这一点当然绝不含糊。痰饮病的形成既然是脏腑功能失调所致，恢复、调和脏腑功能也就理所当然了。故仲景紧扣产生痰饮的基本机理及性质，精辟地指出："病痰饮者，当以温药和之。"句中的"和"字，囊括了治疗痰饮病的基本大法，堪称点睛之笔。《金匮要略》中的小半夏汤、苓桂术甘汤、小青龙汤、肾气丸、五苓散等方，正是为恢复、调和脏腑（胃、脾、肺、肾、膀胱）功能而设。

从语法上讲，"病痰饮者，当以温药和之"中的"和"字也应该作"调和"解。句中的"之"字是指示代词，它所指代的无疑是脏腑功能（当然不会是指代痰饮，用温药和痰饮有什么用？）。通过句法分析，我们就不难看出，句中省略了主语"医生"，而动词谓语"和"是使动用法（所谓使动用法，就是使宾语所代表的人或事务，具有这个动词所代表的动作或变化）。故全句当译为：患痰饮病的人，医生应该用温药使他的脏腑功能调和。

"和"字本身就具有"调和"的含义，这在工具书中也可以得到印证。《辞海》"和"字条下："和"字可作"和顺"、"谐和"、"调解"解。

将"和"理解为"运"或"化"不确切。"运"或"化"只能反映痰饮病形成的部分脏腑的病机。小青龙汤治溢饮，并不是"运"或"化"所能解决的，而是要恢复肺的宣发、肃降功能，就是明证。

"用温药时，既不要过于刚燥，也不可一味温补，而当以温阳化气，行消利导。"这话虽然给人一定的启示，但在《痰饮咳嗽病脉证并治》篇中却欠依据。半夏性味辛温，甘遂半夏汤中合用苦寒的甘遂，苦酸微寒的芍药，而小半夏汤中却配入辛微温的生姜，若半夏不"刚燥"为何要配以苦寒的甘遂，若半夏"刚燥"为何反配入微温的生姜？木防己汤与苓桂术甘汤的配伍道理也一样。同样，十枣汤、葶苈大枣泻肺汤等也并没有体现"温阳化气、行消利导"的功能。说明仲景治疗痰饮、寒热在方中的比例当视其具体病情而定，"以温药和之"是原则不是框框。同时也证实痰饮病的治则着眼点在一个"和"上。

由此看来，持"用温药时，既不要过于刚燥，也不可一味温补"观点者，不是为注家所囿就是望文生义（把"和"作温和解），而不是以仲景在《痰饮咳嗽病脉证并治》篇中为我们提供的材料为依据。或问，你说"和"字作"调和脏腑功能"解，苓桂术甘汤、小青龙汤、肾气丸等方如此，那么葶苈大枣泻肺汤、十枣汤、甘遂半夏汤、己椒苈黄丸之类也能调和脏腑功能么？就方论方，以上各方虽然没有直接调和脏腑功能的作用，但它却能通过逐饮邪，达到恢复脏腑功能的目的。它们与苓桂术甘汤、肾气丸之类相比较，只不过手段不同罢了。饮邪盛而不去，脏腑功能欲恢复也是不可能的。这充分体现了仲景"谨守病机"、"随证治之"的辨证论治思想。

综上可知，"病痰饮者，当以温药和之"虽为《金匮》痰饮证治的准绳，而句中的"和"字又实为这一法则之肯綮。不对其全面分析，不正确理解就难免有失偏颇，就不能掌握仲景这一治疗大法之精髓。

《金匮》硝石矾石散证辨析

《金匮·黄疸病脉证并治》篇云："黄家日晡所发热，而反恶寒，此为女劳得之；膀胱急，少腹满，身尽黄，额上黑，足下热，因作黑疸，其腹胀如水状，大便必黑，时溏，此女劳之病，非水也。腹满者难治。硝石矾石散主之。"

《金匮要略讲义》认为是指女劳疸："本条指出女劳疸兼有瘀血的证治。湿热黄疸，大多日晡发热较重。此证反于日晡时恶寒，同时又有膀胱急，少腹满，身尽黄，额上黑，足下热等证，可知是由肾虚有热所导致的女劳疸。"余意为该条指的是黑疸，而不是女劳疸。其一，《金匮·黄疸病脉证并治》篇中女劳疸的临床表现是："额上黑，微汗出，手足中热，薄暮即发，膀胱急，小便自利。"与该条所述症状不同。其二，该条与《诸病源候论》中的"黑疸之状，膀胱急，少腹满，身体尽黄，额上黑，足下热，大便黑是也"

一致。其三，该条"黄家日晡所发热，而反恶寒，此为女劳得之；膀胱急，少腹满，身尽黄，额上黑，足下热，因作黑疸……"明确指出有以上症状者，于是发为黑疸病（"因作黑疸"）。据此，可知该条是指黑疸无疑。若将硝石矾石散证译为女劳疸则有悖经旨，应予更正。

中医临床运用现代检测技术之利弊

古往今来，成败得失，利弊相关。中医在临床上是用还是不用现代检测技术颇有争议，说明中医运用现代检查技术必然有利有弊。凡事都应该权衡利弊，只要是利大于弊我们就可以扬长避短加以利用。个人研习中医，从事中医临床工作近30年，对运用现代检测技术深有体会，现就其利弊得失浅述于下，抛砖引玉。

一、运用现代检测技术在临床上已经不可避免

现代检查技术在临床上已经被广泛使用，客观存在又无法回避。①有的病人是经过检查，服用西药效果不理想，前来就诊。你必须要会看检验报告，然后用中医中药治疗，再行检查以检验疗效。如患者吕某某，患乙型活动性肝炎，经西医输液、保肝治疗月余，转氨酶有所下降，但胆红素反而由235μmol/L升至387μmol/L，蛋白出现倒置，B超示有反应性胆囊炎。笔者用中医中药自拟益气活血清肝汤加味，重用川牛膝50g。治疗1个月后，查肝功病人胆红素降至82μmol/L，蛋白倒置得到纠正。患者信心大增，服药3个月后，肝功能基本恢复正常，病人很高兴，又介绍了几个乙肝

患者前来就诊。②病人主动要求作检查。一是想知道经过治疗后病情好转情况，二是想了解自己有没有病。总之现在人们普遍相信现代检测技术，认为仪器检查科学。这不仅有道理，有时还真能出乎意料。如患者李某某，女，50多岁。因上腹部胀满，胸骨后有梗阻不适感，时有呃逆前来就诊。当时笔者病人较多，诊脉问病后就给她处方。药方开好后她说她想检查一下，笔者就给她作电子胃镜检查，结果发现食道中段有一息肉，活检报告为鳞状上皮增生，笔者即建议她行手术治疗。如果不检查，必然延误病情。③检查不到位给自己留下遗憾。某镇中学校长王某某，笔者先在该镇卫生院工作，他是笔者的老病人，因此很熟。有乙肝病史，笔者调县医院工作后，有一次他患腹泻，在当地某医生处治疗1个月无效，后到我院检查肝功，因为熟人关系，笔者给他开检查肝功Ⅰ号（不含蛋白，白/球比），想给他节省点钱，发现肝功能不正常，后作B超检查，又因气体多看不清楚，病情加重到地区医院住院治疗，诊断为"肝硬化"，不久死于门静脉高压，食道静脉破裂大吐血。有时候好心未必有好结果，如果当时给他查肝功Ⅱ号，就可以提前对病情作出诊断，不致造成遗憾。这种情况临床较为多见，要引起重视，否则反招怨恨甚至引发医疗纠纷。

中医也是医生，如果不会看检验报告、化验单，不会根据病情需要或者病人要求使用现代检测技术，这能算合格医生吗？

二、运用现代检查技术可以帮助诊断和提高疗效

傅某某，女，因病在当地镇医院某中医（成都中医学院毕业）处治疗1周无效，前来就诊。就诊时口渴饮水多，四肢无力，笔者即叫她去查血糖，结果是空腹血糖18.6mmol/L。笔者即用施今墨治糖尿病药对组方，黄芪、山药、生地、玄参等药加味治疗，并建议她加服优降糖片。1周后复查，血糖降至 8.3mmol/L，临床症状消除，病人很高兴。

三、用现代检查技术可以明确诊断以判断预后

中医的病名有不少是以症状命名的，如果结合现代检查就能作出准确诊断，并告知病人预后情况，使医生和病人都做到心中有数。如水肿病，如果检查小便有蛋白尿、红细胞就可以诊断为"肾小球肾炎"。这种病如果是急性期一般都能治愈，慢性则预后较差，蛋白尿不易消除，常反复发作，最终转为肾病综合征（尿毒症）。高血压和糖尿病往往都需要终身服药。现代检查确实能够帮助医生明确诊断。如李某某，男，76 岁。患胸骨后隐痛，纳差，口淡无味。笔者察色按脉后诊断为脾胃虚寒，用香砂六君子汤加味治疗。病人走后，在笔者处见习的学生感到不解，问笔者为何用香砂六君子汤。笔者说按中医辨证应属脾胃虚寒，故用该方。病人服上方 2 剂后又来复诊，病情好转，笔者又予原方，后病又反复，即给他查胃镜。胃镜发现其食道中下段有肿块阻塞，呈菜花状，胃镜不能通过，已是食道癌晚期。只好对病人隐瞒病情，将结果告之他家属。

四、运用现代检查技术可以医治"无病"之病

所谓"无病"之病，是指没有临床症状，但是通过现代仪器检测发现体内有病灶存在，故可以将它看作中医的"未病"。中医治未病有两层含义：一是未病先防。二是既病防变，将疾病消灭在初始萌芽阶段。在这里"没有病"是指：

没有临床症状，仪器检查却检出阳性体征或者各种仪器及检验结果均为阴性，但人体有各种各样不适感觉，称为亚健康状态的疾病。随着人们生活的改善和各种检查仪器的普及，现代人更加重视身体健康。有的人看见亲友突然去世，就到医院来检查自己有没有潜在的疾病；有的单位会每年组织职工做健康检查。中医历来就很重视治未病，认为"上工"才治未病。因为它没有临床症状，或者虽有临床症状，但没有阳性体征。因此，即使有病也是处于轻浅阶段，服药后也容易见效。借助现代检查，可以及早发现"未病"之病，从而将疾病消灭在初始萌芽阶段。

目前医药行业竞争激烈，而处于亚健康状态人群又不在少数，积极介入治疗亚健康病人，发挥中医药物毒副作用小和简、便、验、廉优势，将疾病消灭在轻浅阶段，防止轻病转成重病，保障人民群众健康。在医疗卫生改革中，中医可以发挥积极作用。比如：高脂血症、高血压病常没有临床症状，但一查就查出来了。对于高脂血症病人，你给他用中医中药治疗，同时配合节制饮食、油腻厚味，加强锻炼和减肥，综合治疗就把他血脂降下来了，病人还不高兴？还不相信中医？如果你仅凭中医四诊合参后就说他有病，齐桓侯能相信？他会说你才有病，脑壳有病，他身体棒得很。就犹如扁鹊望齐桓侯之色说他有病，桓侯不信。因为扁鹊拿不出依据，他能相信吗？就是你也不会信吧！

五、运用现代检查技术可以防范医疗纠纷

运用现代检查技术，还可以先期发现隐匿疾病，提前干预或告知病人最佳处理方案，以及预后情况如何，做到医患双方心中有数，尽量防范医疗纠纷。现在的病人可不像古代病人，医生说了算。现在的病人，随着法律知识和自我保护意识的增强，如果你没有给他做出明确的令人信服的诊断，治疗后病情加重了，再到西医那里或者是上级医院就诊，发现他的病已经到了晚期没有救了，他不找你告你才怪。病人会认为是你耽误了他的病情，就凭你以"三个指头"为代表的传统四诊说了不算数。我们现代中医不管从良心或自我保护角度讲，都不应该忽视现代检查技术。

六、运用现代检查技术也存在弊端

要使用现代检测技术，必须要在熟练掌握中医理论和中医诊疗技术，并且有较深厚功底的基础上，才能指导中医治疗，提高诊疗水平，否则反而容易出现下列问题。

1. 容易造成先入为主的思维误导，也就是说一看到检查报告，就容易根据报告用药，忘记了西医诊断与中医不一样，忘记了按中医思维辨证论治。如见到结石就用排石药，见到冠心病就用活血化瘀药，成为执方找病的"下工"。并且有的检查报告有可能不准确，反而起误导作用。如果按检查结果用药，必然导致诊断失误，更不要谈治疗效果了。按病制方，在临床实践中探求有效的专病专方专药也无不可。汉代医圣张仲景就有百合汤治百合病、甘麦大枣汤治脏躁的记载。当代著名中医邓铁涛教授受《医林改错》的启发，用葡萄糖粉局部外敷，治疗阴囊炎也收效甚捷。笔者在临床实践中总结创立益气活血清肝汤治疗乙肝，并以此为基础加味治疗肝硬化取得较好疗效，且未发现不良反应。世间万物五行相克，一物降一物，在不影响辨证论治的前提下，寻求有效专病专方专药大有可为。

2. 用进废退是事物发展的普遍规律，担心过多使用现代检测技术，可能会使传统中医诊法荒废也不是没有道理。如果在临床上凡病都作检查，照检查处方不但会对中医四诊方法越来越生疏，并且还可能加重病人负担，使整个用药脱离辨证论治。如见到"炎症"就用清热解毒中药，中医不像中医，西医不如西医，最终成为中医的"掘墓人"。而完全按照中医传统诊疗方法可以在失败中吸取教训，不断总结经验，使中医诊疗方法掌握得更加娴熟。

以上两点的确是中医人员使用现代检测技术的致命伤，难怪遭到中医界部分人士的强烈反对。现阶段能够正确使用中医思维诊病的真正中医越来越少了，全国仅存约3万人！如果在熟练掌握中医理念和诊治方法的基础上，吸收现代技术成果为我所用，无疑能够提高中医诊疗水平。所谓"纯中医"、"真正中医"的提法本来就不很恰当。务实和创新是人类生存和发展之根本，是永恒的主题，我们必须在务实中求生存，在创新中图发展。

最后，笔者之所以不厌其烦倡导中医要善于吸收现代检测技术成果，一是它实质上可以看作是中医望诊的延伸，使我们用肉眼看不到的一些病证可以通过现代检查技术显示出来，帮助诊断。二是中医界有很多同仁希望中医保持纯正，希望中医特色优势得到传承，因此他们更多的是看到中医使用现代检查带来的弊端。《史记·扁鹊仓公列传》中说："人之所病，病疾多；而医之所病，病道少。"后一句是说医生最担忧的是诊治疾病的方法太少。凡是有临床经验的医生大概都知道，有时候要对疾病作出准确的诊断相当困难，诊断的方法和手段真是越多越好。我们有什么理由将先进的检测技术弃而不用呢？

水能载舟亦能覆舟，关键看我们怎样去驾驭。只要你在临床工作中能坚持用中医思维诊病，适当借鉴现代检测技术，应该是利大于弊，有利于提高中医诊疗水平。

必须重视对医案的总结

重视医案的撰写总结，就是中医特色之一。医案又称病案，是中医临床医疗活动真实的书面记录，体现了中医理、法、方、药的具体运用，代表了医生的诊疗水平、实践经验及其技艺，具有重要的参考价值，可供借鉴。只有医案，才符合中医整体动态观，因为中医医案的记录更能反映医生的思维和技艺水平。虽然中医医案大多是个案，只反映某个医师的诊疗实践，但是放在整个华夏大地，乃至人类社会历史长河中，它又具有可重复性，因而不能仅仅看作个案，觉得其带有偶然因素，不能反映该方药的治疗效果。

曾几何时，直至现在，受现代医学影响，强调科研成果要有可重复性，要求用某方治某病至少要达到几十例甚至上百例病人，并且要设立对照组，认为只有经得起重复验证，才算有效。轻视中医医案（个案）报道，认为个案具有偶然性，可重复性差，不具科学价值。把疾病固定静止在某个阶段，忽视了疾病发生发展的动态时空关系，否定中医医案的科学价值，使中医同病异治、"三因"制宜等特色优势丧失殆尽。更有甚者，为了发表论文，弄虚作假，削足适履，胡编乱造，报道某方治愈某病几百例，证诸临床，全无效验。翻看现在的中医学杂志，这些弄虚作假的论文充斥版面。

中医医案总结理应得到重视，因为它更能体现中医特色优势，更真实，更能反映中医思维、经验及技艺，因而对中医临床更具有指导意义。所以，在尊重中医自身发展规律的今天，笔者呼吁要重视中医医案总结，回归中医诊病思维。

十多年前，笔者曾遇一病人，胡某，肠癌术后，遍求我县名医诊治无效，就治于余。四诊，该病人精瘦，唇红，干咳、痰少，口干不欲饮水，纳差，乏力，大便干结，舌红、苔白厚，脉细略数。印象是该病人属阴虚火旺之体（从体质学上考虑），干咳无痰口干不欲饮水、舌质红乃肺阴亏虚，乏力、苔白厚为脾虚挟湿。《温病条辨》的沙参麦冬汤正与该病合拍，即沙参麦冬汤加川贝 10g 冲细兑服，2 剂。服药后病人感觉明显好转，效不更方，仍用原方 2 剂。后来该病人非常感谢和相信笔者，凡有不适，均在我处服中药调理，前后共十余年，最后因患肺癌亡故。笔者体会是，对于该病的治疗，充分体现中医整体恒动观和"三因制宜"思想。查该患者以前服用处方，均为苡仁、白蔻、桃仁、红花、当归、丹参、白花蛇舌草、半枝莲之类。前医之所以治疗无效，其主要原因应该是受西医观点影响，认为该病人肠癌术后，湿浊、瘀血阻滞，宜化浊活血，兼抗肿瘤，因此采用中医化浊活血，加中药抗肿瘤治疗，忽视了中医整体观和辨证论治。从中医脏腑相关理论讲，肺与大肠相表里，治肺即是治大肠。笔者对该病人的辨证，结合了中医体质学说，并且抓住了当前主要矛盾为肺阴亏虚，用药有效，就说明辨证是准确的。由于个体差异，像这样的病人，医生一辈子也难遇到几例，如果硬是要总结用某方治某病几十例，除非造假。

而且沙参麦冬汤是清代吴鞠通《温病条辨》治阴虚肺燥咳嗽方，该方当时在临床上就应该很有效，几百年后仍然有效，难道说还经不起重复验证？古往今来，华夏大地，东南西北，运用该方治愈的肺阴虚咳嗽病人还少吗？

诚然，如果要生产为成品药还必须"小白鼠点头"，人体实验不算数，更何况这种治疗没有几百例报道，也没有设对照组随机分组治疗。这样就得不到西医承认，拿不到药物批准文号。不管怎样，我们大可不必去管它。我们需要做的是，必须加快中医疗效评价标准的制定，提高中医诊疗水平，加快中医发展步伐，要重视医案总结，因为那才是中医自身发展规律，才能体现中医整体恒动观和时空观。通过对医案的撰写和学习，回归中医诊病思维。临床上只有用中医思维诊病才能提高疗效，才能让病人满意，才能为人类健康做出贡献，才是中医药事业发展和振兴的关键与目标所在。

回归个体化诊疗　有利提高疗效

据健康报《中医周刊》4月27日报道，由中国工程院医药卫生学部主办、北京中医药大学、中华中医药学会承办的"2011年健康医学与个体化诊疗研讨会"在北京召开。这使我看到了中医药发展理性回归的曙光。

中医历来重视个体化诊疗，因为个体化诊疗反映了疾病的本质和规律，是战胜疾病最有效的先进诊治技术和方法。正如北京中医药大学教授王琦所说，个体化诊疗是基于以人为本、因人制宜的思想，充分注重人的个体差异性，进行个体医疗设计，采取优化的、有针对性的治疗干预措施，使之更具有有效性与安全性。中医治疗疾病只有通过个体化诊疗，辨证调治，才能使诊断和用药更加符合每位患者在不同阶段的不同病情，有更强的针对性，更加有利于提高诊疗效果和疾病的康复。

笔者认为，中医标准化建设的提出是因为受现代医学模式的影响。为了让中医得到现代医学的认同，希望中医能够尽快与国际接轨，让中医药走向世界。中医标准化违背了中医个体化诊疗规律，是削足适履的表现，不利于中医诊疗技术水平的提高。同时所谓中医标准化，也就是相当于中医科学化，其愿望和出发点固然好，但是违背了中医对疾病的认识和诊疗疾病的客观规律，必然也不利于提高中医诊疗水平和治疗效果，所以中医标准化实际上很难推广。

大凡有临床经验的中医师都知道，我们每天接诊的每一位病人用药都不一样，即使同一位病人，前次用药与这次用药、用量也不相同。这样看似不规范、无章可循，实际上更加贴近实际病情，临床诊疗效果反而更好。这正是由于每一个人都是不同的个体，所处的地理环境和气候各不相同，年龄大小、身体强弱、致病因素和病邪强弱也不完全一致，所以，中医诊治疾病强调"三因制宜"，这是中医千古不逾的规律。遵循它就能提高疗效，违背它必然导致疗效下滑。所以，中医诊疗疾病运用标准化方法应对变化莫测的疾病无异于刻舟求剑。

笔者认为，中医顶级专家研讨个体化诊疗是一个信号，意义重大。这是因为中医人通过探索，发现中医标准化进程受阻，从而认识到此路不通，进而在不断寻求新的着力点。最终中医人认识到，要想提高中医诊疗水平，必须另辟蹊径，必须回归中医，按照中医诊疗规律办事，重视中医独特的个体化诊疗方式，才能提高中医疗效。

第三章　经验介绍

胃脘痛的辨证论治思路

一、辨证思路

对胃脘痛的辨证治疗，笔者认为首先应区分是胃痛病还是胃痛证。所谓胃痛病，是指胃脘部疼痛日久，反复发作，迁延不愈，或素有胃痛，为情志、饮食等因素诱发或加重。这种病病程长，病情复杂，治疗起来比较困难。所谓胃痛证，是由感受寒邪，或过食生冷，胃中阳气不得宣通；或暴饮暴食，食用不易消化食物，饮食积滞不化，引起胃脘部突然出现疼痛。胃痛证起病急骤，病程短，治疗起来比较容易。其次，对胃痛病的治疗，根据多年的临证经验和引起胃痛的主要原因是情志因素、饮食失调，以及胃的生理特征和脏腑之间的相互关系，即胃为多气多血之腑，胃主受纳，肝主疏泄，肝气极易犯胃等，笔者在对胃痛病的辨证时，首重气血。也就是说，治疗胃痛病，首先辨别是气滞或是血瘀，是虚寒或是郁热。另外，也有寒热互结胃脘而痛者，或素体阴虚，或胃痛日久，郁热伤阴，或过食辛辣，或肝胃郁热，灼伤胃阴，胃络失养，发为阴虚胃痛的，以上各型均可因寒邪或饮食诱发。此外，在胃痛病的辨证时，还应结合胃痛的时间、性质、疼痛的程度、缓解措施、牵涉区域、病人的喜恶、嗳腐吞酸以及便黑等情况进行分析（胃镜或胃肠钡餐对本病的诊断也有一定参考价值）。这些对于我们辨别胃痛病的性质和指导临证用药均有重要价值。

二、证治方药

1. 胃痛病

（1）肝胃不和

主症：胃脘胀痛，牵引两胁，嗳气泛酸。噫气或矢气后胀痛稍减，胀痛每因情绪变化而增减。舌苔薄白，脉弦。

治法：疏肝降气，和胃止痛。

方药：柴芍枳甘汤合小陷胸汤加佛手、柿蒂。

柴胡 15g，白芍 20g，枳壳 15g，瓜蒌 15g，黄连 6g，佛手 15g，柿蒂 20g，甘草 10g。

若气郁化火，症见胃脘灼热疼痛，心烦易怒，口干苦，舌质红、苔黄，脉弦数。上方去半夏、党参加栀子 15g，丹皮 12g。

（2）胃络瘀阻

主症：胃痛日久，痛处固定不移，痛如针刺，疼痛拒按，食则痛剧。或有吐血便黑，口干不欲饮，舌质暗红，或有瘀斑，脉涩。

治法：活血化瘀，通络止痛。

方药：桃红四物汤去川芎加枳壳、玄胡、丹参。

生地 30g，赤芍 20g，当归 15g，桃仁 15g，红花 12g，枳壳 15g，玄胡 20g，丹参 30g。

（3）脾胃虚寒

主症：胃中隐痛，喜温喜按，饮食量少，食后胃脘作胀；或有泛吐清水，肢倦乏力，四肢不温，大便溏泻。舌质淡、苔薄白，脉细缓无力。

治法：益气温胃，散寒止痛。

方药：香砂六君子汤加山楂、神曲。

党参 15g，白术 20g，茯苓 20g，法半夏 12g，陈皮 15g，木香 12g，砂仁（后下）10g，炙甘草 10g，山楂 20g，神曲 15g。

（4）寒热互结

主症：胃脘胀满疼痛，经久不愈，恶心欲吐，口干或苦，大便稀溏，一日数次。苔白厚或黄腻，脉弦数。

治法：清热散寒，行气止痛。

方药：半夏泻心汤加柴胡、枳壳、白芍、玄胡。

法半夏 12g，黄芩 12g，黄连 10g，干姜 12g，党参 15g，大枣 15g，柴胡 15g，枳壳 15g，白芍 20g，玄胡 20g，甘草 10g。

（5）胃阴亏虚

主症：胃痛日久，疼痛不剧。烦热似饥，口燥咽干，大便干结。舌红少苔，脉细数。

治法：滋阴清热，益胃止痛。

方药：一贯煎合百合汤加丹参。

北沙参 20g，麦冬 15g，生地 30g，当归 10g，枸杞 12g，炒川楝子 20g，百合 30g，台乌 10g，丹参 20g。

上述各证型均可因寒邪或饮食因素诱发，治疗宜在以上处方基础上加味治疗。如因寒邪诱发加高良姜、桂枝；若为饮食诱发加山楂、神曲、麦芽、莱菔子。

2. 胃痛证

（1）寒邪客胃

主症：胃痛暴作，胃中冷痛，恶寒喜温，得热痛减，口和不渴，或有恶寒头痛。舌苔白，脉浮紧。

治法：温胃散寒止痛。

方药：良附丸加紫苏、陈皮、木香、桂枝。

良姜15g，香附20g，紫苏15g，陈皮15g，木香12g，桂枝12g。

三、结语

以上是笔者根据多年临床经验探索总结出来的，对胃脘痛行之有效的辨证论治规律，有执简驭繁作用。这种方法既有理论依据，又突出重点，对临床实践具有指导意义，常能收到较好的疗效。之所以将胃脘痛分为胃痛病和胃痛证，是由胃脘痛一病内在规律所决定的。正如将咳嗽分外感咳嗽和内伤咳嗽，水肿分阳水、阴水一样。其一，致病因素不同。胃痛病与情志因素和长期饮食不能定时定量关系密切；胃痛证由饮食生冷或暴饮暴食，饮食过量引起。其二，发病机理不同。胃痛病病程长，病情复杂，治疗起来比较困难，虽然也可以由寒邪或饮食因素诱发，但绝非单纯使用良附丸、保和丸之类即能治愈。胃痛证起病急骤，病程短，病因单纯，容易治愈。其三，治疗方法不同。治疗胃痛病要辨证与辨病相结合，治本和治标相结合；治疗胃痛证，直接针对发病原因，对症治疗即可。

最后应该注意的是，对胃病的治疗不能只重视药物，因为情志和饮食既是形成胃病的原因又是诱发胃病的诱因。要嘱咐病人忌酒、辛辣、甜、酸、生冷及不消化食物，避免对胃的不良刺激，才有助于胃病康复。

腰痛诊治心法

腰痛是以腰部一侧或两侧发生疼痛，痛引腰脊为主症的一类病证，可由多种疾病引起。俗话说："病人腰痛，医生头痛。"说明治疗腰痛的难度较大，非潜心研究，长期从事临床诊疗实践者，不能掌握其要领。笔者通过长期临床实践，并参阅大量文献资料，总结出两条诊治心法，供医界同仁参考：①要彻底跳出古人"腰痛以肾虚为本"的窠臼，突破传统思维模式，心存"腰痛不止于肾"新观念。②要提高腰痛治疗效果，首先必须熟练掌握腰痛一病的理、法、方、药及整个辨证体系。笔者体会以经络受邪、气滞血瘀、肾精亏损为纲辨治腰痛，最为简捷有效。

由于中医腰痛病是以腰痛为主症，所以多种疾病均可导致腰痛。随着现代医学及其检测仪器的普及，对于中医临床来说，不管你有意识无意识，愿意还是不愿意，很多病证借助现代医学检测技术，已经成为不争的事实。临床上，如何正确对待和处理好"病"和"证"的辨证关系，直接影响到临床治疗效果。以肾石病为例：患者多以腰部绞痛或胀痛就诊，医生首先要考虑是否为结石引起？小便情况如何？并进一步查尿常规，以及作 B 超检查或尿路平片，确诊为肾石病后采取排石疗法或辨证用药；或在排石基础上结合辨证，或在辨证基础上选加排石药，临床颇费斟酌，且疗效难以定论。根据本人临证经验，新病体实可采取排石疗法，久病体虚宜采用中医辨证治疗酌加排石药效果较好。

由于腰部结构复杂，故腰痛病包括肾脏、腰肌、脊椎、女性生殖器官等病变在内。如西医的肾盂肾炎、肾小球肾炎、肾石病、腰肌劳损、增生性脊柱炎、椎间盘突出症、盆腔炎、慢性子宫内膜炎等，均能引起腰痛。

腰为肾之府，是足少阴肾经、足太阳膀胱经必经之道，又是督脉起源，带脉环绕之处。故其病因病机有：①凡风湿、寒湿、湿热之邪入侵腰部，经络受邪，阻滞不通均能引起腰痛。②情志不舒，郁怒伤肝，肝气郁结，气滞腰部或由跌仆闪挫，损伤腰络，瘀血阻滞发为腰痛。③素禀不足，或房劳过度，或年老肾衰，腰络失养，腰痛乃作。

在解剖结构上，腰部主要由腰椎、椎间盘、骶椎和尾椎、前纵韧带、后纵韧带、背阔肌、下后锯肌、骶棘肌及腰大肌组成。腰部前方有两肾及输尿管，前下方为盆腔，内有膀胱。男性有前列腺、睾丸、输精管、尿道，女性有子宫、卵巢、输卵管、尿道。以上组织器官发生病变均可引起腰痛。

一、辨证论治述要

1. 经络受邪

（1）湿热腰痛

主症：腰髋疼痛，痛处觉热，烦热口渴，小便黄赤。舌苔黄腻，脉濡数。

治法：清热除湿，通络止痛。

方药：四妙散加秦艽、姜黄、海桐皮。

苍术15g，黄柏15g，川牛膝20g，苡仁30g，秦艽20g，姜黄12g，海桐皮20g。

（2）寒湿腰痛

主症：腰部冷痛沉重，转侧不利，逐渐加重，遇阴雨天或气候寒冷则疼痛加剧。舌苔白腻，脉沉迟。

治法：散寒除湿，温经通络。

方药：五积散加减。

法半夏 12g，茯苓 20g，苍术 15g，白术 20g，赤芍 15g，川芎 12g，当归 12g，桂枝 12g，干姜 15g，麻黄 10g，甘草 6g，狗脊 20g。

（3）风湿腰痛

主症：腰背拘急，酸重疼痛，活动不便，或牵引腿足。苔薄白腻，脉浮涩。

治法：祛风除湿，温经通络。

方药：独活寄生汤加减。

独活 20g，寄生 20g，秦艽 15g，防风 20g，川芎 12g，当归 15g，生地 30g，赤芍 15g，桂枝 15g，茯苓 20g，杜仲 15g，川牛膝 20g。

2. 气滞血瘀

（1）气滞腰痛

主症：腰部胀痛，痛引两胁，或胁腹胀满。少腹胀痛，矢气稍减。舌质淡红、苔薄白，脉弦。

治法：疏肝理气，通经止痛。

方药：柴胡疏肝散加小茴、续断、木香。

柴胡 15g，枳壳 15g，白芍 20g，香附 20g，川芎 12g，甘草 12g，小茴 12g，续断 20g，木香 12g。

（2）血瘀腰痛

主症：腰部刺痛，痛有定处，痛处拒按。轻则俯仰不便，重则不能转侧，日轻夜重。舌质紫暗，脉涩。

治法：活血祛瘀，行气止痛。

方药：身痛逐瘀汤加续断、土鳖。

桃仁 12g，红花 10g，川芎 12g，秦艽 15g，姜活 12g，川牛膝 20g，地龙 10g，当归 15g，五灵脂 10g，没药 10g，香附 20g，甘草 10g，续断 20g，土鳖 12g。

（3）肾精亏损（肾虚腰痛）

主症：腰痛酸软，喜揉喜按，腿膝无力，不能远行久立。劳则更甚，卧则减轻，反复发作。伴头昏耳鸣，尿后余沥不尽。舌质淡，脉沉细无力。

治法：补肾填精，强精壮骨。

方药：大补元煎加怀牛膝、桑寄生。

山药 20g，熟地 30g，枣皮 15g，杜仲 15g，枸杞 15g，当归 12g，党参 15g，炙甘草 10g，怀牛膝 20g，桑寄生 20g。

肾虚腰痛又分肾阳虚和肾阴虚两型：若肾阳虚，兼见面白，手足不温，少腹拘急，小便清长，夜尿多，舌质淡，脉沉弱，方用右归丸去鹿角胶加淫羊藿、怀牛膝。若肾阴虚，兼见面色潮红，心烦失眠，口燥咽干，手足心热，小便短黄，大便干结，舌红少苔，脉弦细数，方用六味地黄汤加杜仲、桑寄生、石斛、龟板。

二、相关疾病举要

1. 增生性脊椎炎。腰脊疼痛，迁延不愈，或伴有下肢一侧疼痛。腰椎 X 线片示：椎体边缘和关节突、关节边缘骨质增生、硬化等。治疗以补肾活血为主。

2. 强直性脊椎炎。以腰背持续疼痛、发僵超过 3 月，休息不减，脊椎活动明显受限为特征。腰部 X 线片示：双侧骶髂关系具有典型 X 线征象的变化。

3. 肾盂肾炎。急性肾盂肾炎尿路症状缓解后，或慢性肾盂肾炎以腰痛为主症。表现为腰痛时作，时轻时重，尿路刺痛症状不显著。尿常规可见程度不一的白细胞、脓细胞、红细胞等。治宜滋阴解毒，利尿通淋。

4. 尿路结石。腰痛如绞，痛引少腹，连及外阴，尿中带血，或尿时中断。小便常规有红细胞，B 超或尿路平片可见结石。治宜清热利尿，解痉排石。

5. 急性子宫颈炎。腰痛，下腹部不适，带下量多，呈白色黏稠，或黄绿色脓性。治宜清热解毒，除湿止带。

6. 慢性子宫内膜炎。腰骶部酸痛，腹部坠胀痛，白带增多，稀薄如水。治宜健脾温阳除湿。

此外，西医的结核性或化脓性脊柱炎、肾炎、肾结核、肾下垂、肾积水、急性胰腺炎、穿透性溃疡、胆囊炎、胆石症、子宫后倾后屈、慢性附件炎、慢性前列腺炎等，均可以出现腰痛，应予注意。

三、病案举例

例 1 向某某，男，32 岁，2001 年 8 月 24 日初诊。主诉：腰部右侧胀痛 3 月。患者于 2 年前腰部曾被扭伤，3 个月前出现腰部右侧胀痛，向右下肢放射，曾服跌打丸、六味地黄丸等未见好转，前来就诊。现症见：右侧腰部呈持续性胀痛，游走不定，夜间尤甚，并向髋部及右下肢放射，右脚屈伸不利。X 片显示：①腰椎未见骨折，各椎体关系正常。②右髋关节关系正常。舌质红、苔薄白、脉弦。

证属肝气郁滞，腰络不通，筋脉拘急。治宜疏肝理气，通经活络，缓急止痛。

处方：柴胡 15g，香附 20g，枳壳 15g，当归 15g，白芍 50g，川芎 12g，玄胡 20g，木瓜 20g，川牛膝 30g，秦艽 20g，威灵仙 30g，伸筋草 30g，甘草 20g。2 日 1 剂，3 剂。

8 月 31 日复诊，服上方后，腰部胀痛减轻，右脚已能屈伸，右侧腰部仍呈游走性疼痛。效不更方，仍用上方加木香 12g，4 剂而愈。

患者于 2 年后因搬家用力劳累病情复发，CT 示：第 4、5 腰椎椎间盘向右侧膨出，仍用上方配合牵引理疗。治疗月余而愈，至今未见复发。

例2 文某某，女，23 岁，1999 年 2 月 23 日初诊。患者于 2 年前出现腰部胀痛，经中、西医治疗效果不明显，近日腰痛加重前来就诊。现症见：腰部两侧胀痛，情志抑郁，食少肢倦，月经正常，无带下，舌质淡，舌苔薄白，脉弦细。

证属肝郁脾虚，气机不畅，腰络阻滞。治以疏肝理气，健脾通络。

处方：柴胡 15g，白芍 20g，当归 15g，白术 20g，茯苓 20g，薄荷 10g（后下），香附 20g，玄胡 20g，杜仲 15g，怀牛膝 20g，续断 20g，麦芽 30g，益母草 30g，4 剂。

3 月 13 日复诊，服上方后腰部胀痛略减，食少肢倦，仍用上方加理气活血药增强疗效。上方加枳壳 15g、大腹皮 15g、陈皮 15g、木香 12g、川芎 12g、赤芍 20g、丹参 30g、川楝 20g，2 剂。

3 月 20 日来诊，服上方后腰痛大减，饮食量增，仍用上方 2 剂巩固疗效。

同年 5 月 31 日，患者因咽炎前来诊治，告知腰痛已愈，随访半年至今未见复发。

四逆散的临证应用

四逆散出自《伤寒论》第 318 条："少阴病，四逆，其人或咳，或悸，或小便不利，或腹中痛，或泄利下重者，四逆散主之。"四逆散方由甘草（炙）、枳实（破，水渍，炙干）、柴胡、芍药组成。现代多宗吴琨"少阴病四逆者，此方主之。此阳邪传至少阴，里有热结，则阳气不能交接于四末，故四逆不温耳"及《医宗金鉴》"此本肝胆之剂，而少阴用之者，为水木同源也"之说，而主治阳气郁结于里之"热厥证"。

笔者认为以上认识均有牵强附会之嫌，实质上四逆散为疏肝理气止痛良方。《伤寒杂病论义疏》将其列入少阳篇，谓："少阳病气上逆，令胁下痛，痛甚则呕逆，此为肝胆不降也，柴胡、芍药、枳实、甘草汤主之。"笔者认为这条方证比"少阴病四逆"、"热厥证"更符合临床实际。在临床上使用四逆散多年，至今尚未遇见里有热结而出现四肢厥冷者。真正因里热炽盛引起的四肢厥冷，则可用白虎汤主之，腑实则用大承气汤。以药测证，疏肝理气实为四逆散之主要功效。据此，应更名为柴芍枳甘汤更为贴切。

笔者在临床上用柴芍枳甘汤时，常用枳壳易枳实，因柴芍枳甘汤多用于肝胃气滞、胀满疼痛之症，这类病证多为内伤杂病，特别以妇女为多见，因其病体多弱之故。枳实性重，主沉降下行消坚，多用于新病体实之人，不宜久服。枳壳性和缓，主升，多用于久病体弱之人，可以常服。其剂量为柴胡、枳壳各15g，白芍20g，甘草10g。方中柴胡疏肝解郁为君，枳壳理气宽中为臣，白芍、甘草柔肝缓急止痛为佐使。以该方加味广泛用于肝胆、胃肠气滞疼痛，疗效显著。胁胀痛者加香附、木香、延胡索、川芎；有热加郁金、丹皮、栀子；胸痛者加瓜壳、郁金、延胡索；胃脘胀痛、干呕、呃逆者合小陷胸汤，胃脘痞满疼痛者合半夏泻心汤，肝郁脾虚、胃脘胀痛者合香砂六君子汤；黄疸加茵陈、栀子、大黄、板蓝根、郁金、山楂、麦芽；腹痛腹泻者合痛泻要方；妇女水肿、小便不利者加白术、香附、泽泻、桂枝、益母草；腰胀痛者加香附、木香、续断、小茴香；阳痿加川牛膝、蛇床子、淫羊藿、丹参、当归、香附、小茴香、蜈蚣。另外，胆囊炎加虎杖、郁金、木香、山楂、麦芽；胆石症加金钱草、鸡内金、虎杖、郁金、大黄；胰腺炎加大黄、半夏、黄芩、木香；胆道蛔虫加川楝、乌梅、蜀椒；阑尾炎加黄柏、丹皮、桃仁、苡仁、大黄。

病案举例

例1 唐某，女，67岁，2000年5月3日初诊。患者上腹部隐痛3年，胃镜示：慢性浅表性胃窦炎。服用吗丁啉、颠茄片、丽珠得乐等无明显疗效。刻诊：上腹部隐痛，喜按，时有呃逆，食谷不香，纳少，四肢倦怠，气短懒言，大便溏泄，日2~3次，口干喜热饮，舌质淡、苔薄白微腻，脉弦。证属脾虚肝郁，治宜健脾益气、舒肝和胃。处方：党参、柴胡、枳壳各15g，白术、茯苓、白芍各20g，陈皮12g，半夏、木香、砂仁（后下）、甘草各10g，黄连6g，2日1剂。以水1500mL，煎取500mL，煎2次，每日分3次服。6剂后，腹痛减轻，饮食增加，呃逆已除。仍用前方去黄连加丹参15g，再服4剂，腹已不痛，大便正常。予香砂六君子汤善后，服10余剂。随访半年，未见复发。

例2 杨某，男，37岁，2001年8月24日初诊。患者胃脘部阵发性隐痛半年余，曾服用胃舒平、胃必治、阿莫西林胶囊等疗效欠佳。胃镜示：慢性浅表性胃炎，十二指肠球炎。现症：上腹部胀满隐痛，阵发性发作，呃逆，饥饿时疼痛更甚，大便结，口干苦，舌质红、苔黄，脉弦数。证属肝气犯胃、肝胃郁热，治宜疏肝理气、清热和胃。处方：柴胡、枳壳、瓜壳各15g，白芍30g，半夏、木香各12g，延胡索20g，黄连、甘草各10g。煎服法同例1。4剂后胀痛、呃逆缓减，仍用上方加乌贼骨15g，6剂，诸症消失。嘱其禁食辛辣、酒，甜酸、生冷、硬食，随访至今未复发。

小柴胡汤加味治疗定时疼痛

疼痛病证临床较为常见，然而其中有少数病人，疼痛每日定时发作，时过自然消除，治疗比较棘手。笔者长期从事中医临床工作，受仲景小柴胡汤治疗疟疾恶寒发热、定时发作启示，运用本方加减治疗定时性疼痛，疗效满意，现报道如下。

一、定时头痛

曾某，男，39岁，1999年3月12日初诊。头痛5年，加重1年。患者于5年前即出现右侧眉棱骨疼痛，牵引颞部胀痛，每天上午9点~12点定时发病，之后症状自然消失，经多方求治罔效。现在右侧眉棱骨疼痛，牵引右颞胀痛，定时发作。舌质红、苔薄白，脉弦。证属风邪郁阻少阳，肝经不利。治宜和解少阳、祛风止痛，予小柴胡汤加减：柴胡、川芎各20g，黄芩、羌活、防风各15g，半夏12g。2剂，水煎服，2日1剂。3月17日复诊，服上方2剂后疼痛减轻，仍用原方加白蒺藜20g，再服4剂而愈。随访1年未见复发。

【按】病人眉棱骨疼痛，牵引颞部定时而发，乃风邪郁阻少阳，袭扰肝经所致。风性轻扬升散，邪入少阳，循经上窜，厥阴肝脉不利，故眉棱骨疼痛连颞。予小柴胡汤去党参和解少阳，加入川芎、羌活、防风祛散肝经风邪，通经止痛。川芎上行巅顶，为祛风止痛之要药；羌活气雄善走，祛风散寒，能条达肢体，通畅血脉；防风为风药之润剂，善祛风止痛。诸药合用直达病所，切中病机，故顽疾能愈。

二、定时牙痛

陈某，男，72岁，2000年8月17日初诊。患者3天前突然出现右侧下齿疼痛松动。每晚均于23点~24点发作，持续时间约1小时，下牙疼痛好转继而上牙又痛，并连及右侧颞部。舌质红、苔薄白，脉弦细。病属肾虚之体，风邪入侵少阳，枢机不利，肾虚火浮所致。方用小柴胡汤加减：柴胡、白蒺藜、大枣各20g，党参、黄芩、川芎各15g，骨碎补30g，甘草10g，半夏12g。2剂，水煎服，2日1剂。二诊，服上方2剂后牙痛即止，但1周后又出现牙痛，且疼痛较以前为甚，并伴双下肢浮肿。仍用原方加地骨皮、白芷、大腹皮、茯苓各20g，泽泻30g，肉桂6g，水煎服。外用白芷、夏枯草各30g，细辛15g，地骨皮、香附各20g，煎水含漱。复诊，服药2剂后牙已不痛，水肿亦消。仍予小柴胡汤加骨碎补、白蒺藜、地骨皮、肉桂2剂，巩固疗效。

【按】肾主骨，齿为骨之余，牙齿松动疼痛，痛有定时乃邪入少阳，枢机不利，肾虚火浮所致，故用小柴胡汤和解少阳，疏利气机，加白蒺藜、川芎祛风活血止痛，重用骨碎补，补肾固齿止痛。病人服药后牙痛即止，停药后病又反复，并出现水肿。效不更方，故仍用原方加地骨皮清虚热；肉桂引火归源；大腹皮、泽泻、茯苓利水消肿，配合中药含漱，表里同治，增强止痛之力。药证合拍，故能取得较好疗效。

三、定时腰痛

邓某，女，37岁，2000年9月13日初诊。患者于3年前晨起即出现腰部两侧胀痛，且于每天清晨6点~7点定时发作，活动后消失，经医治效果不明显。现于每日早晨定时出现腰部两侧胀痛，口渴，舌质红、苔薄白，脉弦涩。证属少阳枢机不利，肝经气滞血瘀。治宜和解少阳，疏肝活血。予小柴胡汤加味：柴胡、香附、玄胡、大枣、甘草各20g，黄芩、党参、当归各15g，半夏、木香、川芎各12g，丹参30g，白芍50g，生姜为引。2剂，水煎服，2日1剂。复诊，服上方后腰痛好转，略感风寒，伴有鼻塞、喷嚏，仍用原方加苍耳子、荆芥各15g。水煎服，2剂而愈。

【按】病人腰部胀痛，每于晨起定时而发，活动后消失为少阳枢机不利，肝经气滞血瘀，腰部经络阻滞不通，故痛；活动后气血通畅，疼痛消失。以小柴胡汤为主和解少阳，加香附、木香疏肝理气；当归、玄胡、川芎活血通经，重用丹参、白芍、甘草养血活血，柔肝止痛。诸药合用，少阳枢机通利，气血调和通畅，故腰痛止矣。

五苓散的临床运用

五苓散方出自《伤寒论》，仲景运用此方主要治疗外有表证、水湿内停之证，如：头痛发热，烦渴饮水；或水入即吐，小便不利，水肿身重等。该方具有利水健脾、通阳化气功效。笔者根据古人"治湿不利小便，非其治也"理论，用五苓散改汤剂治疗湿邪困阻中焦所致的多种病证，常能收到较好疗效。现将临床运用点滴体会介绍于下，供同道参考。

一、黄疸验案（阳黄，湿重于热型）

张某某，男，32岁，农民。2001年3月24日初诊。患腹泻，纳差，四肢倦怠无力3天。患者于3天前出现四肢倦怠无力，纳差，厌油，腹泻，大便清稀，日3~4次。现症：面黄，色泽鲜明，巩膜发黄，纳差，肢倦乏力，大便清稀，日3~4次，小便色黄如茶叶水，量少。舌红、苔白厚，脉濡数。查肝功：TBIL 36.2μmol/L，DBIL 12.4μmol/L，ALT 232IU/L，AST 163IU/L，ALP 112IU/L，甲肝IgM抗体阳性。

诊断：黄疸（阳黄，湿重于热型）。甲型肝炎（西医）。证属湿热阻滞中焦，熏蒸肝胆。

治疗：利湿健脾，清热退黄。

处方：五苓散加虎杖、茵陈。白术20g，泽泻25g，茯苓20g，猪苓15g，桂枝10g，虎杖20g，茵陈30g。2剂。每剂取水4000mL，分2次煎，取汁约1200mL，分6次服，1日3次。

3月28日复诊，服上方后症状略减轻。效不更方，仍综前方，前后服药 14 剂，历时近 1 月，肝功能恢复正常，甲肝 IgM 抗体转阴，病得痊愈。

【按】黄疸一病，主要包括西医的病毒性肝炎、肝硬化、溶血性黄疸、胆石症等疾病。中医将黄疸分为阳黄、阴黄、急黄三类。其中阳黄又分为热重于湿、湿重于热、湿热兼表三型。而临床所见甲型肝炎多以热重于湿为主，常用茵陈汤加味治疗。余从事中医临床工作 20 多年，用茵陈汤加减治愈甲型肝炎数百例，湿重于热型典型病例仅此 1 例，并用五苓散加味治愈。该病辨证要点为：大便清稀，1 日 3~4 次，兼有面色、巩膜发黄，小便量少色黄如茶叶水，纳差，厌油腻，肢倦乏力。热重于湿证多大便干结或正常，没有大便清稀 1 日数次的。据此参合舌、脉，诊断为黄疸，湿重于热型。用五苓散加味以利湿清热，使湿毒从小便排除。治疗近 1 月，小便利，黄疸退，腹泻止，肝功能恢复正常，病得痊愈。

二、泄泻验案（暴泻，寒湿泄泻型）

刘某某，女，50 岁，2005 年 7 月 3 日初诊。患者素有胃痛病史（胃镜示：慢性浅表性胃窦炎）。患腹泻 2 天，前来就诊。患者于 2 天前因吃粽子后出现腹泻。现症：大便清稀如水，1 日 5~6 次，上腹胀满隐痛，小便量少，舌质红、苔白，口干微苦，脉濡缓。

证属：湿浊阻滞中焦，清浊相干（清阳不升，浊阴上泛），水走肠道，发为泄泻。

治宜：利湿止泻，健脾行气。

方用：五苓散加苍术、厚朴、麦芽、甘草。

处方：白术 20g，茯苓 20g，泽泻 25g，猪苓 12g，桂枝

10g，麦芽 30g，苍术 15g，厚朴 15g，甘草 6g，2 剂。2 日 1 剂，煎服法同前案。

7 月 7 日复诊，服上方后病情缓解，大便日 3~4 次，仍清稀如水。效不更方，仍用上方加前仁 20g，增加疗效。服药 8 剂告愈。

【按】《内经》云："湿胜则濡泻"，"清气在下则生飧泄，浊气在上则生䐜胀"。该病发于盛夏湿胜之季，湿浊内盛，困阻中焦，清阳不升反陷，浊阴之气上逆阻胃，小肠失其分清泌浊功能，水走肠道。故在上为胃脘胀满隐痛，在下则为大便清稀如水，小便反少。故选用利湿健脾之五苓散为主，利小便以实大便，更加苍术、厚朴、麦芽，燥湿行气除胀满，使水湿之邪从膀胱而出，清升浊降，泄泻乃止。

三、舌苔白厚腻验案

刘某某，男，52 岁，教师。于 2002 年 6 月 5 日初诊。患者舌苔白厚腻 10 余天，深为所苦，医治无效前来就诊。查以前服药方药为平胃散，藿香、佩兰、白蔻之类。现症：舌质淡红，舌苔白厚而腻，大便不解 3 天，腹胀不适，纳差，小便量少，口黏腻，脉濡。

证属：湿浊阻滞中焦，气化不利。

治宜：利水化湿，健脾通阳。

方用：五苓散加槟片。

处方：白术 50g，茯苓 20g，泽泻 30g，猪苓 15g，桂枝 12g，槟片 12g。2 剂。每 2 日 1 剂，煎服法如前案。

6 月 10 日复诊，服上方后，大便已解，腹胀减轻，仍以原方去槟片加石菖蒲 15g，3 剂。前后共服 10 剂，舌苔变薄，诸症悉除。

【按】古人云："治湿不利小便，非其治也。"湿浊内盛所致舌苔白厚腻，临床多用芳香化浊法，常能收到较好疗效。该病以舌苔白厚腻为主症，用芳香化浊、燥湿法无效。改用利水化湿、健脾通阳之五苓散，使湿有去路，从膀胱小便而出，白厚腻苔得化。深感仲景治湿利小便法，来源于实践，经得起实践检验，千古不易。

失笑散祛瘀止痛，擅治心腹诸痛

关于中医方剂"失笑散"的名称来历还有一段传奇来历。

相传北宋开宝年间，京郊钱员外的独生女儿出嫁，花轿临门，小姐突发痛经，腹痛如绞，表情痛苦，钱员外无计可施，一筹莫展，一家人慌得六神无主。正在这时，恰有一蔡姓郎中路过，称有妙药可治。

只见蔡郎中从葫芦里倒出一匙黄褐色的药粉，嘱取半碗香醋调匀服用。约摸半个时辰，小姐腹痛即止，转身进屋更衣去了。钱员外拜谢郎中并询问说："蔡先生用的是什么药，竟然如此灵验"？郎中看到一人有病，全家不乐，触境生情，灵机一动，于是回答说："此药可令失笑者转笑，就叫失笑散吧！"于是，失笑散方剂名就流传开来了。

失笑散出自宋《太平圣惠和剂局方》，由蒲黄10g（炒香）、五灵脂10g（酒研，淘去砂土）组成。水煎加黄酒或白醋兑服，1日1剂，分三次空腹服。

本方具有活血祛瘀、散结止痛的功效。常用于治疗瘀血阻滞，胸腹刺痛，或产后恶露不行，或月经不调，出血量多，少腹急痛等症。

失笑散方药仅两味，力专效宏，擅治心腹诸痛，所以一用至今。

临床可用于治疗痛经、冠心病、高脂血症、宫外孕、慢性胃炎等属瘀血停滞者。

孕妇禁用，脾胃虚弱及妇女月经期慎用。

缩泉丸加味临床运用

夜尿频多在临床上较为常见，多见于中、老年人。治疗夜尿频多，明代《校注妇人良方》有一个温肾祛寒、缩尿止遗，治疗膀胱虚寒尿频的方子叫缩泉丸。

但是缩泉丸治疗中、老年人夜尿频多力量还不够强，因为中、老年人夜尿多大多以肾虚为主，兼膀胱虚寒，宜在方中增加温肾补阳药。

老年肾虚，多以肾阳虚为主，故可在缩泉丸方基础上加覆盆子、金樱子、枣皮、补骨脂、桑螵蛸、淫羊藿、肉桂、五味子、肉苁蓉等增强补肾固摄作用。

夜尿频多有点烦，特别是冬季天气寒冷，起夜多睡不好觉，影响睡眠，休息不好，反复起床还容易感冒。

笔者在临床上用缩泉丸加味治疗夜尿多，效果较好。

如曾经治疗患者张某某，女，45岁。每天晚上起夜解小便4~5次。处方用缩泉丸（改汤剂）加味：益智仁（打破）15g，乌药10g，山药20g，金樱子20g，覆盆子20g，桑螵蛸 12g，甘草 6g。2 剂而愈。

当然，对老年体弱、夜尿频多患者，用缩尿丸加味治疗，只要能够减少起夜次数即可，每晚起一、二次应属正常现象，不必指望像年轻时一样，一次都不起夜。因为年轻人肾气旺盛，且睡眠好，一觉可以睡到大天亮。老年人则不然，本身大多数老年人睡眠就不太好，会经常失眠。睡眠不好起夜就相对更多，互相影响。

再有，要让晚上起夜少，从下午开始就要少饮水，水喝多了，晚上也容易引起尿频，起夜次数多。

另外，缩泉丸（汤）加味用于小儿遗尿同样有效。因为小儿遗尿与老人夜尿频多机理基本一致，因为它们病机都属于肾虚膀胱虚寒。现代多用于慢性尿路感染、膀胱调节失常、真性及应力性尿失禁者。神经性频尿、尿崩症等证属肾气不足、下元虚冷者。

血府逐瘀汤治疗冠心病

血府逐瘀汤为清代著名中医学家王清任用于治疗"胸中血府血瘀"诸症之名方。主治胸中血瘀证。症见：胸痛，头痛，日久不愈，痛如针刺而有定处，或呃逆日久不止，或饮水即呛，干呕，或内热瞀闷，或心悸怔忡，失眠多梦，急躁易怒，入暮潮热，唇暗或两目暗黑，舌质暗红，或舌有瘀斑、瘀点，脉涩或弦紧。笔者在临床上用于治疗冠心病、胸胁疼痛、顽固性失眠等病症常收到较好疗效。

记得 2007 年，有一李姓病人，时年 60 余岁，荣昌电信局职工。该患者平时走路无症状，上楼（爬楼梯时）则出现胸部左侧疼痛，心累。西医作心电图检查无异常，诊断为"隐性冠心病"，治疗无改善前来就诊。笔者脉证合参，诊断为"胸痹病"，用血府逐瘀汤为主，偶尔加点桂枝或者葛根，断断续续服药一年余，病愈，至今未见复发。李先生对我很感激，一家人生病都找我开方。他还对我说，他们单位有一职工得了冠心病，他曾劝说他看中医，服中药，但他不相信，经常胸痛发作就舌下含服硝酸甘油，已经去世好几年了。

冠心病心肌缺血属中医"胸痹"范畴，两千多年前张仲景在《伤寒论》中就有论述。当时对胸痹的治疗偏于从痰浊痹阻胸阳入手，常根据不同病情选用瓜蒌薤白半夏汤、瓜蒌薤白桂枝汤等一类方剂治疗胸痹心痛病。及至清代，著名中医学家王清任创活血化瘀法治疗诸多疑难杂症，取得显著疗效。随着现代中西医结合的发展，对活血化瘀中药药理的深入研究，用活血化瘀中药治疗冠心病取得重大进展。现在冠心病人大都能够自己选择购买复方丹参片、速效救心丸、麝香保心丸等中成药服用。但是，对像李先生这种"不典型冠心病"效果就不理想了。所以就需要找临床经验丰富的老中医把把脉。对李先生的诊治，我脉证合参，认为他血瘀气滞，痹阻心脉胸阳，属于中医"胸痹"心痛病。故用血府逐瘀汤治疗取得了较好疗效。

血府逐瘀汤组成：当归12g，生地15g，桃仁12g，红花10g，枳壳12g，赤芍12g，柴胡10g，甘草10g，桔梗10g，川芎10g，牛膝12g。

瓜蒌红花甘草汤加味治疗带状疱疹一例

李某某，男，55 岁。2019 年 8 月 11 日初诊。腰腹部出现带状疱疹 3 天。刻诊：左侧腰腹部皮肤散在疱疹疼痛，大便干，小便色黄。伴口干口苦，舌质红，苔薄白少津，脉弦数。

诊断：带状疱疹。病机：风火热毒蕴聚肝肺，发于肌肤。治法：清肺泻肝，解毒祛风。方用：瓜蒌红花甘草汤（《医旨绪余》）加味。

处方：瓜蒌皮 20g，瓜蒌子 15g，玄参 20g，红花 10g，酒黄芩 15g，炒栀子 15g，生地 30g，蒲公英 30g，防风 12g，金银花 20g，知母 15g，板蓝根 20g，甘草 10g，蜜枇杷叶 15g。3 剂，水煎服。2 日 1 剂，1 日 3 次。

8 月 16 日复诊。服上方后疱疹疼痛大减，口已不干苦，察左腰腹部皮肤泡疹已经基本上痊愈了。仍用上方 3 剂，清解消除余毒，以巩固疗效。

【按】带状疱疹俗称"蛇缠腰"，临床常见，可发于人体各部位。治疗带状疱疹的方法方药很多，也有配合外治法的。我在临床上常用瓜蒌红花甘草汤加以上药物治疗带状疱疹，疗效显著，并有较好止痛效果。故愿与各位同仁分享。

闭经验案一则

邹某某，女，42岁，重庆市南岸区人。2017年11月6日初诊。主诉：停经3个月。现症：月经3月未至，饮食、二便、口味正常。舌质淡，苔薄白，脉沉细迟。

诊断：肝肾阴血亏虚，寒滞胞宫。治法：滋补肝肾，通经暖宫。处方：四物汤加减。药用：熟地25g，当归15g，白芍15g，桂枝15g，赤芍12g，川牛膝15g，桑寄生20g，盐菟丝30子克，山茱萸15g，山药20g，炒王不留行20g，炙甘草12g，吴茱萸6g。3剂，水煎，空腹温服。2日1剂，1日3次。

11月20日复诊。服上方后月经仍然未至，经闭3月，非即刻就能见效。仍守前方加醋香附15g，红花6g。3剂，煎服法同前。

11月25日三诊。服上方后月经已至，有血块，眼睛有眼眵。宫寒已散，肝略有热。时值经行期间，故仍用上方去吴茱萸、醋香附、红花，川牛膝改怀牛膝20g，加炒蒺藜20g，蒲公英20g，陈皮12g。3剂以巩固疗效，煎服法同前。

止痛如神汤加减治疗痔疮肿痛验案一则

罗某某，男，49岁。2017年7月19日初诊。患痔疮肿痛10余日，现症：痔疮肿痛，口苦，舌质红，苔白厚少津，脉滑略数。治法：清热除湿，祛风止痛。

处方：止痛如神汤加味。

药用：盐泽泻20g，麸炒苍术15g，黄柏12g，生地20g，防风10g，秦艽15g，槟榔12g，大黄6g，丹皮10g，地榆20g，槐花15g，金银花12g，炙甘草10g。3剂，水煎服。2日1剂，1日3次。

7月25日复诊。自诉：痔疮肿痛减轻了90%。大便次数增多，日3～5次。口腻。效不更方，仍用上方去大黄，3剂。

【按】痔疮肿痛临床上时常可见，有一部分病人不愿手术，希望服用中药"保守"治疗。止痛如神汤出自《外科启玄》，组成：秦艽（去苗）、桃仁（去皮、尖，研）、皂角子（烧存性，研）各3g，苍术（米泔水浸，炒），防风各2g，黄柏（酒炒）1.5g，当归尾（酒洗），泽泻各0.9（三分）克，槟榔0.3（一分）克，熟大黄3g。

本方主治痔核肿胀痛痒者（痔疮）。我接触了解止痛如神汤是在20世纪70年代末，在峰高乡（公社）卫生院实习的时候，带习老师杨翰玉（女）那里学到的。

杨老师是20世纪60年代初在县中医培训班从本县名老中医朱锡九那里学到的。

朱老借用治疗痔疮肿痛的止痛如神汤加减治疗胃溃疡腹痛，效果也很好。

后来，本人在临床上常用该方加减治疗痔疮肿痛，疗效很不错。可见中医是全科，知识不厌多。

血府逐瘀汤加味治疗顽固性
呃逆反酸医案一则

患者张某某，男，64岁，2019年7月17日初诊。主诉：患呃逆近30年，遍请中西医治疗，诸无效。现症：呃逆反酸，二便正常，舌黯红，苔薄白干，脉涩。病属气血瘀滞，肝胃不和，胃气上逆。治以理气活血，制酸降气。方用血府逐瘀汤加味。处方：竹叶柴胡15g，生地20g，麸炒枳壳15g，白芍15g，当归12g，桔梗12g，川牛膝15g，酒川芎10g，桃仁12g，红花10g，甘草10g，海螵蛸20g，陈皮20g，竹茹15g，赭石30g（包煎），3剂，水煎服。2日1剂，1日3次。

7月22日复诊，病人说服上方后效果很好，呃逆反酸大减。效不更方，仍用上方3剂。

【按】血府逐瘀汤是清代医家王清任五个活血化瘀汤之一，临床广泛用于治疗各种气滞血瘀病症。血府逐瘀汤尤其擅长于治疗冠心病、失眠多梦、顽固性呃逆等症。该病人呃逆近30年，诸药无效，病属气血瘀滞无疑。患者呃逆同时伴有反酸，故方中加入海螵蛸；呃逆严重，故再加陈皮、竹茹、赭石增强疗效。

难忘紫荆花

宋代诗人杨万里咏紫薇花诗说：似痴如醉弱还佳，露压风欺分外斜。谁道花无红百日，紫薇长放半年花。

记得小时候盘龙区（镇）中心小学校大礼堂外的天井中，用石头砌成的花台上栽有一棵树干约玻璃杯粗细的紫薇树，树冠已经到屋檐高了。当时我还不知道它就是紫薇树，只晓得它叫怕痒树。每逢夏秋季节，淡紫色花朵开得煞是好看，非常惹人喜爱。我们对它最感兴趣的是它怕痒。这么大一棵树，只要你在它的树干上用指甲轻轻一刮，它就会整棵树都摇动颤抖。那时我觉得很好玩，就经常跨到花台上用指甲去搔它，让它颤抖。

有一年夏天，我身上皮肤忽然出现很多红色斑块，发痒，就是老百姓说的"风疹块"，西医叫"荨麻疹"。我母亲就到学校大礼堂外面花台上去摘了一点紫荆花回来煮甜酒（醪糟）给我吃。喝了一碗后，我身上的红色斑块不久就消退了。

改革开放使城市建设日新月异，环境更加优美。荣昌城区海棠大道两旁载满了紫薇树，每逢夏秋季节紫薇花开姹紫嫣红，争相斗艳，煞是养眼，令人心旷神怡。但是真正知道这种植物叫什么名字，甚至它同时还是一种中药，具有什么药用价值的人可能并不多。

紫薇属落叶小乔木，别名又叫搔痒树、紫荆花、紫金花、红薇花、怕痒花、紫荆皮（四川）、紫金标（江西）、百日红等。树皮颇薄，每每自行剥落，呈现出青灰色光滑树干。若是用手指轻轻抓抚，树枝会微微颤动，好像感觉怕痒似的，故有"怕痒树"之谐称。紫薇顶生圆锥大花序，花瓣皱裂颇多，体态轻盈，清风吹拂，婆娑弄舞，情趣盎然。花色有白、粉红、紫粉、紫红和紫蓝等，尤以白色的银薇和紫蓝的翠薇为佳品。

【性味】《滇南本草》："性寒，微酸。"

【功用主治】具有活血、止血、解毒、消肿功效。可用于治疗用于各种出血，骨折，乳腺炎，湿疹，风疹，肝炎等。

《滇南本草》："治产后血崩不止，血隔百瘕，崩中，带下淋漓，疥癞癣疮。"《岭南采药录》："治小儿烂头胎毒。"

《重庆草药》治风丹：紫薇花一两。煎水煮醪糟服。

【用法与用量】内服：煎汤，3~10g。外用：煎水洗。

六味汤治疗扁桃体炎

中医治疗喉痹、乳蛾（扁桃体炎），大多首选银翘散清热解毒、利咽消肿。刚从学校毕业上临床时，我也是这样做的。但是大约在1985年夏天，对有个胡姓病人的治疗，彻底改变了我的这一观念，在以后的临床工作中，凡是遇到喉痹病人，除非有口干渴，选用银翘散外，其余的我都会首选六味汤治疗，疗效令人满意。

当时我在荣昌卫生学校进修中医古典医著一年后，又在县中医院跟荣昌名老中医周泽勋临床实习一年，后回到峰高区医院上班。在跟周师实习期间，亲自看到周老用六味汤治疗咽喉疼痛，效果很好。

1985年夏天，来了一个胡姓病人，是峰高区建设小学老教师，他是带他孙子来看病的。病人时年6岁，咽喉疼痛，扁桃体肿大。当时我就给他开了六味汤原方。过了两三天，胡老师到科室给我说，他孙子两剂中药都没有吃完，病就好了。他还说，在这之前，他曾经在县城找了几个很有名气的中医师看，都没有效果。

后来，大概是1996年，胡老师又到荣昌县医院找我，还给我拿了一包糖果，说我给他孙子开的那张处方被弄丢了，想让我重新再开一张。并说这10来年中，孙子一出现咽喉疼痛，他就照方抓药，都是药到病除，真神！

扁桃体炎属于中医"乳蛾"、"喉痹"范畴。临床表现为：咽部疼痛或微痛，咽干、咽痒、灼热感、异物感。六味汤出至《咽喉秘籍》（又称《喉科秘旨》、《喉科要旨》等），为清张宋良（留仙）、吴氏（阙名）合编。约刊于道光三十年（1850年）。由桔梗15g、生甘草10g、防风12g、荆芥穗15g、僵蚕12g、薄荷12g组成。

新加香薷饮是夏季感冒良方

治疗感冒是中医的强项。中医常结合季节气候，按照临床症状表现，将感冒病分为风热感冒、风寒感冒和暑湿感冒等证型。

1984年，我在县中医院跟荣昌名老中医实习时，时值盛夏，来了一个廖姓病人。他是盘龙粮站（我老家）职工，说他感冒了，一身强痛，恶寒发热无汗，曾经自己购买九味羌活丸服用无效。我看周老给他的处方是新加香薷饮加葛根50g。第二天病人来复诊说，服上方后他就汗出热退，病大减。周师仍用上方去葛根，再剂而愈。

我在临床上用新加香薷饮治疗夏季暑湿感冒病人很多。如2015年夏天，我女儿刘锐在苏州给我发QQ信息说，她感冒了，体温38.5℃。我即给她开了新加香薷饮原方，她服了2剂就热退病愈了。

新加香薷饮出自清代吴鞠通的《温病条辨》。

主治：感受暑邪，发热微恶寒，无汗头痛，心烦口渴，舌红、苔薄白，脉洪大者。

组成：香薷15g，银花15g，鲜扁豆花（可用扁豆代）15g，厚朴10g，连翘15g。

用法：水煎服，1日1剂，分3次服。熬沸后12分钟即可。

二仙汤加味治疗更年期综合征验案一则

患者彭某某，女，44岁。2019年3月4日初诊。自诉停经3月，阵发性烘热，自汗出，心烦，眠差梦多。有痤疮病史，现面部长有少许痤疮。口干微苦，舌红苔薄白，脉沉细略数。

诊断：更年期综合征。

处方：二仙汤加减。

药用：知母 15g，盐黄柏 10g，仙茅 20g，炙淫羊藿 20g，虎杖 20g，蜜枇杷叶 15g，合欢皮 20g，茯神木 20g，首乌藤 30g，丹参 15g，当归 15g，酒川芎 12g，甘草 10g。水煎服，2 日 1 剂。守上方，复诊 3 次共服 11 剂。

5 月 16 日 4 诊。服上方后病情缓解，仍用前方加减：知母 15g，黄柏 10g，仙茅 20g，炙淫羊藿 20g，虎杖 20g，蜜枇杷叶 15g，合欢皮 20g，茯神木 20g，盐杜仲 15g，丹参 15g，当归 15g，巴戟天 12g，甘草 10g，夏枯全草 20g，怀牛膝 20g，玄参 15g，桑寄生 20g，4 剂。

5 月 24 日 5 诊。服上方后病情稳定，仍时有发热汗出。仍宗上方加桂枝 15g，白芍 20g，4 剂。

5 月 30 日 6 诊。自诉服上方后效果很好，症状已消失。仍用上方 4 剂，巩固疗效。

【按】二仙汤出自《妇产科学》，由仙茅、仙灵脾（淫羊藿）、知母、黄柏、当归、巴戟天组成。该病人有发热自汗出症状，符合《伤寒论》桂枝汤证症状表现，故于 5 月 24 日 5 诊加入桂枝 15g，白芍 20g，收效明显。

老中医用乌梅丸（汤）治愈上腹疼痛顽症

记得 1979 年冬，我回到盘龙公社卫生院跟随李步云老中医实习。李老临床上喜欢用中药贯众，90% 以上的处方都有贯众，因此当地老百姓在背后称他为贯众先生。

有一天上午，来了一位临近周兴乡病人家属，是一个中年农民，带他女儿来找李老看病，他女儿约四岁左右。据他称，他女儿上腹部阵发性疼痛已有二、三个月了，一直都在医院看病。中、西医看了不少都不见好转，这次慕名而来。他女儿经常出现阵发性上腹剧痛，痛时在床上打滚，过一阵自己就不痛了，又玩耍嬉戏如常，三两天后又发作。当时印象该小女孩口唇较红。

李老看后，诊断为"蛔虫窜入胃中（蛔虫钻胆）"，即书乌梅汤加黄芩、贯众、川楝子，2剂。

大约半个月后，该男子可能是来看病，或者赶集，特地来向李老致谢。说他女儿服完两剂中药后，腹痛就再未发作。

乌梅丸是《伤寒论》治疗厥阴病寒热错杂，消渴，气上冲心，心中疼热，饥不欲食，食则吐蛔的方子。该方又主久利。20世纪80年代，我就曾经用乌梅丸治愈过患腹泻两年多不愈的老年妇女。

自拟苍参消疹汤治疗慢性湿疹

中医无"湿疹"病名，现代中医称其为"湿疮"，认为是一种以渗出为主要表现的皮肤疾患。中医历代文献根据发病部位和特点的不同，将其分为浸淫疮、血风疮、粟疮、肾囊风等。

西医认为，湿疹是一种常见的炎症性皮肤病，其临床特点为多形性皮疹，倾向渗出，对称分布，自觉剧烈瘙痒，病情易反复，可多年不愈。湿疹的病因及发病机制相当复杂，涉及体内外多种因素，主要为变态反应性疾病。主要分为急性、亚急性和慢性湿疹三种类型。

个人认为，湿疹病人常因剧烈瘙痒而影响工作和休息，因此，制止瘙痒成为亟待解决的问题。在参考大量文献资料基础上，经过多年临床实践，创苍参消疹汤治疗湿疹。实践证明，该方有快速止痒消疹作用。

病因病机：素体湿盛，或恣食辛辣肥甘厚味，酿生湿热毒邪，复遭风邪侵袭，湿热风毒相搏，流注肌肤皮下，阻滞血络，发为皮疹瘙痒。

药物组成：苍术20g，苦参15g，荆芥15g，防风15g，当归15g，丹参15g，苡仁20g，首乌15g，蛇床子15g，地肤子20g，银花15g，白蒺藜20g，蝉蜕15g，川芎10g，赤芍15g，生地30g，白鲜皮15g，黄柏12g，甘草15g。

功效：除湿清热，活血祛风，解毒消疹。

分析：方中以苍术、苦参、黄柏、苡仁、白鲜皮除湿清热，荆芥、防风、蝉蜕、白蒺藜、银花、首乌、甘草祛风解毒，生地、当归、川芎、赤芍、丹参、地肤子、蛇床子、蝉蜕、白鲜皮活血止痒消疹。诸药合用，能较快制止瘙痒，消除皮疹，共奏除湿清热、活血祛风、解毒消疹止痒之效。

湿疹一病，临床并非罕见，由于是一种变态反应性疾病，西医目前尚无特效药。因为该病以瘙痒为特征，且易反复发作，给病人带来痛苦。探求有效的治疗方药，是医生应尽的职责。笔者在临床上运用自拟苍参消疹汤治疗湿疹100余例，取得较好疗效，临床治愈率达80%以上，现将其典型病例报道如下。

【典型病案】

例1　龙某某，女，49岁，住县检察院家属院。患者于

1977 年春季在乡下当知青时手脚即出现皮疹，呈对称性，瘙痒，抓痒后有液体渗出。每年春秋二季发作，以秋天为甚，输青霉素可缓解。这次于 10 天前发作，输青霉素、擦肤轻松均无效，前来就诊。初诊日期，2004 年 9 月 17 日。现症：四肢均有散在皮疹，以上肢、双手掌为甚，瘙痒，抓搔后有液渗出，口苦，舌红、苔白厚，脉濡。

诊断：慢性湿疹。治法：除湿清热，活血祛风，解毒消疹。

方用自拟苍参消疹汤。药用：荆芥 15g，防风 15g，蝉蜕 12g，苍术 20g，苡仁 30g，生地 30g，川芎 10g，赤芍 20g，当归 12g，地肤子 20g，蛇床子 15g，银花 15g，首乌 15g，白鲜皮 15g，丹参 15g，白蒺藜 20g，黄柏 12g，苦参 12g，甘草 15g。2 剂。每剂以水 1500mL，浸泡 15 分钟，煎取 450mL，煎煮 2 次，共计 900mL，分 2 天 6 次服用。另用苦参 50g、黄柏 30g、白鲜皮 30g、地肤子 30g、蛇床子 30g，加入内服药方药渣内，煎水擦洗、浸泡，1 日 2 次，1 次 30 分钟。

9 月 21 日复诊，按上方法服用、浸泡后，瘙痒皮疹减轻。效不更方，仍用上方 4 剂而愈，随访后偶有轻度复发，服上方即愈。

例 2 罗某某，男，52 岁，无业，住昌元镇东益当。患湿疹 19 年。2007 年 5 月 14 日初诊。患者于 1988 年春季，双手出现皮疹，瘙痒，搔抓后有液渗出，每年于春秋二季复发，以春季为甚。有慢性荨麻疹史，长期服用多虑平片。患者每当抵抗力下降时湿疹容易复发。这次患者于 1 周前发病，经某医生用中药蝉蜕、地肤子之类配合地塞米松片、扑尔敏片等治疗无效，前来就诊。现症：双上肢散在皮疹，以手掌、手指为甚，瘙痒，抓搔后有液渗出，大便不爽，口干苦，舌质红、苔黄腻，脉濡数。

诊断：慢性湿疹。

处方用自拟苍参消疹汤。药用：荆芥 15g，防风 15g，当归 15g，丹参 15g，苍术 20g，苡仁 30g，苦参 15g，黄柏 12g，银花 15g，白蒺藜 20g，蝉蜕 12g，首乌 20g，赤芍 20g，川芎 10g，地肤子 20g，蛇床子 15g，生地 30g，甘草 15g，白鲜皮 15g。2 剂。外用苦参 50g、黄柏 30g、白鲜皮 30g、地肤子 30g、蛇床子 30g，煎服，外用均同例 1。

5 月 18 日复诊，用上方法治疗后，病情明显好转，仍用上方 2 剂而愈。

疑似证误辨三则

医书读了百遍，临证二十余年，虽然对临床常见病、多发病甚至疑难杂症治疗常能收到较好疗效，但也不能做到临证不惑。何者？众所周知，理论与临床毕竟有很大差距，临床上鲜有如医书上所描述那样典型者。有些病证常表、里、寒、热、虚、实、阴、阳错杂，似是而非，使医者举棋不定。笔者在临床上常遇到有因他医诊治无效者，也有自己诊治失误的，后虽经治疗得以痊愈，但也走了弯路。究其原因，这其中既有因医术不精、医疗经验不丰富所致，也有病情复杂，寒、热、虚、实难辨者。对其进行总结，找出辨治失误的原因及治愈的思路与方法，举一反三，无疑对启迪后学、提高诊疗水平大有裨益。

早在1700多年前，医圣张仲景就提出了药物试探法。他在《伤寒论》第209条中说："阳明病……若不大便六七日，恐有燥屎。欲知之法，少与小承气汤，汤入腹中，转矢气者，此有燥屎也，乃可攻之。"这是一个很好的思路与方法，值得效法与借鉴。临证当表、里、寒、热、虚、实、阴、阳错杂难辨之际，不妨运用该法，以助确诊。病案3阳虚感冒救治验案即体现了这一法则。

一、小结胸病

吾父刘万禄，时年届六旬，于1985年11月17日初诊。先父素患咳喘，每以偏方生姜半斤炖肉服用可缓减。入冬后咳喘又发，遂购老姜半斤、猪心肺1具炖服，服后即感胃脘胀满，不思饮食，业已2日。诊得脉浮滑，口苦，舌质淡、苔白滑。胃脘胀满，呃声时作且有力，并伴有头闷身痛。

诊为痰湿中阻，兼有外寒。予藿香正气散加味治疗，冀解表和中两擅其功。服后病情非但不解，反增项强。因思胃脘痞胀，呃声有力，且伴有头闷身强，不思饮食，藿香正气散加味，应属对症，缘何无效？乃以手探其脘部，猝然呼痛。恍悟《伤寒论》云："小结胸病，正在心下，按之则痛，脉浮滑者，小陷胸汤主之。"此属小陷胸病无疑，遂予小陷汤方：瓜蒌20g，半夏15g，黄连6g。1剂。服上方后腹微泻，尽剂而愈。

【按】通过对该病的诊疗至少获得以下几点启示：①仲景腹诊对临床有重要指导意义。该案之所以误诊，是根据患者主症胃脘胀满、头闷身痛，而误诊为痰湿内阻，外感风寒湿邪，予藿香正气散加味治疗，以为合拍。复诊以手探腹，病人呼痛，方悟为小陷胸病。可见，该病若不辅以腹诊，断难确诊。②使用经方要严格遵从仲景，以条文脉证为准，不能因小陷胸汤由瓜蒌、半夏、黄连组成就妄自推论该病为痰热阻滞，就必然有舌红苔黄腻之象。③治病要抓主症。该病虽有头闷项强身痛，然以心下痞胀、按之则痛为主，故以清热化痰、消痞散结之小陷胸汤获效。即所谓病以里证为急，则急当救里，里和表自解，不治表，表证自愈。

二、寒湿感冒

林某，男38岁，1996年6月25日初诊。患者于1周前冒雨劳动后即出现感冒症状，自购九味羌活丸服用后病不解，某医诊为"湿热证"，予三仁汤后仍不见效，前来就诊。现症：头部昏闷疼痛，不思饮食，四肢倦怠无力，恶心欲吐，大便如常。口黏腻，苔白厚，脉濡。

治以散寒化湿，解表和中。方用藿香正气散：藿香15g，大腹皮12g，紫苏15g，桔梗12g，陈皮12g，茯苓15g，白术15g，厚朴15g，半夏曲12g，白芷20g，甘草10g。1剂病减，2剂痊愈。

【按】该病例的诊断难点是既无恶寒发热之表证特征，又有不思饮、肢倦无力的"脾虚"症状。辨证要点为头昏闷痛，恶心欲吐，苔白厚。扣其病因，缘于时值盛夏，雨湿较盛，湿盛之体，复因冒雨受寒，内外相引，清阳不展，故头昏闷痛，湿浊中阻，困脾则不思饮食，肢倦无力，犯胃则恶心欲吐。脉证合参，该病既有外邪而表证不重，虽有内湿却断无里热，故九味羌活丸长于表散却无和中化湿之效；三仁汤除湿清热之力胜，却并无解表散寒之功；唯藿香正气散解表散寒，和中化湿，于病情最为合拍，故能药到病除。

三、阳虚感冒

唐某某，男，78岁，2000年10月16日初诊。患者于2天前因打牌受凉，出现头痛恶寒，身强痛，服用荆防败毒散加党参无效，前来就诊。现症：头昏，身强痛，咳嗽，微寒发热，饮食无味，口渴，肢倦无力，嗜睡，舌质淡、苔薄白，脉浮迟、结。血压150/100mmHg。

诊为气虚感冒，仍用原方去荆芥、防风加葛根30g、细辛10g，2剂。

10月20日复诊，服上方后诸症如前，询问得知，口虽渴却喜热饮。此乃阳气虚衰，无力抗邪外出，治宜温阳散寒、益气解表。处方：附片12g（先煎30分钟），桂枝15g，黄芪30g，党参20g，细辛10g，羌活15g，防风20g，川芎15g，赤芍20g，白术30g，茯苓20g，陈皮12g，大枣20g，炙甘草12g。2剂而愈。

【按】患者年老体衰，因受凉感冒而出现头身强痛、倦怠无力，误诊为气虚感冒，予益气解表散寒法治疗无效。详察证候，病人体倦嗜睡为阳气衰惫，口渴喜热饮为阳虚寒盛，欲得阳助，故用温阳益气、散寒解表法获效。

苍参消疹止痒汤治疗皮肤瘙痒医案一则

夏某某，男，67岁。2019年6月6日初诊。主诉：身发红疹，瘙痒3年，每逢天热即发，天冷，冬季好转。近日又全身发散在红疹，瘙痒，前来就诊。

现症：全身发散在红疹，瘙痒，口干，舌红，苔薄白少津，脉细数。

诊断：血热血瘀，风毒滞络。

处方：苍参消疹止痒汤加减。

药用：生地 30g，当归 12g，牡丹皮 10g，赤芍 12g，荆芥 15g，炒白蒺藜 20g，蒲公英 20g，金银花 20g，地肤子 15g，白鲜皮 15g，首乌藤 30g，蝉蜕 10g，甘草 10g。2 剂，2 日 1 剂，水煎服。

6 月 12 日复诊。服上方后红疹消退，身已不痒。仍用上方加枇杷叶 15g。3 剂，巩固疗效。

内伤咳嗽医案一则

余某某，男，75 岁。有慢性支气管炎病史，经常会因气候变化发生咳嗽。患者这次咳嗽已 3 个月，服西药消炎药（头孢呋辛酯片）及中成药强力枇杷露、麻芩止咳糖浆等无效，于 2019 年 6 月 10 日前来就诊。现症：咳嗽喉痒，咳吐白色泡沫痰，胸闷气紧，饮食尚可，二便正常。口不渴，舌淡苔白厚滑，脉沉迟。

诊断：寒痰咳嗽。

处方：二陈三子汤加味。

药用：法半夏 12g，茯苓 20g，陈皮 15g，炒白芥子 12g，炒苏子（包煎）15g，炒莱菔子 15g，燀杏仁 15g，细辛 6g，干姜 12g，五味子 10g，鹿衔草 30g，荆芥 15g，当归 15g，炙甘草 10g。2 剂，水煎服。2 日 1 剂，1 日 3 次，温服。

6 月 14 日复诊。服上方后咳嗽大减，患者说好了 80%。

效不更方，仍用原方加桂枝 12g，2 剂，巩固疗效。

自拟益气活血清肝汤治疗乙肝效果满意

中医无"乙型肝炎"病名。乙型肝炎、肝硬化属中医"黄疸"、"胁痛"、"疫毒"、"积聚"、"鼓胀"病证范畴。病人不发黄、肢倦乏力成为无黄疸型肝炎，有部分病人临床无任何不适，仅在体检（查肝功）时发现感染乙肝病毒。我国是肝炎大国，约有 1.3 亿人感染乙肝病毒。目前中医、西医治疗该病尚无特效药，且西药费用相对较高。笔者从事中医临床工作 30 余年，在查阅大量医学期刊文献基础上，结合自己多年临床经验，创益气活血清肝汤治疗乙型肝炎活动期、早期肝硬化病人 300 多例，总有效率达 85% 以上。该方对降低胆红素、转氨酶，纠正蛋白倒置，抗肝纤维化，消除临床症状，疗效确切。

药物组成：黄芪 30g，党参 15g，白术 20g，茯苓 20g，麦芽 30g，菌灵芝 20g，桑寄生 20g，淫羊藿 20g，赤芍 20g，丹参 20g，桂枝 12g，柴胡 15g，白花蛇舌草 30g，茵陈 20g，连翘 15g，红枣 15g，甘草 10g。

病因病机：肺脾肾气不足，复感湿热疫毒，热壅血瘀，损伤肝脾，或熏蒸肝胆，失治或误治，迁延日久，肝络瘀阻，疏泄失职，脾运失健，水道不利，发为肝硬化腹水。

功效：益气活血，清肝解毒。

主治：乙型肝炎活动期，早期肝硬化。

适应证：面色巩膜发黄或不黄，纳差，或厌油腻，肢倦乏力，大便稀溏，或结燥，小便色黄如茶叶汁。舌红、苔白，或黄腻，脉弦或缓。

方解：方中淫羊藿、桑寄生、菌灵芝、黄芪、党参、白术、茯苓、麦芽、大枣补肝肾、健脾益气；赤芍、丹参、桂枝活血通阳；茵陈、柴胡、连翘、白花蛇舌草、甘草清肝解毒、利湿退黄。

临床加减：①面色巩膜发黄，胆红素增高加栀子、川牛膝、三七。②右胁胀痛加枳壳、香附、延胡索。③肝硬化腹水加甲珠、白术、大腹皮、葶苈子、泽兰、泽泻、车前仁、益母草。④脾肾阳虚加干姜、附片。

服法：2日1剂，水煎服。

【典型病案】

吕某某，男，43岁。2006年6月2日初诊。

病史：患乙型活动性肝炎，经西医输液、保肝治疗月余后转氨酶下降，但总胆红素 TBIL 反而由 232μmol/L 升至 386μmol/L，直接胆红素 DBIL 283μmol/L，谷丙转氨酶 ALT 332IU/L，谷草转氨酶 AST 183IU/L，白球比 A/G 0.9，蛋白出现倒置。B 超示有反应性胆囊炎。经他人推荐到我处就诊。

现症：面色及巩膜发黄如橘子色，纳差厌油腻，四肢倦怠无力，口苦，小便色深黄，大便稀，日2~3次。舌色红、苔白厚，脉弦略数。

诊断：脾肾气虚，热毒瘀阻肝胆（乙型肝炎活动期）。

方药：益气活血清肝汤加味。

黄芪30g，党参15g，白术20g，茯苓20g，麦芽30g，菌灵芝20g，桑寄生20g，淫羊藿20g，赤芍20g，丹参20g，桂枝 12g, 柴胡 15g, 白花蛇舌草 30g, 茵陈 30g, 连翘 15g, 红枣 15g, 甘草 10g, 黄芩 15g, 栀子 15g, 川牛膝 50g, 甘草 10g。

治疗 1 月后, 查肝功病人总胆红素 TBIL 降至 81μmol/L, 直接胆红素 DBIL 283μmol/L, 谷丙转氨酶 ALT 115IU/L, 谷草转氨酶 AST 68IU/L, 白球比 A/G 1.1, 蛋白倒置得到纠正。患者信心大增, 连续服药 3 个月后, 肝功能基本恢复正常。

【按】现代医学认为, 乙型肝炎是由于人体自身免疫功能缺陷, 感染乙肝病毒造成肝细胞损害所致的传染性疾病。该病主要由于先天禀赋不足, 肺、脾、肾元气虚, 复感湿热疫毒, 阻遏阳气, 熏蒸肝胆, 瘀阻肝络所致。治疗必以益气解毒、清肝活血为法。诸药合用, 切中病机, 验诸临床, 疗效确切。益气活血清肝汤加味可用于治疗乙型肝炎活动期各种类型, 且易于掌握, 疗效好, 简、便、验、廉, 适宜推广。

柴胡推陈致新与中医不传之秘

在《神农本草经》中, 具有推陈致新功效的药物只有大黄和柴胡。

柴胡推陈致新, 所以小柴胡汤也可以通大便治便秘。记得 20 世纪 80 年代, 笔者曾经治愈一中年妇女, 大便 3 日未解, 往来寒热。即书小柴胡汤 1 剂, 病人服药后大便即解, 寒热往来消除。诚如《伤寒论》所说:"上焦得通, 津液得下，胃气因和，身濈然汗出而解也。"

人们常说"中医不传之秘在药量"，这话很有道理。那么具体该怎样确定药物在处方中的用量呢？我们从这味被《神农本草经》列为上品的药物说起。

《神农本草经》柴胡："味苦，平。主心腹，去肠胃中结气，饮食积聚，寒热邪气，推陈致新。久服，轻身、明目、益精。一名地熏。"

柴胡能推陈致新，被《神农本草经》列为上品，与其能疏肝理气、除肠中结气、解表退热、祛寒热邪气、升清阳功能有关。

东汉医圣张仲景大柴胡汤中用大剂量柴胡退热，柴胡量用至半斤，约合今之120g。（现代有人研究，汉代一两约合今之15.6g，古代秤一斤是十六两，所以，半斤即八两约等于今天120g）

中等剂量柴胡可以疏肝理气，治胸腹胃肠气滞疼痛。代表方如柴胡疏肝散（功能疏肝理气、活血止痛。主治：胁肋疼痛，胸闷善太息，情志抑郁易怒，或嗳气，脘腹胀满，脉弦。组成：陈皮、柴胡、川芎、香附、枳壳、芍药、甘草）、逍遥散（组成：柴胡12g、当归12g、芍药15g、白术15g、茯苓15g、炙甘草6g、煨生姜3片、薄荷6g。具有疏肝解郁、健脾养血之功效）、四逆散（治疗阳气闭郁，四肢不温者）。

小剂量柴胡配伍黄芪、党参能升清阳，治中气下陷。代表方如补中益气汤。

笔者在临床上用柴胡，大剂量解表退热，用量为20～30g；中等剂量柴胡疏肝理气，用量为12～15g；小剂量升举阳气，用量为 6~10g。

自拟解郁安眠汤治疗失眠

现在人们由于工作压力大，失眠的比例在上升，且有年轻化趋势。中医中药治疗失眠有一定疗效，并且无毒副作用，药物依赖性少。中医认为：心藏神，肝藏魂，所以失眠与心、肝关系密切。肝主疏泄，调节情志，肝气不舒，心情不好，或思虑过多，容易引起神不守舍，造成失眠多梦，易醒等症。基于这种认识，根据多年临床经验，我研究总结拟定了解郁安眠汤，治疗失眠，效果比较理想，现分享于下。

【自拟解郁安眠汤】

组成：柴胡 15g，白芍 20g，合欢皮 20g，首乌藤 30g，茯神 20g，炒酸枣仁 15g，枳壳 15g，龙骨（包煎）30g，牡蛎（包煎）30g，甘草 10g。

水煎服，2 日 1 剂，1 日 3 次。

其中，合欢皮最能解郁安神，为主药。

合欢皮为豆科（Leguminosae）植物合欢的干燥树皮，多于夏秋季节剥取，晒干而成，有解郁、和血、宁心、消痈肿之功。有治心神不安、忧郁、失眠、肺痈、痈肿、瘰疬、筋骨折伤之效。

附：单方验方

1. 治心烦失眠：合欢皮 9g，夜交藤 15g。水煎服（《浙江药用植物志》）。

2. 治神经衰弱、郁闷不乐、失眠健忘：合欢皮或花、夜交藤各 15g，酸枣仁 10g，柴胡 9g，水煎服。

3. 治疗失眠：合欢皮、刺五加、五味子、夜交藤各 15～30g。水煎服，每日 1 剂，分 3 次服（《百病良方》第 3 版．重庆科技文献出版社，1989：93）。

解郁安神汤治疗失眠医案一则

何某某，男，61 岁。2019 年 8 月 2 日初诊。患失眠 10 余日，因在微信群看到笔者自拟解郁安神汤治疗失眠效果好而前来就诊。现症：失眠多梦，早醒，一晚上只能睡 3～4 小时。大便干，口干渴，饮水不多，夜间口微苦，舌质红，苔薄白少津，脉细。

诊断：失眠症。病机：阴血亏虚，肝气郁滞，心神失宁。治法：滋阴养血，疏肝解郁，宁心安神。处方：解郁安神汤加味。药用：炒酸枣仁 20g，茯神木 20g，合欢皮 20g，竹叶柴胡 15g，白芍 20g，麸炒枳壳 15g，首乌藤 30g，丹参 15g，远志 10g，煅龙骨 30g，牡蛎 30g，甘草 10g，炒栀子 12g，知母 15g，麦冬 12g，五味子 10g。2 剂，水煎服，2 日 1 剂，1 日 3 次。

8 月 19 日复诊。患者自诉服上方后诸症缓解，睡眠比以前好多了。其间（某天下午）到医院来就诊，因遇我休息，故用上方重复抓了两剂中药。现在伴有腰胀痛，仍用前方加炙淫羊藿 30g，盐杜仲 20g。3 剂，煎服法同前。

【按】解郁安神汤是本人自拟方，长期用于临床，疗效可靠。

自拟牙痛验方凉血祛风解毒汤

俗话说："牙痛不是病，痛起来真要命。"在临床上，牙痛病症较为常见，西医治牙痛用的消炎止痛药大多对胃有刺激，中药治牙痛副作用小，因此人们多选择服用中药。中医治疗牙痛多归结为胃热所致，常选用清胃散治疗，有一定效果。但是胃热只是牙痛的一种常见症型，并非所有牙痛都适宜用清胃散。

在20世纪80年代，我在一本中医药杂志（大概是《浙江中医药杂志》）上看到一则报道，就是说治疗牙痛选用地骨皮、骨碎补、白蒺藜三味中药配合使用，止痛效果很好。后来我在临床上凡是遇到牙痛病，就以这三味中药为主，再加白芷、防风、生地、蒲公英等药，组成凉血祛风解毒汤，治疗各种牙痛颇有效验。现介绍如下：

【自拟凉血祛风解毒汤】

功用：凉血清热，祛风解毒。

主治：风火，胃热牙痛。

组成：生地25g，当归15g，丹皮10g，地骨皮20g，白蒺藜20g，骨碎补30g，防风12g，白芷10g，蒲公英20g，银花15g，甘草10g。

加减：口苦加黄连6g，黄芩12g；口渴加石膏30g；大便干结加玄参15g，大黄10g。

自拟疏肝回春汤

记得 10 多年前，我在医院二门诊部上班。有一天下午来了一位朱姓病人，30 来岁，正值壮年，当时他是与妻子一起来的。他妻子身材高挑，青春靓丽。这位朱姓男士说他不但下体痿软，而且对男女性事根本就不想。我用自拟疏肝回春汤（组成：柴胡 15g，白芍 50g，川牛膝 30g，当归 15g，枳壳 15g，香附 20g，枸杞 20g，蜈蚣 3 条，鹿衔草 20g，甘草 20g）给他治疗，总共服药 10 余剂，一切恢复正常。现在朱姓男子已经成了大老板了，每隔一、二年都要回老家，每次回家都要找我抓点药调理一下夜尿次数多的毛病。

阳痿，即男子性功能减退，阳器痿软不举或举而不坚。这是男士的难言之隐，事关家庭和睦与"性福"。有句广告词叫："他好我也好！"说明"性福"的事，男女都需要。现在有不少男性出现了阳痿早泄，羞于到医院看医生，反而喜欢去小诊所，或者偏信广告，去买壮阳药吃，结果大多无效。

笔者长期从事中医临床工作，发现在这方面大多男士都"脸皮薄"，自己那方面不行，还不好意思亲自到医院看医生，而让妻子出面开药。经常可以遇到女士来给丈夫带药，说我那位（指她丈夫）的那个不行（指性功能减退、早泄等）。一般情况，中医都以补肾壮阳、固精止遗为主治疗，但是对于阳痿病人用这种治法往往无效。

我在长期临床实践中摸索总结出，阳痿从肝治效果较好。中医认为肝主筋，主疏泻，肾藏精，阴茎为宗筋所汇，所以用疏肝振痿法治疗阳痿往往比温肾壮阳效果更好。因此拟定疏肝回春汤治疗阳痿。

自拟疏肝利水汤

妇女双下肢肿在临床并不少见，发病大多发生在 30~50 岁妇女，我看到年龄最小的 28 岁就出现双下肢水肿。

女性突然发现双下肢水肿，按之凹陷不起，大都感到惊慌，不知得了什么病，到医院作了很多检查，结果什么都正常。这种病西医称之为"特发性水肿"或"功能性水肿"。中医认为其属于肝之疏泄不利，气机阻滞，三焦水道不通所致。

经数十年临床实践，笔者摸索总结出一治疗妇女特发性水肿验方，拟名疏肝利水汤，治疗功能性水肿效果好。

【自拟疏肝利水汤】

主治：妇女特发性水肿。

主症：双下肢水肿，按之凹陷不起，小便量少。大多没有其他兼症或伴发症。

治法：养血疏肝，补肺益脾，利水消肿。

组成：柴胡 15g，泽泻 20g，当归 12g，白芍 15g，茯苓 20g，枳壳 15g，黄芪 20g，白术 15g，益母草 60g，炙甘草 6g。

方解：方中柴胡、泽泻疏肝利水消肿为主药，辅以当归、白芍补血柔肝，枳壳疏肝理气、通利下焦水道；黄芪补肺利水，白术健脾利湿，炙甘草益气补中，助黄芪、白术益肺脾之气，三药合用，补肺健脾，以开通上、中焦水道；佐以益母草活血利水消肿，调合诸药，共收疏肝利水功效。

注意事项：宜淡盐饮食，少饮水，控制水量摄入。

自拟升清降浊汤

大便不爽在我国部分地区，如江南、四川盆地等临床较为多见，主要表现为大便稀溏或黏稠，排便困难，或者大便黏便盆，日二至三次。伴有舌苔白厚腻，口黏腻或干苦。中医认为大便不爽主要是肠道湿热所致。湿性黏滞重浊，脾胃运化失常，水湿停滞肠道，湿蕴化热，湿热交阻，肠道气机不利，故大便稀溏，黏稠不爽，排便困难。根据笔者多年临床经验，治疗应以升清降浊、清热除湿为主。自拟升清降浊汤，疗效不错。

【自拟升清降浊汤】

治法：升清降浊，清热除湿。

组成：荷叶 15g，泽泻 20g，防风 12g，黄连 6g，苡仁 20g，佩兰 15g，厚朴 15g。

用法：水煎服，2 日 1 剂。

方解：方中荷叶轻清，升清气，脾气主升，清升则浊降，泽泻利湿降浊，二者相辅相存，升清降浊为主药；防风祛风胜湿，苡仁健脾渗利水湿，佩兰芳香化浊，黄连清热燥湿共为辅药；再佐以厚朴行气消胀、除湿降浊，推动湿邪下行。诸药合用，共奏升清降浊除湿功效。

自拟藿陈枇杷汤

口气重也叫出气臭，属于中医口臭病，在临床上经常会遇到口臭病人来就诊。口气重，大多数病人自己并不知道，都是和他（她）们接触密切的亲人或朋友告诉她（他）们。

这种症状大多因为胃热盛，或湿热蕴胃、浊气上逆所致，治疗当芳香化浊、降气燥湿。自拟藿陈枇杷汤治疗口气重，效果明显。

【自拟藿陈枇杷汤】

治法：芳香燥湿，降气化浊。

组成：藿香 15g，陈皮 15g，枇杷叶 12g，白蔻 12g（打），佩兰 12g，苍术 12g，厚朴 10g，荷叶 15g，薄荷 12g，甘草 10g。

主治：口气臭，或伴有口干苦，或渴，舌红苔白厚或腻，脉濡缓或濡数。

加减：热盛口渴明显者，加石膏 30g；湿热重兼口苦，加黄连 6g；大便结燥，加草决明 20g，炒莱菔子 20g。

自拟苍膝独活汤治疗痛风病尿酸高

在中医学中，早就有痛风病名，且历代医家也对此有所论述。如元代朱丹溪《格致余论》就曾列有痛风专篇论述，并载有上中下通用痛风汤方（《丹溪心法》）。

现代西医所指的痛风是一种由于嘌呤生物合成代谢增加，尿酸产生过多或因尿酸排泄不良而致血中尿酸升高，尿酸盐结晶沉积在关节滑膜、滑囊、软骨及其他组织中引起的反复发作性炎性疾病。所以中医古代痛风病与现代西医所说痛风应该不是指同一种疾病。

痛风病多发生于中、老年人，近年也有个别年轻人发病。主要表现为四肢关节红肿疼痛，以脚趾、足背为主。

中医治疗仍以祛风利湿、活血通络为主，兼补肝肾。

现在患痛风的病人，大多数都喜欢选择看西医，但也有部分病人相信中医。笔者在长期临床实践中，拟定一方取名叫苍膝独活汤，治疗痛风效果较好。

我曾经治疗患者刘某某，男，64岁。患者右脚拇指关节红肿疼痛，尿酸增高。予苍膝独活汤3剂，病情缓解，仍以上方继服3剂，病情好转并稳定。

此外，重要的是告诫病人在饮食方面要避免或禁食动物内脏、虾、蟹、过浓肉汤、食用菌类、海藻类、凤尾鱼、沙丁鱼、蛤类、豆类和啤酒等，以及要少吃蔗糖、蜂蜜。

中医有句熟语，叫作"千方易得，一效难求"。虽然有点夸张，但毕竟也说明了获得一个有效方子之不易是客观存在的事实。虽然不敢保证苍膝独活汤对每一位痛风病人都百分之百有效，至少应该对大多数病人有效，这就够了。所以，得了痛风病，检查到尿酸增高，除了注意饮食禁忌外，不妨试试苍膝独活汤。

让我的医术和经验走进千家万户，惠及更多民众，一直是我心中的梦想。作为一个医生，如果只是一心经略财物，虽然不说是药王孙思邈所说的"含灵巨贼"，至少不是合格医生。

【自拟苍膝独活汤】

组成：苍术 15g，川牛膝 20g，独活 15g，车前子 30g（包煎），当归 15g，黄芪 20g，防己 20g，秦艽 15g，薏苡仁 30g，木瓜 20g，桑寄生 30g，甘草 6g。

自拟加减枇杷清肺汤治痤疮

痤疮又叫青春痘或粉刺，是青少年青春期常见病、多发病。市场上有枇杷清肺饮成品药销售，但是不少青年购买服用后反映治疗痤疮效果不太理想。我通过长期临床观察与实践，自拟加减枇杷清肺汤治疗上百例痤疮病人，效果很不错。本着医乃仁术，故与大家一起分享。

形成青春痘的原因，中医认为是肺胃热盛，热毒湿浊郁阻颜面部络脉，热壅血瘀，形成痤疮。治法当清肺泻火，凉血化瘀解毒。

处方：桑白皮 20g，地骨皮 20g，枇杷叶 15g，生地黄 20g，丹皮 10g，当归 12g，白花蛇舌草 30g，虎杖 20g，甘草 10g。水煎服，2 日 1 剂，1 日 3 次。

歌诀：加减枇杷生地黄，当归丹皮地骨桑。

　　　　虎杖白花与甘草，清肺凉血消痤疮。

注意事项：青春痘忌手去抓搔挤压，避免感染。服药期间忌辛辣、油炸、煎炒食品。

自拟白芍木瓜汤治疗脚转筋

脚转筋（俗称）即脚抽筋，是指下肢小腿肚痉挛。西医叫腓肠肌痉挛，认为脚抽筋是缺钙引起。但是临床上很多病人补钙后仍然不见好转，于是来看中医。我在临床上用自拟白芍木瓜汤治疗脚抽筋，效果还不错。

【自拟白芍木瓜汤】

治法：酸甘化阴，缓急止痛。

组成：白芍 60g，伸筋草 30g，舒筋草 30g，木瓜 20g，甘草 20g。

服法：水煎服，2 日 1 剂，早晚分服。

方解：方中重用白芍为主药，养血柔肝，缓急止痛；辅以伸筋草，舒筋草舒筋活络止痛；佐以木瓜味酸，舒筋活络；甘草味甘，与木瓜配合酸甘化阴，缓解痉挛疼痛。

自拟苍白败酱汤治疗盆腔炎

由于女士与男子在生理上经、孕、产、乳的区别，所以妇女甚至未婚女子患盆腔炎的几率都较高。盆腔炎分急性和慢性，属中医带下范畴。中医主要将带下分为白带、黄带、赤白带治疗，根据辨证，脾虚带下常选用完带汤；湿热带下选用止带汤、易黄汤或龙胆泻肝汤治疗。笔者经过长期临床观察和实践，自拟苍白败酱汤治疗盆腔炎效果较好。

盆腔炎主要表现为：白带量多，腰骶酸胀，或小腹胀痛。口干或苦，舌红苔白，脉滑略数。

【自拟苍白败酱汤】

治法：清热除湿解毒。

组成：苍术 15g，白芷 15g，败酱草 30g，萆薢 20g，乌药 10g，泽泻 20g，甘草 10g。

方解：方中以苍术、白芷为主药，苍术燥湿健脾，白芷除湿排脓止痛，二药共用，以燥湿化浊、排脓止痛为主药；辅以萆薢利湿浊、治带下，泽泻利水渗湿，败酱草清热解毒、祛瘀排脓；佐以乌药行气止痛，甘草清热解毒，调合诸药为使。诸药合用，共收清热除湿解毒之功。

我在临床上使用该方加减治疗急、慢性盆腔炎或中医带下，均有效验。

自拟产后复元汤

很多地区都有给产妇服用中药调理的习俗。清代医家傅青主创制的生化汤借助歌诀流传甚广，产后调理首选生化汤的观念已经深入人心。我刚毕业时也总这么用。

生化汤由全当归、甘草、川芎、桃仁、炮姜组成，原方要求用黄酒、童子便各一半煎煮，现代多用水煎服，并加适量的黄酒。这张方子兼有养血、活血、生血的功效，但它并不适合所有产妇，而是主要针对恶露不行、小腹冷痛者。

笔者行医几十年，在临床上观察过几百例产妇后发现，大量产后妇女并不是以小腹疼痛为主症，而是以发热、自汗出、倦怠乏力、少气懒言、语声低微为主症，应该以大补气血、恢复元气为治疗原则。我自拟产后复元汤，用于妇女产后"理寒"，恢复元气，收到很好疗效。

【自拟复元汤】

组成：黄芪 30g，党参 20g，当归 15g，白芍 15g，桂枝 15g，柴胡 15g，大枣 20g，甘草 10g，生姜 3 片。

水煎服，2 日 1 剂，1 日 3 次，温服。

古代治头痛验方

头痛病是一件让人头痛的事，因为发病频率高，患头痛病的人范围广，很多人都有患头痛经历，上医院检查，大多无占位性病变。我年轻时就经常头痛，经常服药无效，母亲有时买维磷补汁给我吃。后来考上学校后，没吃药头痛就自然消失了，大概是"焦虑性头痛"吧。

对头痛的治疗，西医大多采用对症治疗，给病人服用止痛药，而止痛药大多有副作用，要伤胃。中医治头痛有独特优势，不但可辨证治疗，还有不少有效单方验方可用。常用验方如川芎茶调散、菊花茶调散、散偏汤、清上蠲痛汤等。

治疗头痛，中医非常重视辨证，尤其应该熟练辨别头痛部位，分经用药。张元素《医学启源》说："头痛须用川芎，如不愈，各加引经药，太阳蔓荆，阳明白芷，少阳柴胡，太阴苍术，少阴细辛，厥阴吴茱萸。顶巅痛，用藁本，去川芎。"可供参考。

20 世纪 80 年代初，我亲眼看到民间老中医田庆中先生习惯用散偏汤治疗偏头痛，效果还不错。散偏汤（组成：川芎 31g，白芍 15g，白芷 10g，白芥子 10g，柴胡 10g，制香附 10g，郁李仁 6g，生甘草 3g）方出清代医家陈士铎《辨证录》卷二方。

用法：每日 1 剂，水煎，分 2 次服，发作期可分 3~4 次服用。1 剂即止痛，不必多服。

笔者在临床上治疗头痛病，常用川芎茶调散加柴胡、白蒺藜，疏肝平肝、祛风止痛，或者用中成药川芎清脑颗粒（即《寿世保元》清上蠲痛汤），或都梁软胶囊治疗，都有一定效果。

古代失眠方举要

人大约有三分之一的时间要在床上睡觉中度过，可见睡眠和吃饭一样重要。而有不少人都患有失眠症，尤其是中老年人，失眠人数更多，他（她）们深受失眠困扰和折磨，所以有"不寻仙方觅睡方"之说。中医药历经几千年，总结出了不少治疗失眠的有效验方，这是中华民族宝贵的遗产和财富。

现年八十高龄的中医首席科普专家马有度教授，曾经讲述过他服用中医古方治疗失眠的亲身经历。马老在读高中时不幸患了肺结核、高血压，同时伴有严重失眠，被迫休学。后来有一个老师告诉他一个中药方子，马老照方抓药，服药后失眠就痊愈了。

治愈了马老严重失眠的方子就是东汉末年医圣张仲景

《金匮要略》中治疗虚劳虚烦不得眠的酸枣仁汤方。张仲景在《伤寒论》中还有一首治疗失眠的方剂叫黄连阿胶汤，该方有育阴清热、滋阴降火功效，主治"少阴病，得之二三日，心中烦，不得卧"。

中医历代治疗失眠的验方很多，比较著名的有：治疗胆胃不和、痰热内扰、虚烦不眠的温胆汤；治疗心脾两虚失眠的归脾汤；治疗阴虚血少、神志不安的天王补心丹；治疗心气虚寒、心悸易惊、失眠多梦的柏子养心丸；治疗心肾不交、心火上炎的交泰丸；治疗心火亢盛、阴血不足的朱砂安神丸等等。

中医记载最早治疗失眠的方剂是半夏秫米汤。该方是《黄帝内经灵枢·邪客》篇记载的半夏汤的别名。

半夏秫米汤（附：秫米说）

治法：补虚泄实，勾通阴阳，和利营卫。

组成：法半夏 30g，薏苡仁 30g。

用法：久煎 1 小时，分 2 次，早晚服，1 日 1 剂。

附秫米说：吴鞠通认为秫米是薏苡仁，而张锡纯、李斯炽、余国俊、曾绍裘等认为应该是高粱米。

也谈"辛不过钱"

"辛不过钱"语出宋代陈承。《本草纲目·卷十三》引用：细辛"若单用末，不可过一钱，多则气闷塞，不通者死，虽死无伤。近年开平狱中尝治此，不可不记。非本有毒，但不识多寡耳"。临床上细辛用量到底应该多少为宜？

千百年来，一直存在争议。

古代一钱，约合现在的3g。笔者临床几十年，也经常使用细辛，有一些心得体会，在此与各位中医同仁及中医爱好者，病友分享。

细辛，属马兜铃科，多年生草本植物，为常用中药。《神农本草经》将其列为上品。因其根细、味辛，故得名。

北细辛、汉城细辛习惯称辽细辛；华细辛称细辛。

北细辛主产于东北，销全国并出口；汉城细辛主产于吉林省、辽宁省，产量很小；华细辛主产于陕西省、四川省、湖北省；安徽省、江西省、浙江省等地亦产，多自产自销。

通常以东北产者质优，华细辛以陕西省华阴产者佳。

细辛，北辛（辽细辛），入汤剂，我一般每剂处方用6g，也很安全，即使一天1剂，病人也应该不会出现中毒现象。陈承提出细辛单用末，不可过钱，原因有二：①明确指出细辛（北细辛）单用末，不可过钱，而不是指复方汤剂。②陈承虽然没有说是一次或几次，显然应该指一次量。如果一天分3次服，即使超过一钱，也应该不会出现中毒，更何况复方水煎剂。

细辛具有祛风、散寒、行水、开窍的功效，并具有治风冷头痛，鼻渊，齿痛，痰饮咳逆，风湿痹痛等作用。

细辛在临床运用比较广泛，早在汉代张仲景在《伤寒论》中就用麻黄附子细辛汤，由麻黄、附子（今用制附片）、细辛三味组成。治疗病人素有肾阳虚，又被寒邪侵袭，故出现精神不振，想睡而睡不着（但欲寐）的"少阴病"。

细辛味辛温，温经祛寒，能达经脉，与桂枝配伍，温经祛寒。如伤寒手足厥寒、脉细欲绝者，张仲景当归四逆汤，以归芍养血，细辛桂枝温经祛寒，通草通血脉，甘草大枣益气，合为养血温通经脉之方，临床用之以治下肢寒凝厥冷痹痛，往往收效。

细辛香窜，具有行滞散结止痛之功，经络脏腑无处不到，故胸腹疼痛亦可用之。如胁腹疼痛，阳郁发热，脉弦紧者，为阴寒聚着所致，仲景以温寒之法，立大黄附子汤，以大黄之通下，配附子之辛热祛寒，细辛去痛，组成温下行滞止痛之剂。其他如乌梅丸，治蛔厥腹痛，在寒热并用之方中，复加细辛，而起行滞止痛的作用。后世用细辛止痛，每随寒热不同而配伍他药。

细辛能温肺化饮。风寒闭肺，痰饮咳逆，常用细辛与五味子、干姜等同用，如小青龙汤、射干麻黄汤、苓甘五味姜辛汤等。

细辛与羌活、防风、白芷等配伍治疗外感风寒湿邪，内有蕴热证。周身酸痛，口干苦，如九味羌活汤；治疗痹证日久，肝肾两虚，气血不足证。腰膝疼痛、痿软，肢节屈伸不利，或麻木不仁，畏寒喜温，心悸气短，舌淡苔白，脉细弱，与独活、桑寄生、防风等配伍，如独活寄生汤。

细辛有小毒，故临床用量不宜过大，细辛作单味或散末内服一次不可过钱（3g），如入汤剂就可不拘泥于此。细辛在煎煮 30 分钟后，其毒性成分黄樟醚的含量能大大下降，不足以引起中毒。

禁忌：气虚多汗、血虚头痛、阴虚咳嗽等忌服，反藜芦。

一味丹参功同四物，逐瘀生新，
治疗胃痛、失眠

"一味丹参散，功同四物汤"（语出《妇人明理论》）。但凡学过中医的人都知道，四物汤是中医补血第一方，该方具有补血活血调经作用。中医认为，瘀血不去，新血不生，而丹参功能活血化瘀而生新血，所以丹参具有活血补血功效，相当于四物汤。

《本草纲目》云："按妇人明理论：四物汤治妇人病，不问产前产后，经水多少，皆可通用，唯一味丹参主治与之相同，盖丹参能破宿血……其功类同当归、地黄、川芎、芍药故也。"

丹参散，即用丹参洗净，切片，晒干，研细。每服二钱，温酒调下。此方称"丹参散"。主治月经不调，产前胎动，产后恶血不下，冷热劳，腰脊痛，骨节烦疼等症。

《本草汇言》：丹参，善治血分，去滞生新，调经顺脉之药也。主男妇吐衄、淋漓、崩血之证，或冲任不和而胎动欠安，或产后失调而血室乖戾，或瘀血壅滞而百节攻疼，或经闭不通而小腹作痛，或肝脾郁结而寒热无时，或癥瘕积聚而胀闷痞塞，或疝气攻冲而止作无常，或脚膝痹痿而痛重难履，或心腹留气而肠鸣幽幽，或血脉外障而两目痛赤，故《明理论》以丹参一物而有四物之功，补血生血，功过归、地，调血敛血，力堪芍药，逐瘀生新，性倍芎劳，妇人诸病，不论胎前产后，皆可常用。

功效：活血调经，祛瘀止痛，凉血消痈，清心除烦，养血安神。

主治：月经不调，经闭痛经，癥瘕积聚，胸腹刺痛，热痹疼痛，疮疡肿痛，心烦不眠；肝脾肿大，心绞痛。对冠心病等心血管病，以及慢性肝炎、早期肝硬化等疾病具有良好效果。

丹参又为妇科要药。不问产前产后、月经情况如何，都可以用。它既破瘀血，又可处理新血。既能安生胎，又能下死胎。

丹参主产四川、山东、浙江等省，现全国大部分地区有分布。

丹参既能活血祛瘀又能清心除烦安神，临床运用广泛。如治疗血瘀气滞、脘腹刺痛的丹参饮（丹参，檀香，砂仁）以丹参为主药；又如张锡纯治疗瘀血阻滞、经络不通的活络效灵丹（丹参，当归，乳香，没药）以丹参为主药；再如现在治疗冠心病的复方丹参片、复方丹参滴丸，家喻户晓。我在临床上用活络效灵丹加白芥子、鹿衔草等治疗骨质增生的腰痛效果很好。再如，天王补心丹用于治疗心肾不足、阴亏血少所致的心悸失眠症，方中也配伍有丹参。

防风祛风止痛，为"风药中润剂"

防风，味辛甘，性微温而润，被古代医家称为"风药中之润剂"，《神农本草经》列为上品。防风功能祛风止痛，为解表祛风止痒要药，临床运用广泛。

一、治疗感冒，风寒湿邪所致头痛，身痛，破伤风等

1. 治疗风寒头痛，方如川芎茶调散（荆芥、防风配川芎、白芷、羌活、细辛、薄荷、甘草等）。

2. 治疗风湿头闷痛，一身酸痛沉重。方如羌活胜湿汤（羌活、独活、防风、川芎、蔓荆子、藁本、甘草）。

3. 治疗外感风寒湿邪，兼有里热。方如九味羌活汤，功能发汗祛湿，兼清里热。

4. 治疗憎寒壮热无汗，口苦咽干，二便秘涩，舌红苔黄，脉数等。方用防风通圣散，表里双解。

5. 治疗风邪初中经络：口眼㖞斜，舌强不能言语，手足不能运动，或恶寒发热，苔白或黄，脉浮数或弦细。方如大秦艽汤（《素问病机气宜保命集》），功能疏风清热、养血活血。

6. 治疗破伤风，症见：牙关紧急，口撮唇紧，身体强直，角弓反张等，方如玉真散（《外科正宗》）。方中均配伍有祛风止痛解痉的防风。

二、止痛，治疗咽喉疼痛，腹痛，痔疮疼痛

1. 治疗咽喉疼痛，方如六味汤（荆芥，防风，桔梗，僵蚕，薄荷，甘草）。

2. 治疗腹痛即泻，泻后则安。方如痛泻要方（陈皮，白术，白芍，防风），主治脾虚肝旺之泄泻。

3. 治疗痔疮疼痛，方如止痛如神汤（组成：秦艽、桃仁、皂角子、苍术、防风、黄柏、当归尾、泽泻各、槟榔、熟大黄），功能清热祛风、除湿止痛。

三、治疗和预防感冒，升举阳气

1. 治疗和预防肺脾气虚，气短乏力，纳少，易感冒，方如玉屏风散（黄芪 20g，防风 12g，白术 15g）。

2. 治疗脾胃气虚，湿郁生热。症见：怠惰嗜卧，四肢不收，肢体重痛，口苦舌干，饮食无味，食不消化，大便不调。方用升阳益胃汤［组成：羌活 10g，独活 10g，防风 10g，柴胡 6g，人参（可用党参 20g 代）10g，白术 12g，茯苓 12g，炙甘草 12g，黄芪 30g，白芍 10g，半夏 10g，黄连 6g，泽泻 10g，陈皮 12g，大枣 12g，生姜 5 片］。

四、治疗风湿疼痛，痹证疼痛

1. 治疗风湿肢节疼痛，关节肿大，身体消瘦。方如汉代张仲景《金匮要略》桂枝芍药知母汤（桂枝 12g，芍药 9g，甘草 6g，麻黄 12g，生姜 15g，白术 15g，知母 12g，防风 12g，炮附子 10g）。

2. 治疗痹证日久，肝肾两虚，气血不足证。方如独活寄生汤。

五、祛风止痒，治疗风疹、湿疹皮肤瘙痒，疮疡肿毒

1. 防风祛风止痒，治疗风疹、湿疹皮肤瘙痒，方如消风散（《外科正宗》）［荆芥，防风，蝉蜕，胡麻仁（火麻仁），苦参，苍术，知母，石膏，牛蒡子，木通，当归，生地，甘草］。

2. 治疗湿疹，手足皮肤痒，或有水泡。如自拟苍参消疹汤（组成：苍术 12g，荆芥 12g，防风 12g，蝉蜕 10g，生地 20g，当归 15g，苦参 10g，白蒺藜 20g，白鲜皮 20g，首乌藤 30g，蒲公英 20g，银花 15g，甘草 12g）。

3. 防风祛风止痛，与银花、白芷、当归等配伍，还能治疮疡肿毒，方如仙方活命饮。

骨碎补补肾活血接骨，治牙痛、耳鸣

记得 20 世纪 50 年代末，我在盘龙区（镇）龙王大队（村）双河口生活了几年。从双河口到龙王寺小学走约一里地有一个山凹叫茨菇湾（音）的地方，环形山凹中有一小溪沟流出，两边土里生长有麻芋子（旱半夏）、山萝卜又名六汗（续断）、淫羊藿，山坡岩石上长有石韦、爬岩姜等中草药。长大后学中医了才知道，原来爬岩姜就是中药骨碎补。骨碎补功能补肾活血，强筋骨续绝伤，治牙痛、耳鸣，临床比较常用。

一、擅止牙痛

1. 20 世纪 80 年代，我在荣昌县中医院随名老中医周泽勋实习时，亲眼看到周老用二陈汤加骨碎补、怀牛膝等治愈一例顽固性牙痛病人，骨碎补用量达 50g。

2. 治疗虚火牙痛，可选用滋阴地黄汤（《外科医镜》）。组成：大熟地 30g，毛姜 12g（即骨碎补），山药 12g，茯苓 9g，牡丹皮 9g，泽泻 9g，麦冬 9g，北五味 3g，肉桂随宜加用，水煎服。

3. 笔者在临床上治疗牙痛病人，凡有牙齿松动，即以骨碎补配合地骨皮、白蒺藜、生地、当归、丹皮、怀牛膝等治疗，效果较好。

二、补肾活血，强筋骨，续伤止疼痛

1. 笔者在临床上治疗肾虚腰痛（腰肌劳损），常与杜仲、狗脊、续断、淫羊藿、怀牛膝、鹿衔草等配伍。

2. 治疗跌打损伤，骨折或瘀血肿痛，常与生地、续断、桑寄生、川牛膝、当归、桃仁、红花、赤芍、土鳖、丹皮、玄胡索等配伍。

3. 治疗骨质增生，腰膝疼痛常与木爪、威灵仙、怀牛膝、丹参、当归、独活、桑寄生、白芥子、鹿衔草、刺五加等配伍。

十方九归，《本草纲目》称它为妇人要药

李时珍《本草纲目》记载："当归调血为妇人要药，有思夫之意，故有当归之名。"古人将当归分为归头、归身、归尾和全归四种，认为当归头、身、尾和全归功效不同，归头、归身，均擅长补血润肠通便；归尾擅长活血调经止痛；全当归集头、身、尾于一体，所以能补血，润肠通便，又能活血调经止痛，为女科圣药。

由于很多中药方剂中都使用当归，所以在我国古代医籍中又有"十方九归"之说，并称当归为"药王"。当归以甘肃岷县的最好，为道地药材，故又称为秦归、西当归、岷当归。

人体不离气、血，女子以血为本，气血互根互用。当归兼具补血活血之功，善能调经止痛，故有"妇科圣药"之称。

一、当归为妇科圣药，善能调经止痛

1. 治疗崩漏，功能育阴补肾、调经止血。方如胶艾汤方（《金匮要略》），由阿胶、艾叶、当归、白芍、地黄、川

芎、炙甘草7味药组成。（后世医家把原方中炙甘草略去，称为胶艾四物汤）。

2. 治疗心脾两虚，失眠，纳差，月经量多，出血不止，肢倦乏力。方如归脾汤。

3. 妇女气血两虚兼有瘀滞，月经不调，方如八珍益母丸。

4. 用于血虚血瘀导致的月经过多，方如桃红四物汤。

5. 治疗月经延后，或宫寒不孕，如温经汤。

6. 治疗妊娠腹中绞痛，方如当归芍药散。

7. 治疗产后血虚寒凝、瘀血阻滞证。方如生化汤〔全当归24g，川芎9g，桃仁（去皮尖，研）6g，干姜（炮黑）、甘草（炙）各2g〕。

二、十方九归，被称为"药王"

1. 用于补血，主治失血过多，血虚阳浮发热。症见：肌热面红，烦渴欲饮，脉洪大而虚，重按无力。方如当归补血汤（当归12g，黄芪60g）。又如圣愈汤（《兰室秘藏》：熟地，当归，白芍，川芎，党参，黄芪），功能补气补血、摄血，治疗气虚血亏证。再如八珍汤（四君子汤合四物汤）气血双补；十全大补汤（《太平惠民和剂局方》八珍汤加肉桂、黄芪），温补气血；人参养营汤（即十全大补汤去川芎加陈皮、五味子、远志），用于治疗气血不足，虚劳咳嗽，疮疡不敛，崩漏不止等症。

2. 当归活血，可与活血化瘀中药配伍，用于跌打损伤，瘀血肿痛。如治疗胁肋受伤，瘀血留著的复元活血汤，具有活血祛瘀、疏肝通络功效。如治疗胸部血瘀疼痛的血府逐瘀汤；血瘀气滞形成包块，方如膈下逐瘀汤；瘀血留阻小腹，寒凝血瘀的少腹逐瘀汤；瘀血挟风湿，经脉痹阻，经络不通的身痛逐瘀汤。另外，如治疗中风后遗症，气虚血瘀的补阳还五汤，由黄芪（生）120g，当归尾6g，赤芍5g，地龙（去土）、川芎、红花、桃仁各3g组成。

3. 用于治疗湿热、风湿、湿疹、风疹瘙痒等方剂都有当归。如治疗肝胆实火，或肝经湿热下注的龙胆泻肝汤；治疗阴虚火旺所致盗汗的当归六黄汤；治疗湿疹的自拟清热除湿消疹汤，药用生地、当归、荆芥、防风等；又如，治疗风疹、湿疹的消风散（《外科正宗》）；治疗心血凝滞，内蕴风热，皮肤疮疥，或肿或痒，或脓水浸淫，或发赤疹瘖瘤的当归饮子（《重订严氏济生方》）；治疗冷风顽痹的独活寄生汤等。

4. 当归还可以用于寒滞经脉，四肢厥冷，如当归四逆汤，当归四逆加吴茱萸生姜汤，温中补血、调经散寒的当归生姜羊肉汤（《金匮要略》）

5. 当归具有养血润肠通便功效，用于治疗血虚便秘，方如润肠丸（《沈氏尊生书》：生地，当归，枳壳，桃仁，火麻仁)。

6. 当归还可以用于治疗肺肾虚寒，水泛为痰；或年迈阴虚，血气不足，外受风寒，咳嗽呕恶，喘逆多痰。痰带咸味，或咽干口燥，自觉口咸等。如金水六君煎（当归，熟地，半夏，茯苓，陈皮，炙甘草)。

7. 当归还可以与清热凉血药配伍，用于治疗胃火牙痛，或牙龈出血等，如清胃散。也可用于治疗中气虚。由于气血互根互用，于补气升阳中加入补血养血的当归，可补血益气，故可治疗中气虚，方如补中益气汤。还可与清热解毒、凉血活血药配伍，用于治疗疮疡肿毒，方如仙方活命饮。如热毒炽盛之脱疽，方用四妙勇安汤，清热解毒、活血止痛。四妙勇安汤由银花、玄参、当归、甘草四味药物组成。

综上可知，当归用途广泛，很多方剂中都配伍有当归。因此说当归为"妇科圣药"，十方九归，其为中药之王一点都不为过。

三七煲鸡为补药

《本草纲目》中记载："金不换，近时始出，南人军中用为金疮要药，云有奇功。"金不换即是三七，老百姓习惯用来煲鸡，把它当补药，让人百思不解。我查遍了所有中药书籍，均记载："三七，又名金不换，田七。功能止血散瘀，消肿定痛。"但是民间却一直延续用三七煲鸡来补身体的习惯。

笔者认为三七煲鸡或用鸡汤吞三七末有补益作用，应该从以下三个方面理解。

1. 三七为五加科植物，与刺五加和人参都同属五加科。刺五加功能补肝肾、强筋骨；人参功能大补元气。三七、刺五加、人参属同一"家族"，应该都有补益强壮作用。

2. 三七活血化瘀、散瘀止血，有消散血管壁斑块，软化血管作用，可以用于治疗脑动脉硬化、冠心病等。老年人毛细血管变脆，容易破裂出血，三七有止血散瘀功能，化瘀止血而不伤正，特别适宜老年人服用，以通为补。

3. 三七煲鸡是补药，三七粉吞白酒是打药（消肿止痛药），这也可以说是"配伍"（或炮制）不同功效就不一样的表现。就好像何首乌，生用解毒通便，制首乌则补肝肾、益精血。

民间流行用三七煲鸡作为滋补药膳的传统民俗文化一直流传至今，我认为有一定道理。作为中医人应对其予以承认和肯定，并继承和传播，使之发扬光大。

大黄的功与过

由于大多数人普遍存在喜补恶攻心理，因此古代就有"大黄救人无功，人参杀人无过"之说。大黄虽然有将军之美誉，却被世人误解了好几百年。《神农本草经》记载大黄："下瘀血，血闭，寒热，破癥瘕积聚，留饮宿食，荡涤肠胃，推陈致新，通利水谷，调中化食，安和五脏。"将其列为下品。

大黄能增加肠蠕动，抑制肠内水分吸收，促进排便；大黄有抗感染作用，对多种革兰氏阳性和阴性细菌均有抑制作用，其中最敏感的为葡萄球菌和链球菌，其次为白喉杆菌、伤寒和副伤寒杆菌、肺炎双球菌、痢疾杆菌等，对流感病毒也有抑制作用；由于鞣质所致，故泻后又有便秘现象；有利胆和健胃作用；此外，还有止血、保肝、降压、降低血清胆固醇等作用。

大黄用于临床，用之得当疗效卓著。

大黄是一味治病救人良药，医圣张仲景就推崇和善用大黄，他在《伤寒论》和《金匮要略》中就有不少方剂都有大黄。如大承气汤、小承气汤、大黄牡丹皮汤、茵陈蒿汤、大柴胡汤、抵当汤、大黄蟅虫丸、下瘀血汤、已椒苈黄汤等等。

又如复元活血汤（《医学发明》）治疗跌打损伤，瘀血阻滞，胁肋瘀肿，痛不可忍。方中重用大黄30g。组成：柴胡15g，瓜蒌根9g，当归9g，红花6g，甘草6g，大黄（酒浸）30g，桃仁50个（酒浸，去皮、尖，研如泥）等。

记得20世纪70年代末，我在峰高乡卫生院实习时，有一位张老师（西医）收治了一腹痛病人，大便三日未解，我给张老师说："中医有'通则不痛，痛则不通'之说，应该用通下法，可用承气汤。"另一位老中医武进文老师则认为，应该保守一点，不宜把中医宝贵经验轻易示与人。他说："鸳鸯绣了从教看，莫把金针度与人。"

在临床上我曾用大柴胡汤治愈一例多发性肾、输尿管结石病人。病人姓莫，患多发性肾、输尿管结石。病人腰痛，往来寒热，口苦，大便秘结。我即予大柴胡汤加川牛膝。服药一剂即排出结石数颗，诸症悉除。

2016年笔者曾经用大黄治愈一"热结旁流"病人。病人腹胀，大便不解数日，如厕则泄出清水。我认为她腹内有燥屎，属仲景所说"热结旁流"，即处以枳实、厚朴、莱菔子、大黄、麦芽、甘草等药。第二天她来告诉我，服药后大便已解，唯有头昏乏力。我让她停药，回家休息，喝米粥养胃。

大黄还能用于急腹症（肠梗阻）、尿毒症，以及肝硬化腹水等。

临床上经常会遇到大便秘结不通的病人，但是真正属于腑实热结的比较少见，所以治疗便秘我也少有用大黄。有便秘的病人喜欢自己购买大黄类药通便，图一时之快。结果服用日久，再服大黄时已经无效。因长期服用大黄类清热通便药，后来做肠镜时发现大肠出现黑变。这是滥用苦寒泻药所致恶果。

大黄是一味良药，临床运用得当，治病效果好，见效快，能斩关夺门，故有将军之美誉。奈何世人多喜补恶攻，以致数百年来，一直不被病人承认，医生也畏忌不敢重用。故撰写此文，警醒世人，引以为戒。

天麻擅治头昏眩

天麻别名赤箭、定风草、独摇芝、独摇草等，为兰科多年生草本植物天麻的块茎。

元代著名医家罗天益说："眼黑头眩，风虚内作，非天麻不能治。天麻乃定风草，故为治风之神药。"

现代药理研究，天麻富含天麻素、香荚兰素、蛋白质、氨基酸、微量元素等。

天麻具有平肝熄风、祛风止痉作用。主要用于治疗肝虚、肝风内动或肝阳上亢所致头昏目眩、头痛等症。也可与平肝潜阳药配伍，用于治疗高血压病头昏头痛，如天麻钩藤饮。还可以用于治疗外风、破伤风痉挛抽搐等症，如玉真散。

国人大都有将天麻煲鸡当作滋补药膳的进补习惯，把天麻作为治疗头昏良药，有一定道理。

20 世纪 80 年代中期，那时造假比较普遍，因为天麻属贵重药品，难免有不法药商掺杂使假。当时我已经从江津卫校毕业分配到峰高区（镇）卫生院工作几年了，被县卫生局聘为特邀药品监督员。有一次卫生局还专门从重庆市药监所请来专家为我们讲过天麻的真伪鉴别。中药专家总结正品天麻为三句话：一是鹦哥嘴（天麻芽红色弯曲，像鹦哥嘴样），二是鼠尿味，三是有点状环纹。具备这三条特征才是真天麻。

笔者长期从事中医临床工作，用程国彭《医学心悟》半夏白术天麻汤治愈过不少眩晕病人。半夏白术天麻汤由：法半夏 10g，白术 15g，天麻 12g，茯苓 15g，陈皮 15g，甘草 10g，大枣 15g，生姜 5 片组成，药简效宏。临床运用辨证要点是、头晕目眩，恶心欲吐，或痰多，纳差等。

记得 20 世纪 90 年代末，我曾经用半夏白术天麻汤治愈一亲戚眩晕病。何某某，女，年龄 60 岁左右。患眩晕数日，恶心欲吐，食少。我用半夏白术天麻汤，两剂而愈。她非常感激，说："没有想到你用的药那么少，效果还这么好。我在乡镇上也曾经看过中医，捡的药像牛药一样多，药罐都装不下，药渣都一大筲箕（四川、重庆用于沥米饭的竹制品），还是没有效果。"

天麻虽好，但是对于外感风寒，头昏头痛；中气虚所致头昏眼花，少气乏力或血虚头昏，面色不华；以及阳虚饮逆，头昏眩冒等则不宜用。

当然，对于大多数上盛下虚、肝阳上亢，经常出现头昏的中老年人来说，煲点天麻药膳鸡吃，对身体还是有益处的。

葛根解肌除痹止口渴

葛根为豆科多年生落叶藤本植物野葛或甘葛藤的根。《神农本草经》葛根："味甘平。主消渴，身大热，呕吐，诸痹，起阴气，解诸毒，葛谷，主下利，十岁已上。一名鸡齐根。生川谷。"

现代医学研究表明：葛根具有滋补营养、养颜护肤、延缓衰老、改善骨质疏松、调节雌激素水平、降脂减肥等多种保健功能。特别是葛根中的黄酮和葛根素，还能扩张冠脉血管、脑血管和内耳血管，增加冠脉和脑血流量，降低心肌耗氧量，有利防治心肌缺血、心肌梗死、心律失常和缓解神经性耳鸣耳聋等；同时能改善微循环，对预防动脉硬化、脑血栓及老年性痴呆等疾病也有好处。

临床医学证明，葛根对高血压、高血脂、高血糖、老年骨质疏松有非常好的疗效。

1. 营养心肌，扩张血管。葛根总黄酮和葛根素能改善心肌的氧代谢，对心肌代谢产生有益作用，同时能扩张血管，改善微循环，降低血管阻力，使血流量增加，故可用于防治心肌缺血、心肌梗死、心律失常、高血压、动脉硬化等病症。

2. 降糖降脂。葛根素有明显的降低血糖的作用，葛根所含的黄酮类化合物有降血脂作用，能降低血清胆固醇和甘油三酯，用于治疗高血糖、高血脂症，有显著疗效。

葛根性凉，味甘、辛，入脾、胃二经，具有解表退热、生津透疹、升阳止泻等功效，用于外感发热头痛、颈背强痛、口渴消渴、疹出不畅、热痢泄泻等，还是历代清热解毒、通脉醒酒的要药。

一般用量为30~50g。

临床应用如下：

1. 感冒、发热、恶寒、无汗、项强：葛根有发汗、退热作用，与柴胡（解表退热）、石膏（清解里热）等配伍，有解肌清热之功效，可用于表寒里热证，方如柴葛解肌汤。

2. 与麻黄（发散风寒）、桂枝（发汗解肌、温通经脉）、芍药（清热凉血、散瘀止痛）同用，有散寒解表、缓急止痛之功效，治风寒表证而见项背强痛、无汗、恶风者，如《金匮要略》葛根汤。

3. 胃热口渴：葛根能生津止渴，对热病口渴，或消渴等症，可配麦冬（养阴生津、润肺清心）、天花粉（清热生津）等同用。

4. 脾虚泄泻、湿热泻痢：葛根能升发清阳，促使脾胃阳气上升，有生津止泻的作用，常配合党参（补元气）、白术（健脾燥湿功效）等治疗脾虚泄泻。

5. 配黄连、黄芩（均具清热燥湿）、甘草，方如葛根芩连汤（《伤寒论》），用于治疗湿热泻利等症。

虎杖降脂退黄治痤疮

记得20世纪70年代，我曾经在盘龙公社合心大队医疗站种过药。有一次公社卫生院老师带我到山上采草药，教我认识了山坡上有种叫花斑竹的植物，它的根就是中药虎杖。虎杖功能清热解毒，利胆退黄，祛风利湿，散瘀定痛，止咳化痰。

现将我的运用经验总结如下：

1. 虎杖常用于治疗肝炎，有降酶退黄作用，常与茵陈、赤芍、丹参、柴胡、黄芪、菌灵芝等配伍。如我用自拟益气活血清肝汤治疗乙型肝炎活动期，临床效果好。

2. 虎杖还可用于治疗脂肪肝，脂肪肝常伴有转氨酶升高。临床上治疗脂肪肝，我常用虎杖与山楂、泽泻、决明子、荷叶、莱菔子等配伍。

3. 虎杖清热解毒、化瘀凉血，还常用于治疗痤疮（青春痘）。我临床常用自拟加减枇杷汤，效果很好。加减枇杷汤即以虎杖配伍生地、地骨皮、丹皮、桑白皮、当归、白花蛇舌草、枇杷叶、甘草等药而成。

4. 虎杖还可以用于治疗肺热咳嗽（肺炎，支气管炎），临床表现为咳吐脓痰，量多色黄，或气喘，口干苦等。常以虎杖配黄芩、桔梗、鱼腥草、瓜蒌、杏仁、前胡等味。

另外，虎杖还有祛风湿作用，可以用于风湿痹证或用于治疗痛风。国医大师朱良春高足何绍奇（已故）认为虎杖有调整胃肠、通利二便的功用，因此他常用来治疗糖尿病、痛风（尿酸高）、血脂高、胆固醇高以及单纯性肥胖、习惯性便秘、高血压病等，对于调整机体代谢紊乱，有较好的疗效。

虎杖用量，临床上我大多用20~30g，2日1剂。

瓜蒌（仁）与天花粉

瓜蒌可清热涤痰，宽胸散结；瓜蒌仁可润燥滑肠。两者均可用于肺热咳嗽，痰浊黄稠，胸痹心痛，结胸痞满，乳痈，肺痈，肠痈肿痛，大便秘结等。瓜蒌的块根叫天花粉，具有清热泻火、生津止渴、排脓消肿功效。主治热病口渴、消渴、黄疸、肺燥咳血、痈肿、痔瘘等。

一、瓜蒌

早在汉代，张仲景就用它来治疗胸痹心痛（相当于现代冠心病）。

1. 瓜蒌薤白白酒汤，瓜蒌薤白半夏汤等（《金匮要略》）。

2. 用于治疗痰热咳嗽，如：小陷胸汤（由半夏、黄连、瓜蒌实组成），具有清热化痰、宽胸散结之功效（《伤寒论》）。

3. 在临床上治疗胃炎，上腹胀痛，恶心呕吐，或大便秘结，我常用小陷胸汤合四逆散（柴胡，枳壳，白芍，甘草）加蒲公英、乌贼骨等。

4. 对于肺热咳嗽，咳吐黄痰，口苦。我常用瓜壳与鱼腥草、桔梗、黄芩、芦根等配伍。

5. 治疗痰热咳嗽，咳吐脓痰或黄痰，口干苦，常选用清气化痰汤（《医方考》），组成为陈皮、制半夏、茯苓、黄芩、瓜蒌、杏仁、胆南星、枳实。

6. 用于治疗带状疱疹。如《医旨绪余》中瓜蒌红花甘草汤。在临床上，我用该方加味治疗带状疱疹，疗效好，经得起反复验证。

二、瓜蒌仁

功能润肺化痰，滑肠通便。用于咳燥痰黏，肠燥便秘。常与麦冬、玄参、知母、桔梗、莱菔子等配伍，治疗肺热伤津咳嗽、咳痰不爽、大便秘结等症。

三、天花粉

具有生津止渴、排脓消肿功效，临床上常用于肺胃热盛伤津之口渴，以及热毒壅盛之口舌生疮，或者热毒疮疡，如仙方活命饮。天花粉还可与生地、玄参、麦冬、知母等配伍，用于糖尿病阴虚口渴。

禁忌：①瓜蒌性寒，不适宜脾胃虚寒，大便不实，有寒痰、湿痰者。②不宜与乌头类药材同用。

桑叶与桑皮

一、桑叶

《神农本草经》说："除寒热，出汗。"桑叶功能疏风热治咳嗽，无论风热咳嗽，燥邪咳嗽，或盗汗均可运用。

1. 风热咳嗽：发热咳嗽，口渴，头昏痛，脉浮数等。方如桑菊饮。

2. 肺燥咳嗽，轻症用桑杏汤；重症之外感燥火伤肺，方用清燥救肺汤（桑叶、石膏、甘草、胡麻仁、真阿胶、枇杷叶、人参、麦门冬、杏仁）。

3. 燥伤肺胃，津液亏损而见口渴咽干、或干咳少痰，舌红少苔，脉细数。方如沙参麦冬汤。

4. 桑叶还能用于治疗盗汗。现代医学研究表明，桑叶含有的芸香苷和槲皮素能减少毛细血管的通透性，从而起到止汗作用。

二、桑白皮

功能泻肺平喘、利水消肿，治鼻衄，消痤疮。

1. 用于皮水，四肢头面悉肿，按之没指，小便不利。方如五皮饮《三因极一病证方论》（组成：炙大腹皮、炙桑白皮、茯苓皮、生姜皮、陈皮）。

2. 治疗肺热喘咳。方如泻白散《小儿药证直诀》（组成：地骨皮 15g，桑白皮 15g，甘草 3g，粳米 6g）。

3. 治疗风热外束，痰热内蕴之哮喘。方如定喘汤（麻黄、杏仁、桑白皮、黄芩、半夏、苏子、款冬花、白果、甘草）。

4. 治肺经热甚，喘嗽痰多。方如桑白皮汤（《古今医统》卷四十四引《医林》：桑白皮、半夏、苏子、杏仁、贝母、山栀、黄芩、黄连）。

5. 治鼻衄。桑白皮治疗鼻出血（鼻衄）。王忠明医师曾用桑白皮治愈顽固性鼻衄数十例，法简效捷。取市售桑白皮 30~200g，加水煎煮二次（每次煎煮 20 分钟左右），取二次煎汁 500~800mL 混匀，装入保温瓶内。每次服 100~200mL，一日服完。一般 1 剂药后，鼻衄即止，连服 3~5 剂可根除。

6. 消痤疮。取适量的枇杷叶、桑白皮、栀子、黄连、赤芍、生槐花、金银花、当归、甘草。将上述材料用水煎服，每日 1 次。

川楝子与皮

我的童年在盘龙区（镇）双河口（重庆市直辖前归属四川）度过，那里山清水秀，竹、树成荫，有两条小河从门前流过。记得门前右边不远处的河边有一棵苦楝树，母亲曾经去刮过一块树皮熬水给我和哥两兄弟喝，说是能驱蛔虫，味道很苦。到了秋天，树上就会结很多金黄色的果实，我们称它叫作苦楝子。后来学医了才知道，苦楝子学名又叫川楝子或金铃子，主要产地在南方各省，尤以四川产者为优，所以称川楝子。川楝子有清肝火、行气止痛、杀虫功效。

20世纪80年代，我曾经在荣昌县中医院跟随名老中医周泽勋实习一年，亲眼看到周老用川楝子治一妇女胁痛，炒川楝子用量达50g之多，止痛效果很好。

笔者在临床上也常用炒川楝子行气止痛，用量大多为15~20g。川楝子与玄胡索配伍，叫金铃子散，是著名的行气止痛良方。金铃子散临床常用于治疗气滞血瘀，胸腹胁肋以及胃脘胀满刺痛等症。

又如一贯煎，《柳州医话》中治肝肾阴虚、肝气不舒，症见胸脘胁痛，嗳气吞酸，咽干口燥，舌红少津，脉弦细弱。方中也有川楝子。

组成：北沙参10g，麦冬10g，当归10g，生地黄30g，杞子12g，川楝子5g。

板蓝根与叶

板蓝根与叶都入药，叶叫大青叶，根叫板蓝根。功能清热凉血，解毒利咽。预防流行感冒，治疗肝炎、腮腺炎、扁桃体炎等，疗效可靠，是病毒"克星"。

1. 预防流行性感冒。在那个年代，每到春天气温升高，在人群集中的地方，就容易发生流行性感冒。所以有几所学校就会来抓（捡）中药熬大锅药给学生喝。我给他们处方大多是以下中药：银花，大青叶，板蓝根，柴胡，贯众，甘草等。

2. 用于治疗肝炎。20世纪80年代，我在荣昌县峰高区（现在已改为镇）上班，经常会遇到甲肝病人（中医诊断为黄疸病，阳黄证）。其临床表现为：面色巩膜发黄，厌油腻，小便黄红如牛尿，肢倦无力，口干苦等。我就用汉代张仲景《伤寒论》茵陈蒿汤加减，药用：茵陈、栀子、郁金、板蓝根、柴胡、山楂等。一般7~10天黄疸就可以消退，20多天肝功能即可恢复正常。现在临床上很少见到甲肝病人了，但是治疗乙型肝炎在辨证基础上加入板蓝根，同样能够提高疗效。

3. 用于治疗腮腺炎。板蓝根能抗病毒，治疗腮腺炎效果也很好。有一年春天，我女儿（当时约三、四岁）患腮腺炎重症，双侧腮部肿大。我就给她吃板蓝根颗粒，大约四、五天就痊愈了。

4. 治疗扁桃体炎。临床表现为发热口渴，咽喉肿痛

（扁桃体充血肿大），咽干，大便干，小便黄，舌红苔薄白，脉浮数。方用银翘散加减。银花15g，连翘15g，桔梗12g，玄参15g，板蓝根20g，牛蒡子15g，薄荷10g，芦根20g，甘草10g。

需要注意的是：大青叶、板蓝根虽然长于抗病毒，有凉血利咽功效，但是对于体虚无实火、热毒者忌服。

香白芷开窍除湿止疼痛

治疗鼻炎，不少中医都知道苍耳子、辛夷花效果好。但是，真的感冒引发鼻炎，出现鼻塞流涕、头痛，白芷应该是首选药。因为白芷除了能开鼻窍外，还能祛风止痛，治疗鼻塞伴头痛效果好。笔者在临床上治疗风寒感冒、头身疼痛、鼻塞流涕，常用荆防败毒散加白芷、苍耳子。白芷擅长治阳明（额部）头痛，如芎芷石膏汤治疗风热头痛。我治疗慢性鼻炎常用白芷15g，苍耳子15g，辛夷15g，桔梗12g，鱼腥草20g，陈皮15g，甘草10g。过敏性鼻炎加黄芪20～30g，桂枝12～15g。

白芷功能燥湿止痛，也是治疗妇科病腹痛、白带量多良药。

我在临床上常用自拟苍白败酱汤治疗妇女带下病、盆腔炎效果满意。盆腔炎主要表现为：白带量多，腰骶酸胀，或小腹胀痛。口干或苦，舌红苔白，脉滑略数。

【自拟苍白败酱汤】

治法：清热除湿解毒。

组成：苍术 15g，白芷 15g，败酱草 30g，萆薢 20g，乌药 10g，泽泻 20g，甘草 10g。

白芷具有消肿止痛之功，临床上我治疗牙痛，常在方中加入白芷、防风，增加止痛效果。

白芷消肿止痛，还可治疗疮疡肿痛，如仙方活命饮。

白僵蚕祛风散结止痒

僵蚕，即感染白僵菌病死或人工接种的干燥蚕，功能祛风散结、止瘙痒。

一、功能主治

僵蚕功能祛风定惊，化痰散结。临床常用于治疗小儿惊风，或风痰作眩头昏。

1. 用于治疗乳蛾（扁桃体炎）肿痛。如六味汤（荆芥，防风，僵蚕，桔梗，薄荷，甘草）。

2. 治中风口眼歪斜（面瘫）：白附子、白僵蚕、全蝎（去毒）各等份并生用。上为细末，每服 3g，热酒调下，不拘时候（《杨氏家藏方》牵正散）。

3. 治疗破伤风，如玉真散。

4. 治疗温病表里三焦大热，其证不可名状者，方如升降散（僵蚕，蝉蜕，姜黄，大黄）。

5. 用于治疗风热头痛，方如菊花茶调散。

二、临床运用

僵蚕用治肝经风热上攻之头痛、目赤肿痛、迎风流泪等症，常与桑叶、木贼、荆芥等疏风清热之品配伍，如白僵蚕散（《证治准绳》）；僵蚕治疗风疹瘙痒，如《圣惠方》用僵蚕为末，内服，治风疮瘾疹，可单味研末服，或与蝉蜕、薄荷等疏风止痒药同用。僵蚕还能化痰散结，与玄参、浙贝母、夏枯草配伍可以消瘰疬痰核。

川黄连除湿热解毒消疮肿

汉代张仲景在《伤寒论》书中就多次选用黄连治疗"急、慢性胃肠炎"。

一、治疗湿热阻滞中焦，呕吐腹胀腹泻

1. 如治疗急性胃肠炎发热、呕吐腹泻的葛根芩连汤，葛根芩连加半夏生姜汤。

2. 治疗腹中痛、欲呕吐者的黄连汤（炒黄连，炮姜，炙甘草，桂枝，人参，半夏，大枣）。

3. 治疗"胃炎"心下痞满，按之则痛的小陷胸汤（半夏，瓜蒌，黄连）。

4. 治疗上热下寒、食入则吐的干姜黄芩黄连人参汤（干姜 6g，黄芩 6g，黄连 6g，人参 6g）。

5. 治疗心下痞满、呕吐腹泻的五个泻心汤（半夏泻心汤，生姜泻心汤，甘草泻心汤，大黄黄连泻心汤，附子泻心汤）。

6. 治疗厥阴病寒热错杂，蛔厥，久痢。症见腹痛下痢、时发时止、躁烦呕吐、手足厥冷。方如乌梅丸。

二、治疗湿热困阻中焦，或肝火犯胃，腹痛腹泻

1. 如王氏连朴饮（厚朴 6g，川连姜汁炒、石菖蒲、制半夏各 3g，香豉炒、焦栀各 9g，芦根 60g。王孟英《霍乱论》），治疗湿热俱盛，蕴蒸气分，郁阻中焦之证。症见腹痛痞满，呕吐不纳，舌白或黄，手扪之糙，渴不引饮，大便泄泻，小便不利，或赤而短等症。

2. 治疗肝火犯胃，脘胁疼痛，口苦嘈杂，呕吐酸水，不喜热饮。方如左金丸（黄连 18g，吴茱萸 3g）。

3. 用于治疗肝火犯胃、肝胃不和所致的胃脘灼热疼痛，口苦嘈杂，呕吐吞酸，腹痛泄泻等。方如戊己丸（黄连 15g，吴茱萸 3g，白芍 15g）。

4. 治疗胃肠湿热，肠炎，腹痛腹泻。方如香连丸（木香 12g，黄连 10g）。

三、黄连还能泻火安神治失眠

1. 如《伤寒论》中的黄连阿胶汤，用于治疗心肾不足、阴虚火旺较重的心烦失眠，舌红苔燥，脉细数者。黄连阿胶汤，由黄连、阿胶、黄芩、白芍、鸡子黄组成。

2. 治疗心肾不交，怔忡无寐。方如交泰丸（《韩氏医通》：黄连 20g，肉桂 2g）。

四、治疗阴虚火旺盗汗症

方如当归六黄汤（组成：当归 15g，生地黄 15g，熟地黄 15g，黄芩 10g，黄柏 10g，黄连 10g，黄芪 30g），功能滋阴泻火、固表止汗。

五、用于治疗大热烦躁，口燥咽干，错语，不眠等症状，或外科痈疡疔毒。

方如黄连解毒汤（《外台秘要》引崔氏方：黄连 10g，黄柏 10g，黄芩 10g，栀子 10g）。

黄连功能清热燥湿、泻火解毒，为治疗胃肠炎首选。黄连以四川省雅安产者质量为优，故处方中常写川连或雅连。

《神农本草经·上经》：黄连味苦寒。主热气，目痛，眦伤，泣出，明目，肠澼，腹痛，下利，妇人阴中肿痛。久服，令人不忘。一名王连。生川谷。

【按】《广雅》云："王连，黄连也。"范子计然云："黄连出蜀郡，黄肥坚者善。"

麦门冬

每当我夏天行走在路上，看到路边开白色淡蓝小花，就会勾起了我儿时记忆。小时候，这种植物河边、路边随处可见，结的籽是墨蓝色，我们用刀砍来水竹，锯去两头竹节，分别两次将墨蓝色种子塞入，用小竹棍向前推，发出砰的一声响，射中人还有点痛，我们管这种玩具枪叫猫儿炮。

后来长大后学中医了才知道，这种白色淡蓝小花的野草又叫沿阶草，下面乳白色块根叫麦门冬，功用很多。

早在两千多年前的汉代，张仲景在《金匮要略》中就用著名的麦门冬汤（麦门冬 60g，半夏 9g，人参 6g，甘草 4g，粳米 6g，大枣 12 枚），治疗肺胃阴虚，气逆咳嗽。

麦冬有养阴润肺、清心除烦、益胃生津的功效，临床运用广泛。如治疗慢性咽炎咽喉干痛，可选用玄麦甘桔汤，玄麦甘桔汤还可以用于肠燥便秘。如胃阴虚，可选用益胃汤；肺阴虚燥咳，沙参麦冬汤；肺阴虚咳血，百合固金汤；肝阴虚用一贯煎；阴虚便秘，增液汤；肺肾阴虚咳嗽，用麦味地黄汤；阴虚失眠，选用天王补心丹。用于虚脱患者出汗过多，有心跳过速、血压低，可用麦冬配人参、五味子等水煎服，方如生脉散。这些方剂中均有麦冬。

麦冬用途广泛，又价廉易得。但是对于脾胃虚寒，或湿重苔白厚腻，大便清稀者不适宜。

芦竹根生津止渴

在我很小的时候，由于父亲刘万禄被单位安排到离盘龙镇（当时称区）街上10多华里的龙王大队双河口代销店上班，我爸就用箩篼一头装一个把我和哥挑到那里去了。双河口乡下山青水秀，记得山上和大路边有几个地方都长有芦毛竹。小时候我们家如果有谁出现喉咙痛，我母亲都会去扯几根芦茅竹芯（即芦竹卷芯嫩叶）回来熬水喝，说是可以下火，有时还真管用。每年中秋节，家里基本上都要打糍粑，那时就会到山上砍两节芦竹回来，用来当粑棒，打糍粑。

真正了解芦竹根功用还是在学中医后。芦竹根功能清热生津，除烦止渴，利小便，在热病中常用。最有名的方剂如桑菊饮、银翘散方中都配有芦根。

记得20世纪90年代，我刚调去县医院不久，有一个李姓少年，患咳嗽喉痛，由他婆婆带来找我看病。说她孙子感冒咳嗽有几天了，经我们中医科周主任看过，没有效果，并拿出周主任处方给我看（因为她们喜欢在外面药店购药）。周主任的处方是银翘散加板蓝根30g。我认为该少年虽有咽痛，但以咳嗽口渴为主，即为他处桑菊饮原方。一剂病减，两剂而愈。

2015 年冬天，我患感冒，头痛咳嗽，口不渴。我认为是风寒感冒，去买了一盒祛风止痛胶囊服用，服后咳嗽不减，鼻塞流脓鼻涕，涕中带血。因为去年冬天气温较高，辨证当属风热感冒。我即去购买了两盒桑菊感冒片，服完后咳嗽、鼻塞流脓涕皆愈。这说明，芦根不但能清热利尿，生津止渴，而且还能够清肺热，治鼻炎止咳嗽。

石膏解肌清热除烦渴

李时珍《本草纲目》记载："生石膏亦称细理石，又名'寒水石'，主治中风寒热，有解肌发汗、除口干舌焦、头痛牙疼等功能，乃祛瘟解热之良药。"

在我老家盘龙镇，上个世纪末有一位叫黄书华的老中医，背地里大家都管他叫"黄石膏"，这主要跟他擅于用石膏治病有关。在他的中医处方中，超过90%都要用石膏，并且疗效不错。

以我的亲身经历为例。20 世纪 70 年代我下乡在盘龙公社合心八队当知青。1976 年秋天，我挖干田因口渴喝了凉水后出现腹痛，先服土单方及钟医生中药无效，后经服西药金霉素后，腹痛集中到肚脐中疼痛，于是求诊于黄书华老中医。他为我把脉望舌问病后处了一方，笔者服下后就觉得胃中温暖有舒适感，服完 1 剂药后疼痛解除 70%。用原方再煎1 剂，药未服完肚脐中疼痛已经痊愈。可惜时间太久此药方已经丢失，只记得方中有柴胡、大腹皮、石膏等三味中药。他的医术由此可见一斑。

1979 年冬天，我曾经在他所在的盘龙乡卫生院跟李步云老师实习过几个月，亲眼看到黄书华老先生几乎每张处方中都有石膏（因为李、黄二位老师都在盘龙公社卫生院上班）。比如有一次我到他诊室看他处方，我的一个朋友感冒了出现头昏，黄老给他的处方主要有荆芥、防风、羌活、石膏、柴胡、川芎等味中药。

黄老为什么喜欢用石膏？我认为主要与石膏性味功效有关。石膏味辛、甘，大寒。功效解肌清热，清胃泻火，除烦止渴。所以石膏既能清肌表之热，又能泻胃火，除烦渴。故张仲景用石膏配麻黄清热平喘，如麻杏石甘汤，调整石膏在方中的用量比例，有汗无汗皆可以用；又如著名的白虎汤，仲景用石膏配知母，治热入阳明胃经大热、大汗、大渴、脉洪大等四大症；大青龙汤治疗风寒表实，兼有里热证见，症见恶寒发热，身疼痛，无汗烦躁，脉浮紧。方中均配有石膏。又如《伤寒六书》中的柴葛解肌汤（处方：柴胡、干葛、甘草、黄芩、芍药、羌活、白芷、桔梗、石膏。功能：解肌清热。主治感冒风寒，郁而化热，恶寒发热，头痛肢酸，目疼鼻干，眼眶疼痛，心烦不眠，舌苔薄黄，脉浮微洪者），用于治疗热在三阳（太阳，阳明，少阳），方中也配有石膏。再如治疗阴虚火旺、胃热出血的玉女煎（处方：生石膏 9～15g，熟地 9～15g 或 30g，麦冬 6g，知母、牛膝各 4.5g。功能清胃滋阴。主治水亏火盛，六脉浮洪滑大，少阴不足，阳明有余，烦热干渴，头痛牙疼，牙龈出血），方中也有石膏。

1984 年我在荣昌县中医院跟名老中医周泽勋老师实习时，也亲见周师用白虎加人参汤治疗消渴病（中消，糖尿病），效果不错。

此外，民国时期著名中医学家张锡纯也擅用大剂量石膏治病，兹不赘述。

短气验案一则

彭某某，女，35岁。1984年3月7日诊。2天前夜间看电影时，初感背冷，恶寒战栗，后即出现短气不足以息，动则更甚，胸闷心累，四肢关节筋脉跳动。口淡无味，不思饮食。舌质淡红、苔白厚，脉右弦，左手略弱。

证系寒滞胸膺，气道闭阻。法当通阳散寒、宽胸理气。

予《和剂局方》之分心气饮加减：木通12g，桂枝12g，赤芍12g，半夏15g，大腹皮12g，青皮10g，茯苓20g，陈皮15g，羌活15g，枳壳15g，杏仁15g。

服上方1剂后，短气消除，余证减轻，但感胸痛引背、腰痛。上方去大腹皮加瓜壳24g、秦艽20g。1剂告愈。

【按】胸为清旷之地，难以容邪。今患者偶感寒邪，入驻胸中，阻塞气道，清气不升，故心累、短气，状似虚证。然扣其病机，起病急，病程短，且有胸闷，舌质正常、苔白厚等症，可知为邪实气闭之实证。故用分心气饮加减，通阳散寒，廓清胸中浊气，俾病却身安。（此为先师周泽勋验案）

医案医话五则

笔者从医近 30 载，愈病无数。其中不少验案，疗效甚佳，并已深深印在我脑海之中，虽然时隔多年，仍记忆犹新，挥之不去。于是就产生了一种将其述诸笔端，公之于世，与同仁切磋交流之欲望。文虽简略，其病也并非大病或疑难杂症，却是余亲身历验，真实可信。其治疗思路与方法，同仁或有可借鉴之处，于后学或能有所裨益与启迪，实为吾动笔劳神之初衷也。今特择其典型验案，以飨同仁。

一、丹栀逍遥散治口苦案

某军嫂病口苦，前医以龙胆泻肝汤、小柴汤治疗不效，求治于余。寻知其除口苦外，尚有胸胁胀满不舒，此乃肝郁化火所致，遂投丹栀逍遥散疏肝清火，1 剂病减，2 剂口苦消失。

此因妇人所愿不遂，肝气不舒，气郁日久而生热化火，胆热上攻而致口苦。病人以口苦为主症，前来就诊。前医问病不详，妄投"龙胆"、"小柴胡"泄火清热，药不对症，故难获效。余详细询问，始获知有胸胁胀满不舒佐症，投丹栀逍遥散标本兼治，故能药到病除。

二、小柴胡汤通便案

某女，大便秘结不解 3 日，伴往来寒热。《伤寒论》云："伤寒中风，有柴胡证，但见一证便是，不必悉具。"余急予小柴汤原方 1 剂，服药后竟寒热除，大便亦通。细玩《伤寒论》第 230 条云："阳明病，胁下硬满，不大便而呕，舌上白苔者可与小柴胡汤。上焦得通，津液得下，胃气因和，身濈然汗出而解。"可知小柴胡汤除和解少阳外，还有致津液下行和通大便之功。

三、大建中汤治腹痛案

田某，一日突患腹痛，自称痛时腹皮上有 1 包块突起。据其症状特征，认定此属大建中汤证无疑。《金匮》云："心胸中大寒痛，呕不能饮食，腹中寒，上冲皮起，出现有头足，上下痛而不可触近，大建中汤主之。"即书原方 1 剂：花椒，干姜，党参，饴糖，覆杯而愈。余临证近 30 年，大建中汤典型病例仅见此一例，可知仲景方书实为经验之谈，非临证亲历，必不妄载。该病临证虽属罕见，今后临床必然偶尔可见，故此记之。

四、膈下逐瘀汤治胆结石案

杨女，患胆石症，右胁下疼痛，余初诊时予当归芍药汤无效。后详细询问得之，患者右胁下疼痛时，痛处可扪及一包块，遂触发灵感，此必瘀血聚积胁下形成包块，急予膈下逐瘀汤 1 剂，服药后病人疼痛得以缓解，原方再进行 2 剂，疼痛、包块均消失，数年未见复发。

随着现代医学检测技术的普及，医技检验报告对临床疾病的诊断治疗水平之提高，发挥了一定的作用，但同时也影响和左右着中医临床的辨证治疗思路和方法。如何正确把握和处理好西医诊断与中医辨证之关系，临床颇费思量。该案在完全不受西医"胆石症"诊断影响情况下，正确运用中医诊病思维，紧紧抓住患者右胁下疼痛可扪及包块这一辨证要点，认定此即为瘀血阻于胁下，而不用排石疗法，直接选用王氏膈下逐瘀汤同样取得了消除临床症状的最佳效果。进一步证实了中医药在战胜疾病、保障人民身体健康方面存在巨大潜力和作用，同时也为中医从业人员如何提高理论素养和诊疗水平提出了更高要求。

五、半夏泻心汤治咳喘案

曾某，男，50岁。患咳喘数月，遍服中西药均告无效，慕名前来就诊。刻诊：咳嗽气喘，痰多色白，口苦，舌苔白、厚、腻，脉滑数。询问得知其除以上症状外，尚有上腹部痞满，大便溏泻，日2~3次。《伤寒论》云："伤寒五六日……但满而不痛者，此为痞，柴胡不中与之也，宜半夏泻心汤。"即予半夏泻心汤加杏仁、葶苈子。1剂病情缓解，4剂诸症悉除。

患者咳喘数月，前医只抓住咳喘这一表面现象也就是标症，故治疗罔效。而心下痞满才是本病的病理本质，此即古人所谓"独处藏奸"。余通过详细询问，得知患者除咳吐大量泡沫痰涎外，尚有心下痞满一症。而心下痞满与仲景半夏泻心汤方证合拍，故予半夏泻心汤加杏仁、葶苈子，标本兼治，因而能如鼓应桴，随手而愈。

医案医话三则

感冒病虽小，但患病率高，多数人对该病缺乏基本常识，习惯性一感冒就选择挂水（输液），几天后无效才想起来看中医，还说中医治病见效慢，真是让人哭笑不得。下面与大家分享几则验案，证明中医治疗感冒并不慢。

病案1 1983年夏天，当时我在荣昌卫校中医古籍提高班进修。一日患感冒，口干燥，肢倦乏力，大便二日未解，于是购买来银翘解毒丸服用。服药后大便稀溏，日二至三次，诸症消失。

病案2 1984年夏天，天气炎热，好朋友的母亲屈某某患感冒高热不退，体温高达40℃，住院输液后体温仍然不见下降，请我去帮她诊治。查其高热疲乏，心情烦躁，舌苔白厚腻。认为是湿浊内阻，兼感外邪，于是处以藿朴夏苓汤，服药后仍高热不退。恰好朋友的好友在县医院进修西医，就请他来帮助会诊。他朋友查体后说病人咽部充血，一句话点醒了我，时值盛夏，病人高热不退，舌苔厚腻而干，该病当从暑温治！急书新加香薷饮。一剂热退苔化，两剂而愈。

病案3 朋友盛某某，素有慢性支气管炎病史，去年冬天患感冒，咳嗽身痛前来找我诊治。他嚷着要输液，我给他解释说你这种病属风寒感冒，输液冷上加冷，好比雪上加霜，效果不好。况且，医院规定中医不准输液，要输液你就到楼下去看西医。因为他是我的老病人，一家人有病都找我看，而且效果好，所以还是听信了我的话，选择用中药治疗。但是他图方便，不愿熬药，要求吃免煎中药颗粒。于是我就给他处方：荆芥、防风、紫苏、杏仁、细辛、苍术、甘草、生姜、免煎颗粒2剂。两天后他来到我诊室，非常高兴，说服中药后病已经好了百分之七八十了。于是仍用原方，再服两剂而愈。

医案三则

一、顽固性水肿医案

郑某某，男，81岁。浙江省衢州市斗潭人，2016年7月16日初诊。病人家属代述：双下肢肿1个半月余。近半月来手背又肿，眼睑也肿，右眼更厉害。小腿上半部到了午后肿，左腿厉害一点。患者双下肢肿，在当地治疗，有的时候吃吃药就不会肿，但是过一段时间又要复发。有糖尿病史，后来引起心脏病，做过冠状动脉搭桥手术，安了支架。肾功能也不好，尿酸、尿素、肌酐都高，肌酐141μmol/L。高血压，血压162/65mmHg。西医诊断：慢性心衰，肾功能不全，十二指肠溃疡，出血等。口不渴，舌质淡胖有齿印，苔白滑。

诊断：水肿（阳水）。

方用济生肾气汤合五皮饮，五苓散加减。

处方：熟地20g，枣皮15g，怀山药20g，泽泻20g，川牛膝18g，丹皮10g，茯苓20g，车前子（包煎）20g，桑白皮15g，大腹皮15g，肉桂6g，陈皮12g，白术15g，猪苓10g。3剂，水煎服，1日3次，2日1剂。

7月25日复诊。病人家属来电说：服上方后，脸和上眼睑肿基本上好了，手背浮肿，昨天好得差不多了，今天又有啦，相比以前好一点。效不更方，仍用上方加益母草30g，芡实15g，黄芪20g。3剂。

8月3日，病人家属说三剂药吃完了，现在手背浮肿基本上好了。脸部早上起来看起来还有一点点，但好多了。小腿和脚背要下午以后才会明显浮肿。还有病人眼屎多，早上起床血压高一点。仍用上方增损 3 剂。

8 月 12 日，病人家属说三剂药吃完，手背浮肿没有了，脸部早上起床还有一点点肿，小腿和脚背下午以后还是有一点肿（有几天没有肿），眼屎还是很多，有时候眼睛看起来还有眼泪。早上起床，眼睛有时候有一点点充血症状。早上起床血压还是偏高。仍用上方增损续服 3 剂。

二、顽固性湿疹医案

唐某某，男，39 岁，四川遂宁市船山区人。2016 年 8 月 12 日初诊。主诉：皮肤长湿疹近 20 年。湿疹发生主要部位在腰和腹部两侧，大腿、小腿及双上肢内侧，呈对称性。曾经在华西医院和深圳武警医院看过西医，都治标不治本，没过多久又复发了。口味及二便正常，舌质黯红，苔白厚。

诊断：湿疹。

治法：养血活血，祛风除湿止痒。

处方：自拟苍参止痒汤加味。

药用：苍术 12g，苦参 10g，生地 30g，当归 15g，赤芍 15g，川芎 6g，丹皮 12g，桃仁 12g，红花 10g，荆芥 15g，防风 12g，蝉蜕 10g，白蒺藜 20g，白鲜皮 15g，首乌藤 30g，地肤子 15g，蛇床子 15g，银花 15g，甘草 12g。3 剂，水煎服。2 日 1 剂。药渣加陈艾熬水洗澡。

8 月 17 日二诊，病人说："刘医生你好，我三剂药已经吃完，每天用药渣加艾叶洗澡，比开始要轻了，是不是还是用这个药方继续吃下去？"效不更方，仍用上方加丹参 20g，蒲公英 20g，3 剂。

9月4日复诊，病人说："刘医生你好，你开的药我吃了，我还在家里自己抓了两剂吃，现在只有大腿和背上有鸡蛋那么大三坨，请问是继续吃还是你另外给我开方？"仍用上方去苍术、苦参，3剂。

9月17日四诊。病人说："刘医生你好，我湿疹好像基本好了，就是皮带这过敏，请问继续吃这药方，还是你另外给我开？"

病人湿疹基本痊愈，宜增加养血药善后。仍用上方去银花加熟地20g，白芍15g，紫花地丁20g。3剂。

三、腰痛（腰椎间盘膨出，骨质增生）验案

患者胡某某，女，75岁。2016年8月28日初诊。患者于2年前出现腰痛，核磁共振报告：1. 腰椎退行性病变，L2椎体上缘许莫氏结节。2. L4/5及L5/S1椎间盘变性、膨出；L4/5椎间盘后方纤维环局部撕裂。近日因晒稻谷劳累后出现腰椎、骶椎部胀痛。口干不欲饮水，舌质紫黯，苔白厚。脉涩。

诊断：腰痛（肾虚瘀血阻络）

治法：补肾活血，祛风通络止痛。

处方：活络效灵丹加味。

药用：丹参20g，当归15g，炙乳香（包煎）10g，炙没药（包煎）10g，香附20g，玄胡索20g，白芥子12g，鹿衔草30g，狗脊30g，杜仲15g，桑寄生20g，独活12g，防风12g，骨碎补30g，大枣12g，甘草10g。2剂，水煎服，2日1剂，1日3次。

9月3日复诊。服上方后腰痛大减。自诉右手四、五指及右脚四、五趾麻木。效不更方，仍用上方（原方）加威灵

仙 20g，2 剂。

9 月 11 日复诊。服上方后，腰痛，右手指，脚趾麻木好转。病人出现口苦，仍用上方加黄芩 15g，3 剂善后。

周天寒经验方验案四则

第四批全国名老中医药专家学术经验继承指导老师周天寒，学术上遵循"继承不泥古，发扬不离宗"的原则，在临床实践中，在保持中医特色基础上，以中学为体，西学为用，衷中参西，辨病与辨证相结合，屡起沉疴重病。周老创立川芎白芷散、化瘀通气汤、蠲痹镇痛汤、升胃丸等新方，用于治疗血管神经性头痛、坐骨神经痛、肠粘连、胃下垂等病常能收到满意疗效。

一、血管性头痛

李某，女，48 岁，干部。头两侧颞部疼痛半年有余，服西药止痛片可缓解。两月前头痛加重，伴昏眩、痛引颈项，经某医院检查，诊断为"血管性头痛"，服用中成药、西药未见好转，前来就诊。察其舌质暗红、苔滑润，脉弦细。脉证合参，乃邪滞少阳胆经、气血瘀滞所致。治宜活血通络，祛风镇痛。方用川芎白芷散加柴胡：川芎 18g，白芷 12g，白芍 30g，地龙 10g，蔓荆子 12g，全蝎 6g，丹参 18g，柴胡 12g，甘草 6g。3 剂，水煎服，1 日 1 剂。

二诊，服上方后头痛顿减，是瘀行络通之兆。效不更方，守前方再进 4 剂，颞痛遂止。随访 2 年，未见复发。

血管性头痛属中医"头痛"范畴，是由于血管舒缩功能障碍所致的发作性疾病。多呈搏动性跳痛，头痛部位不定，常因紧张、焦虑反复发作，可持续数天、数周甚至数年。中医认为系风邪侵袭头部经络，气血瘀阻不通所致。头为诸阳之会、清阳之府，凡五脏精华之血，六腑清阳之气，皆上注于头，故凡邪气侵袭，均可导致气血逆乱，瘀阻经络，发为头痛。故治疗宜活血通络，祛邪止痛。据临床观察，本方能扩张血管，缓解痉挛，有明显镇静、镇痛作用。方中川芎、白芷、全蝎、丹参、地龙、蔓荆子活血通络，祛风镇痛；柴胡引诸药入于少阳胆经，白芍、甘草缓急止痛，共奏祛风通络、活血镇痛之效。

二、术后肠粘连

案例举隅：谢某，女，52 岁，职员。因患化脓性阑尾炎手术后，右下反复腹胀痛一年余，入夜尤甚，每因情志不遂则疼痛加重，持续时间长短不一。经某医院检查，确诊为"手术后肠粘连"，服中、西药物治疗半年多，未见明显好转。近两月腹胀痛呈加重趋势，更兼头晕目眩、嗳气、食欲不振、大便秘结等症。察其舌质紫暗、苔黄微腻，脉弦涩。证属血瘀气结、腑气不通之候。治宜化瘀行气，温肠通腑。方用化瘀通气汤：桃仁、桂枝、枳实、苏木各10g，赤芍15g，莱菔子、莪术各10g，大黄（酒炒）6g。1 日 1 剂，水煎服。守方酌情加减，前后共进 12 剂后疼痛消失。后以柴芍六君子汤加味善后，调理半月而愈。

术后肠粘连是腹部手术后常见并发症之一，具有病程长、反复发作、经久不愈的特点。临床观察大多以气滞血瘀为主，表现为肠道腑气不通、传化失常为特征，故以气滞血瘀、腑气不通立论，在化瘀行气的基础上，佐以温肠通腑而获效。

三、坐骨神经痛

刘某，男，50 岁。患者腰部胀痛向左下肢放射，疼痛难忍，屈伸困难 1 月有余。西医诊断为"坐骨神经痛"，服用止痛药可得缓解，停药后疼痛如故，求治于余。现在腰部胀痛，有冷感，疼痛向左下肢放射致足，剧痛难忍，屈伸不利，尤以夜间为甚，活动受限。舌淡苔白腻，脉缓。脉证合参，属寒湿痹阻腰部经脉、气血瘀阻之证。治宜散寒除湿，祛瘀通络。方用蠲痹镇痛汤：制川、草乌各 10g（先煎 1 小时），细辛 6g，川牛膝 10g，苍术 12g，防己 12g，制乳香、没药各 10g，川芎 15g，桂枝 12g，甘草 6g。水煎服，1 日 1 剂。共服用 6 剂而愈。随访 10 年，未见复发。

方中川草乌、细辛、苍术、防己散寒除湿；乳香、没药、川芎活血化瘀，疏通经脉；桂枝温阳通络；牛膝引药下达病所；甘草调和诸药。诸药合用，共奏散寒除湿、祛瘀通痹止痛之功效。坐骨神经痛属中医痹证范畴，该病因寒湿痹阻腰经脉所致，寒湿痹阻经脉，气血瘀阻故疼痛剧烈。本方集散寒除湿、祛瘀通络镇痛于一体，故能寒散瘀通而痛止，收到满意疗效。对于坐骨神经痛的治疗，临床一定要待疼痛缓解后，守方守法至疼痛停止，再辨证治本，或益气，或养血，或补肾，以绝复发。

四、胃下垂

邓某，女，46 岁。患胃下垂 2 年余，屡服汤药疗效不佳。现症：胃脘胀满，隐隐作痛，食后左下腹胀痛加重，身倦乏力，体重明显减轻。伴心悸气短，失眠多梦，舌质淡、苔白，脉缓无力。证属脾胃气虚，升举无力。治宜升胃丸：

人参 30g，黄芪 100g，炒枳壳 60g，鸡内金 40g，升麻 60g，防风 20g，炙甘草 18g。1 剂，共研为细末，蜂蜜为丸，梧桐子大。每次服 9g，日服 2 次，温开水送服。

复诊，服上丸药 1 剂后症状明显减轻，食量增加。又服 1 剂后症状消除，基本痊愈。

胃下垂的发生，多与中气下陷关系密切，故治疗以补益中气、升阳举陷为常法。本方补而不温，滋而不腻，补不滞邪，通不伤正，故久服也无不良反应。由于本病病程长，见效慢，故临床用丸药治疗比汤药效果好。方中人参、黄芪、炙甘草、升麻、防风补胃气，升脾阳；炒枳壳、鸡内金宽中益胃，以助升提，共奏益气补胃、升阳举陷之功效，故能愈此顽症。

崩病重症治验一则

唐某，女，25 岁。2019 年 7 月 3 日初诊。患者有肾病史，月经下血不止 10 余日，经妇产科治疗无效，建议其住院输血治疗。因病人畏惧住院输血，故寻求中医治疗。

刻诊：患者月经下血不止，量多，乏力，面色苍白浮肿，头昏。口淡，舌质淡，苔薄白，脉细弱。证属气血大亏，血不归经。治以补气调经，收敛止血。药用：黄芪 60g，当归 12g，党参 20g，生地 30g，海螵蛸 20g，墨旱莲 30g，白茅根 20g，仙鹤草 50g，煅龙骨 30g，牡蛎 30g，阿胶配方 4 袋（8g，热药水兑化服），炒白术 15g，炙甘草 10g，大枣 20g。3 剂，水煎服。1 日 1 剂，1 天 3 次。

7月6日复诊，自诉服上方后病情未见明显好转，月经仍然下血量多。继用上方加干姜12g（炮）。3剂，服法同上。

7月28日三诊，自诉服上方后血已止。现症：面白无华，眼睛痒。舌质淡苔薄白，脉细。肌酐偏高，血红蛋白68g。治宜大补气血。仍用上方加减。药用：黄芪60g，当归15g，党参30g，生地30g，海螵蛸20g，墨旱莲30g，仙鹤草60g，阿胶配方4袋，炒白术15g，炙甘草10g，大枣20g，炒蒺藜15g，干姜12g（炮），白芍15g，酒川芎6g，陈皮10g。3剂，巩固疗效，服法同前。

口臭从寒湿治医案一则

患者房某某，女，44岁。2019年7月23日初诊。患者自诉口臭一月余，经多个医生治疗无效。现症：口臭，大便溏泻，日2~3次。口不渴，舌质淡，苔白厚，脉濡细。诊断为脾胃寒湿证。治法：温散寒湿，芳香降浊。药用：荷叶15g，广藿香12g，干姜6g，豆蔻10g，蜜枇杷叶10g，丁香6g，陈皮15g，炙甘草6g，生姜9g，法半夏10g。免煎颗粒，3剂，1日1剂，用开水300~500mL泡化，分3次温服。

7月28日复诊。自诉服上方后病情好转，口臭减轻，大便已干，因吹空调受凉后脚心发冷。效不更方，仍用上方加防风6g，细辛3g。4剂，服法如前。

【按】口臭一症临床颇常见，大多属湿热蕴胃、浊气不降所致，以清热除湿、和胃降浊为法治疗。该病人患口臭月余，经多位医生治疗无效。察色（舌）问症按脉，知属寒湿困阻脾胃、浊气不降所致。故拟温散寒湿、芳香和胃降浊为法取效。

眨眼医案一则

陈某某，女，12 岁，2019 年 7 月 25 日初诊。患者病眨眼睛半月余，经眼科治疗无效而前来就诊。现症：双眼不停眨动。二便正常，口不渴。舌质红，苔薄白，脉浮细。

诊断：肝血不足，风邪外袭。治法：养血祛风。方用：四物汤加减。药用：生地 20g，当归 12g，酒川芎 10g，荆芥 12g，防风 12g，炒蒺藜 15g，炒僵蚕 12g，蝉蜕 10g，甘草 10g。2 剂，水煎服。2 日 1 剂，1 日 3 次。

7 月 29 日复诊。其母代诉：服上方后眨眼睛症状未见好转。仍用原方加菊花 12g，3 剂，煎服法同上。

8 月 3 日三诊。其母代诉：服上方后眨眼睛症状明显好转。效不更方，仍用上方 3 剂，煎服法同上。

【按】眨眼睛一症，临床上时有可见，多见于少年儿童。此症我曾治愈过多例。中医认为：肝藏血，开窍于目。风主动。眨眼睛多属于肝血不足，风邪外袭，故眼睑不停眨动。治以养血祛风为法，方用四物汤加减。初服 2 剂未见明显效果，盖因病久肝血不足未复，所以未能见到明显效果。守方继进，仍用上方加菊花 12g，继服 3 剂始效。

丹栀逍遥散加味治疗肝郁化火医案一则

患者黄某某，女，40岁，于2019年8月3日前来就诊。主诉：心情烦躁郁闷2月余。现病史，患者二个月前因母亲去世后即出现胸闷不舒，后致心情烦躁。在某医生处服中药（具体方药不详），再加中成药坤泰胶囊、阿胶当归胶囊，病情不见好转反而加重。病人说前不久她去给母亲上坟烧钱纸，走出了一身汗反而舒服一些。现症：胸闷不舒，烦躁不安，纳差，睡眠不佳。口苦口干，舌质红，苔薄白少津，脉弦数。

诊断：肝气不舒，气机不畅，气郁化火。治法：疏肝解郁，滋阴泻火，培土安神。处方：丹栀逍遥散加味。药用：柴胡15g，麸炒枳壳15g，炒栀子15g，白芍30g，当归12g，炒白术20g，茯苓20g，牡丹皮10g，百合30g，薄荷10g（后下），甘草10g，合欢皮20g，知母15g。2剂，水煎服。2日1剂，1日3次。

8月7日复诊。下午5点过，病人面有喜色前来复诊，她说服上方后诸症大减，病好多了。现在鼻腔有热气，好像有火在往上冒。大便次数增多，但不稀。效不更方，仍用上方加蜜枇杷叶12g，麦芽30g。2剂。煎服法同前。

【按】病人因母亲去世，肝气郁滞。前医药不对症，以致气郁化火克脾，出现心情烦躁不安、口苦口干、纳差食少等症。本人治以疏肝解郁，滋阴泻火，培土安神。方用丹栀逍遥散加味，药症合拍，故收效甚捷。

第四章　学术争鸣

"放虎归山"为上策

任何事物都有其自身内在的本质规律，我们顺应了它，它就能得到很好的发展，反之则停滞不前甚至倒退。犹如现在用西医标准评价中医理论和成果一样，符合它的标准就科学，不符合它的标准就不科学甚至是邪说。按照这种标准，所谓中医现代化可以说就是全面西化。所以现在中医很难出成果，更不要说产生像张仲景、叶天士那样的人物了。

在政策方面，中医从业人员的待遇和管理在单位也同西医一样，按经济效益分配。由于中医的特殊性（人们基本上认为老中医经验丰富），即收入低，效益差，不能在短期内为单位创造很好的经济效益，在单位是"少数民族"、"弱势群体"。现在你即使获得执业医师资格也只能在单位内有效，离开单位就不具备行医资格，视为非法行医。这就使年轻一代中医被困死在单位，单靠门诊挂号的微薄收入实难养活自己。

古代中医药为什么能得到很好的发展呢？笔者认为除了无西医竞争外，关键是条件（环境）比较宽松，自学或跟师学习后即可开业行医，没有那么多限制。这使中医深深扎根于人民群众中，为人们排忧解难，深得人民信赖。如果现在在政策上能网开一面，凡获执业医师资格的中医人员即可自行开业行医，发挥中医简、便、验、廉特色优势，中医人员生存并不难。解决了生存问题，中医事业的发展也就有了基础。

打个不很恰当的比喻，目前中医现状好比老虎濒临灭绝，而就我国现阶段的国情和财力，政策方面既养不起（老虎吃不饱）又不放其出去（让其自谋生路）。以本人愚见，"放虎归山"应为上上之策。这种既不需要财政投入又能解决中医生存发展问题的办法，确实可以考虑施行。可以预见，这种符合中医药事业发展规律的法规一旦施行，中医药从业人员不是年年萎缩而是逐年递增，中医事业必有长足发展。不到几十年时间，像中国古代王叔和、李东垣、吴鞠通那样的中医大师又何愁不产生？那将是中医之幸，国民之幸。

中医就像一条船

《健康报·中医专刊》中关于发展中医的讨论文章，短小精悍，观点新颖，耐人寻味，牵动了无数关心中医、支持中医药事业发展以及广大"铁杆中医"的心。读后笔者心情久久难以平静，似乎总觉得有很多话要说，又不知道从何说起。近日有一个话题一直在笔者脑海中徘徊，使笔者食不甘味，彻夜难眠，它就是"中医这条船"。

中医这条船，历经风浪终于驶入了21世纪，但它还在用落后的方式人力划行，速度缓慢。

凭着"三个指头，一个枕头"诊病，既是中医特色，又显得传统落后。本人长期从事中医临床工作，也可能是对"脉学"不精，总是把诊脉作为参考，因为临床上很难凭脉象对疾病作出准确的诊断。古代中医非常重视脉象，可能是由于历史的原因，同时也可能夸大了脉象的作用。科学发展日新月异，中医临床工作者也应该与时俱进，大胆使用现代先进的检测技术，为我所用，为病人服务。病人生病求医，也很想了解自己的病情，你必须通过现代检测技术，拿出令人信服的依据，不能只是通过中医四诊后就说：你患的是"肝阳上亢型头痛"、"痰湿咳嗽"、"风湿腰痛"等。个人认为，医学科学发展到今天，作为中医工作者，任何有利于诊病的高科技手段都应该而且可以拿来，为我所用。只要你中医功底扎实，坚持用中医思维诊病，并不影响中医特色。

其实古代医家未尝不想通过高科技手段来洞察人体五脏，用来为诊病服务。

《史记·扁鹊仓公列传》中载："扁鹊以其言饮药，三十日视见垣一方人。以此视病，尽见五脏癥结，特以诊脉为名耳。"这也许是一个美丽的传说，但至少可以说明一个问题，即是古人苦于受时代局限，没有高科技手段诊察病人体内病证，多么希望饮用一种神奇的药物就能洞见病人五脏癥结啊！如果扁鹊生在今天，他一定会使用先进的检测技术帮助诊断疾病而不是排斥它。笔者在临床实践中常借助 B 超、查肝功等方法，辅助诊断中医黄疸病。用中医中药治愈甲型肝炎发黄者（胆红素增高）数百例，疗效令人满意。又如曾经治愈 1 例重度贫血者。患者面色萎黄，心累，双下肢浮肿。当地医生诊断为"黄疸病"，用清热除湿药治疗后病情加重。笔者通过血常规检查，病人 HGB 血红蛋白浓度52g/L，诊断为"重度贫血"。结合病人是农民，有钩虫感染病史，先给病人服用驱钩虫药物，后用十全大补汤治疗月余，病人得以康复。

现代中医诊病，除了使用传统的"四诊"方法之外，还应大胆使用现代先进的检测方法。

也就是说除中医望、闻、问、切诊法外，还应增加一项"查"，才能跟上时代的步伐。就犹如在中医这条船上安装发动机和其他先进设备，甚至改变船体结构，使这条船由原来落后的人力划行改为具有现代机器设备的动力航行。那么，这条船必然能够乘风破浪，加速前进。

中医不是金字塔

自《健康报·中医专刊》发表贾先生"中医学与金字塔"一文以来，一石激起千层浪，好评如潮，赞同者众。但是本人观点恰恰相反。中医不是金字塔，也不会成为金字塔，因此更不会消亡。理由如下。

首先贾先生的文笔的确不错，但本人却认为他对中医现状并不了解，目前中医队伍中能正确运用中医中药理论诊治疾病的占绝大多数而不是"凤毛麟角"。至于用某方某药治某病虽有丢掉辨证论治之嫌，但笔者觉得在科学发展的今天不失为可贵的探索，更何况古人就有专病专方的先例，并无不可。用现代化科技方法探索中医，则是为实现中医腾飞梦想的必由之路。虽然可能由于方法不对要走一些弯路和经历很多曲折，但是科学的道路从来就不平坦。总之，笔者觉得以他研究生身份从学校到学校似乎缺乏临床实践经验，才发出那些幼稚的感慨。

中医学是一门实践性很强的科学。俗话说："实践出真知，斗争长才干。"个人从事中医临床工作近 30 年，早在1975 年就开始自学中医。记得有一次笔者母亲病了，患胸胁刺痛，根据笔者的肤浅中医知识，认为是瘀血阻滞，选用桃仁、红花、当归、乳香、没药等活血化瘀药治疗，服药后病就痊愈了，只是母亲说药很难吃（里边有乳香、没药）。后来考学校学习中医，前后共学习了 8 年，在临床实践中治愈了不少疑难重症。虽然学中医经济效益差，生活很清苦，但笔者还是觉得很充实，利用工作之余阅读了大量中医名著和医学杂志，先后在报刊杂志上发表了多篇医学论文。自从我开设中医肝胆、胃病专科门诊后，在查阅大量医学文献基础上，结合自己多年的临床经验，创立了"益气活血清肝汤"。方中重用白术，加入穿山甲、泽兰、益母草，治愈了10 多例肝硬化病人。该方降低转氨酶、抗肝纤维化、纠正蛋白倒置疗效确切，并且比补充白蛋白、纠正蛋白倒置药价低廉得多，疗效也更胜一筹。由于笔者治愈了不少疑难杂病，声望不断提升，门诊量不断增加，同时也为单位创造了较好的经济和社会效益。

中医学来源于实践，生命力在疗效。王清任创血府逐瘀汤沿用至今，对于瘀血证疗效甚佳。而中医认为的心主神明、肝主疏泄与现代医学中"思维意识"是人大脑的功能认识截然不同，但是中医用养血安神的方药治疗心血虚所致失眠多梦很有疗效，而用疏肝理气法治疗情绪不良之烦躁易怒却有"调节自主神经"、解除忧愁稳定情绪的作用。由此看来，中医学实实在在是一门实践性很强的科学，完全不能脱离临床实践。

其次中医不是金字塔，是因为中医来源于中国传统文化，有较好的群众基础，能用好的疗效和较低廉的费用满足人民群众的健康需求。并且现代医学有不少无法治愈的疾病，中医药却能治愈它，或者至少能消除某些症状，提高患者生存质量，延长生命时间。更何况中医学在不断前进，从《内经》到《伤寒论》，再到金元"四大家"以及温病学的兴起，可以说是在不断进步。由于现代医学科学的渗透和影响，中医从业人员的共同努力，开拓进取，目前中医诊疗水平比过去有很大提高，今非昔比，有目共睹。而埃及金字塔是静止的、没有生命的，跟中医没有可比性。因此，中医不是金字塔，也不会成为金字塔，永远不会消亡。

不过，贾先生有一点说对了，现在学历高一点的（包括他本人）都不愿意从事中医临床工作，而是忙于写文章，做课题。他们已经或将要成为中医掌舵的人，在他们的引领下，中医这艘"文明古船"又将驶向何方？

中医真正的危机，笔者认为是当前中医教育的失误。因为中医药事业成败之关键在于是否后继有人，而中医教育（大学）是培养和造就千百万中医药合格人才的摇篮。不久前有一位中医本科生在校读了 5 年书，到笔者处见习，她每天除了记录下笔者诊疗处方外，就是背英语单词。试观她诊病处方用药，对一风热感冒病人用药也不是很恰当。而笔者看现在的《中医内科》教材，仍然沿用传统的病名，其中有不少是以症状命名的，如头痛、胃痛、臌胀、水肿等，严重脱离临床。如果不改革，恐怕学得再好也是盲人点灯——白费油，一点作用也没有。笔者还是那句话，中医要发展，现代的检测技术也应纳入中医望诊范畴。

中医不是金字塔，因此也不会消亡。这就是笔者想要说的话，也可以说是一个"铁杆中医"的心声吧！

让中医这条船破浪前行

传统而古老的中医历尽艰辛，风雨兼程，一路走来。她来源于实践，根据"有诸内必形诸外"和"司外揣内"理论，运用"同病异治"、"异病同治"方法，治愈了无数疑难杂病，为中华民族乃至人类的健康事业作出了巨大贡献，在医学史上写下了壮丽的篇章，曾经一度辉煌。同时由于时代的局限，也留下了太多的无奈和遗憾。

临床上疾病隐藏于体内，病情之复杂远非常人所能想象，中医望诊、闻诊固然重要，但要想洞悉病人体内病变却相当困难。所以孙真人在《大医精诚》中说："今病有内同而外异，亦有内异而外同，故五脏六腑之盈虚，血脉营卫之通塞，固非耳目之所察，必先诊候以审之。"在当时的历史条件下，由于没有能够诊察人体内部病变的先进技术设备，望诊、闻诊又不能尽视五脏六腑之癥结，"有诸内"不能完全"必形诸外"，又怎样去"司外揣内"呢？更何况有相当一部分病人基本上没有任何外在症状表现，病变常在健康体检时才发现。如号称"隐形杀手"的高血压病；又如肺结核病有很多并没有咳嗽、咯血、胸痛、潮热、盗汗等典型症状可见。中医诊脉确实能够了解部分体内病情信息，因而中医把脉诊看得很重要，并且强调四诊合参。脉诊除自身局限性之外，要真正掌握好脉象诊断方法也很困难。相比之下现代检测技术更能深入人体内部，洞悉"五脏癥结所在"。

随着科学的发展、时代的进步，各种先进检测技术已经被广泛用于临床，使中医古老的诊察疾病方法得到了延伸，通过 CT、磁共振、B 型超声波、显微镜、胃镜等，能够诊察五脏癥结所在，给诊病带来方便，对提高中医诊病水平有一定作用。比如中医的"水肿病"，西医已深入到微观领域，可以通过查小便、肝功、B 超、心电图等检查，诊断疾病更准确，也更容易被病人接受。因为病人就诊目的，除了治疗外也希望知道自己患的是什么病，如果按照传统的中医诊断说他患的是"水肿病"，属"阳水"或"阴水"，病人是不会满意的。同时采用异病同治方法，有时治疗效果也不理想，需要辨病与辨证结合，进一步探索，寻求有效方药。又如临床上诊治中医"黄疸"一病，如果辅以生化检查，确诊为"甲型肝炎"，用中医中药治疗，7~10 天可使临床症状基本消失。但要真正治愈该病，使肝功能完全恢复正常大约要 20 多天。如果因为临床症状消除就终止治疗，完全可能使病人转成慢性迁延性肝炎，甚至肝硬化。这样就会给治疗增加难度，对病人造成不应有的伤害。

由此看来，各种现代检测技术被广泛用于临床，虽然对中医诊病有一定帮助，使中医望诊得到了延伸。但是对中医诊断和治疗方法也带来冲击和挑战，并且利弊相关颇有争议。笔者坚信在熟练掌握中医诊疗手段，运用中医思维诊病基础上，如果能够结合使用现代检测技术，必然能够提高中医诊疗水平，使中医这条船乘风破浪，加速前行。

应该为中医正名

中医医院使用现代检验仪器设备为什么累遭非议？现代中医为什么成了中医西化的代名词？中医传承创新为什么举步维艰？笔者认为关键是要更新观念，重新界定中医概念内涵，为中医正名！

纵观中医发展历史，无不是理论与临床实践紧密结合，走创新发展之路，才推动了医学的繁荣和进步。时代在进步，科学在发展，在中医领域保守落后与改革创新之间的矛盾和斗争却一直没有停止过。

笔者从事中医临床工作30余年，对此感受深刻。作为医务工作者，疗效是关键，生存是根本。你能治病救人才能得到别人的承认以及社会的认可。我县有一位医生，学历并不高，开设中医儿科，根据病情也打针输液，求诊者众多。虽然我不完全赞同他的做法，但是他毕竟为单位创造了较好的经济和社会效益。他这种实干精神确实令人钦佩，比那些追求"真正中医"而不愿意接纳现代技术的人强多了。

在科学迅速发展的今天，保持中医"整体观念、四诊八纲、辨证论治"特色固然重要，问题是我们可不可以因势利导，进行改革，增添新的内容呢？我个人认为完全是可以的，并且很有必要。

比如"四诊"，古代中医没有更先进的办法诊察疾病，只有把希望寄托在脉象上，故中医非常推崇脉学。时代不同了，现在还可以使用 X 线、B 超、CT、胃镜、显微镜等，这些都是可以看作望诊的延伸，纳入中医望诊范畴。又如问诊，有很多病人在看中医前都经过西医检查，服过西药，这些都客观存在的事实，不可回避，都需要了解清楚，并为中医辨证提供依据，而"辨证论治"更是中医特色之一。以中医臌胀病、水肿病为例。臌胀病是什么原因引起的，病位在何处，古人无法知晓，只有根据观察所得将它分为气、血、水臌辨证施治。但是这远远不够，所以古人称风（中风、脑溢血、脑梗塞）、痨（肺痨、肺结核）、臌（肝硬化腹水）、格（古病名、阴阳格拒）为中医四大死症（不治之症）。又如中医将水肿病分为阳水和阴水辨证治疗，而现在看来也是病因病位不确切，这种诊断病人不会满意。对该病的认识还需要进一步深化，西医的"肾小球肾炎"、"肝硬化"均可引起水肿。在治疗方面，邓铁涛用中医中药治疗"重症肌无力"；焦树德创"尪痹"冲剂治疗西医"类风湿关节炎"、"强直性脊椎炎"取得较好疗效，这是一个好的开端。

　　笔者认为中医要发展首先要正名，"名不正则言不顺"，中医定义应该重新界定。新的中医概念定义我认为应该是：在中医整体观指导下，以"四诊"方法（含现代检查技术）收集病情资料，运用中医思维和各种辨证手段（如"八纲辨证"、"脏腑辨证"等）进行分析归纳，或者辨病与辨证相结合，确定疾病名称以及证候类型，以中医中药（含针灸、膏、丹、丸、散等）为主，治疗疾病的中国医学。

学习中医没有捷径

不知东方之既白，又是一个不眠夜。《健康报·中医专刊》2007年1月4日载杨先生"我们今天怎样当中医"一文，读后我辗转反侧，彻夜难眠。在中医处于弱势地位，有人在网上发起签名要"取消中医"的今天，杨先生积极建言献策，谋求中医发展，为怎样当中医支招，精神确实可嘉；同时也勾起了笔者对往事的回忆。遥想当年，同广大文学青年一样，笔者也想成名成家，见到怎样写小说、名家谈创作经验一类的书就狂买，不顾囊中羞涩。读遍中外名著，结果美好的理想还是像肥皂泡一样破灭了。愚以为学习中医或者当中医也一样，没有什么招数可言，如果仅凭某人传授几招，就能够当好中医，那简直太简单不过了。事实并非如此。笔者在中医临床上摸爬滚打几十年，至今虽无建树，但要说失败的经验教训和切身体会倒还有一些。当中医除了要博览群书外，重要的是要勤于实践，要讲天时地利人和，缺一不可。

我们来看一看杨先生为我们支的三招：①"古人经验需要继承但不能生搬硬套"，②"现代医学需要借鉴但不能丢弃辨证论治"，③"中西医需要结合但必须优势整合"。这也许是杨先生几十年从医生涯的经验之谈，但是在笔者看来并无新意。但凡学中医的，哪一个不知道要在继承中创新，要"师古不泥古"，要知常达变，不能"生搬硬套"，胶柱鼓瑟。要重视西医检查（借鉴现代医学），用中医中药治疗

（辨证论治不能丢弃）。学中医不讲辨证施治还是中医吗？要取长补短走中西医结合之路已是老生常谈！提倡用大剂量中药治病更不可取。

学习中医其实没有那么简单，它没有固定的模式和招数，也不是三言两语说得清楚的。但有一点可以肯定，学中医要有比较深厚的文化功底和执着的追求精神，以普济众生为己任，为之奋斗终生。孙真人幼遭风寒，反复求医，耗尽家产，立志学医，白首之年，仍手不释卷。朱丹溪自幼聪明好学，欲参加科举考试，走仕途之路受挫，因母亲患脾胃疾病，加上老师许文懿建议他学医，后遇名医罗知悌，丹溪多次求见均遭拒绝，仍不放弃，最后罗知悌被其诚意感动，接受他为徒弟，尽传其学。经过不懈努力，最终成为一代名医。李时珍不避艰险，历时三十载，著成不朽药学专著《本草纲目》，名垂千古。

学习中医没有捷径可走，只有博览群书，深刻领会中医精髓和理念，因为这些理论理念散见于历代古典医著中，必须反复研习。真正中医治病的真谛，个人体会不在用药量上，也就是说高明的医生治病不靠用大剂量取胜。中医治病关键在于辨证用药准确，而不在药量大小。笔者曾随本县名老中医周泽勋临床跟师实习1年，以他的声望和中医诊病方法，他周围形成了一大批固定病人群体，凡生病服他的中药大多均有效验，而且有相当一部分病人基本上长期找他看病，非他不看。也就是说由于他长时间的诊疗活动，已经形成了一批固定的客户（老病人），他们之间构成了和谐的医患关系。病人相信他，因此他用药能够左右逢源，进退自如。如果当时笔者运用他的方药即使有效，病人也未必相信笔者。因此，随师临床只能学习借鉴他的一些诊病思路和方法，真正要打出一片天地，占领市场，还得靠自己坚持临床实践，勤奋学习，提高治疗效果，构建和谐医患关系，培养一大批"铁杆病人"。这就是笔者行医几十年的感悟，当中医的真谛。所以说当中医并没有什么捷径可走，没有什么招数可言。

学习中医或当中医要精诚以恒，讲仁心，构和谐。就是说要医术精湛，医德高尚，持之以恒，终身不渝，对病人有仁爱之心，以维护病人健康、解除苍生疾苦为己任，切实解决看病难、看病贵问题，构建和谐医患关系，这样才能够成为苍生大医。应该看到中医药来源于中国传统文化，是一门实践性很强的科学。中医药要发展，必须具有求真务实精神，必须有丰厚的中国古代文化底蕴，执着追求，勤于学习，善于思考，在临床实践中去感悟，不断总结经验。要善于和病人交流沟通，掌握和运用好中医技能，逐步达到运用自如、左右逢源境界，而不是寄希望和指望在报刊书籍中学到几招就可以成为一名合格中医。可以肯定地说，当中医没有捷径。

发展中医需要实干家

《健康报·中医专刊》载张士舜先生文章"现代化中医与中医现代化"，读后对张先生某些观点不以为然。笔者认为张先生为我们开出的"现代化中医"药方成本过于昂贵，普适性差，缺乏可操作性。试想每一个中医都去学习"老三论"、"新三论"，去学习复杂性科学与高等数学，去当硕士研究生，可能吗？按照张先生的观点：如果按此培养出一批现代化的中医，完成一批高水平的科研项目，中医现代化就指日可待了。这未免太简单太幼稚了吧！人类一开始就一直与疾病作斗争，从来没有停止过，最终还是以失败告终，说明医学本身就具有悲剧色彩，屡败屡战！如果严重脱离客观实际，不惜一切代价去实现他所谓的"中医现代化"，无异于异想天开，更是不可取。从唯物论观点看，任何事物都有一个从量变到质变的过程，中医也不例外。笔者以为关键是要培养一大批热爱中医药事业的合格中医人才，到基层、到社区去占领阵地，切切实实为病人群众服务，在实践中去感悟中医，总结经验，提高疗效，反过来指导临床实践，去推动中医现代化进程。

目前中医阵地萎缩，举步维艰，处境确实堪忧。这是不争的事实，但也不是没有希望。就中医目前的阵容和水平来说，也是今非昔比，有目共睹。造成目前中医阵地萎缩局面的原因错综复杂，有自身的也有社会方面的。笔者认为主要是社会发展节奏加快，人们普遍追求快捷方便，而中药汤剂服用不便，中医人员收入低，以及中医成才周期太长都给中医药事业的发展带来严重影响。面对如此严峻的形势，如何扭转这种被动局面走出困境，中医药如何生存与发展，中医现代化路在何方，目前中医界认识尚不统一，存在多种观点。概括起来主要有三种：纯中医论；用现代医学技术改造中医论；保持中医特色优势，同时借助现代医疗技术发展中医论。以上三种观点具有代表性，各自侧重点不同，笔者倾向于第三种观点，认为比较客观，更符合中医事业之发展，即现代中医必须具有较坚实的中医基本理论功底，突出中医特色；同时又能借助现代医学科技成果，提高中医诊疗水平。中医学作为一门实践性很强的科学，始终不能脱离临床实践，"疗效是根本"为永恒不变的真理。

本县吴家镇已故名医朱锡玖老中医，医术精湛，求诊者众，每天应接不暇。朱老用温通法治大便秘结顽症收效甚佳，据说是受屠宰场冬天用热水翻大肠启发。朱老曾用治痔疮疼痛的止痛如神汤，治疗胃溃疡疼痛属中医湿热证型，同样收到很好的疗效。要说他的文化水平应该不是很高，更没有接触过什么高深的理论。然而，他确实是中医临床实干家，终身坚持医疗实践，在人民群众中享有较高声誉，深受病人爱戴，用实际行动推动了中医药事业的发展。

中医药要发展、要实现现代化，临床实践始终不能丢，而不是像张先生所说的那样"完成一批高水平的科研项目，中医现代化就指日可待了"。中医事业的发展固然需要理论家，更需要造就一大批求真务实的临床实干家，这才是中医药发展、中医现代化真正的希望所在。

做中医不能迷失自我

自西学东渐以来，有不少有识之士试图中西医汇通，但都没有成功。中西医属不同理论体系，很难找到交叉点，形成共同理论。当时由于西医检测仪器及方法尚未普及，老一辈中医大都用中医思维方法诊治疾病，以继承发扬为主，兼有借鉴。

解放后，由于现代医学及检测方法的不断普及，对传统中医形成挑战，中医现代化势在必行。由于党和政府的重视，全国中医院校相继成立。姑且不论中医教育是否失误，各中医院校不但开设了大量西医课程，而且比例还比较大。究其初衷，大概是要让现代中医能够熟悉和掌握现代医学基本知识，为临床实践打下基础，提高中医诊疗水平。结果适得其反，很多学生连传统中医理论和技能都没有掌握好。尽管我国不少中医药大学教学水平堪称一流，却由于中西医课程比例配置不当（中西医课程基本对等），培养出了一批批中西医知识都逊人一筹的中医大学生，这种不"中"不"西"的学生被人戏称为"二流医生"。更有甚者，由于相当一部分学生没有能够很好地学习和掌握中医理论及诊疗方法，喜欢用西医方法诊治疾病，进而用西医标准衡量中医，对中医理论方法和治疗效果乃至中医的科学性产生怀疑，最终走向中医对立面。无怪中医界业内有人对此提出尖锐批评，认为现行教育体制为中医培养了一批"掘墓人"。

每当笔者看到经过五年正规中医药大学培养出来的学生那种肤浅粗疏的中医理论知识和技能，对普通风热感冒都不能运用中医理法方药比较准确地辨证论治，对常用中医方药都背不出来时，就感到无比痛心和忧虑。过去老一辈中医，虽然对现代医学技术和检查手段接触和借鉴得少一点，但他们大都却能够比较全面系统地掌握中医理论，运用中医思维和诊疗方法诊治疾病，并收到较好疗效，在人民群众中享有很高威信。因此，传承和运用中医理论和方法，发扬中医特色和优势，才是中医安身立命之本。不迷失自我，自强不息，积极进取才是中医生存和发展之道。借鉴现代检查手段和方法，是为了提高中医诊疗水平，促进中医药事业发展，绝不能本末倒置。

笔者时常对学生讲：要让中医真正"姓中"，就要熟练掌握中医理论技能和诊疗方法，不要动辄检查，开化验单，按西医检查报告诊断用药。中医不讲阴阳五行，不讲望、闻、问、切，不讲"四诊八纲"、"辨证论治"，不用中医思维方法诊疗疾病，就会迷失自我。长此以往，中医很有可能走向消亡，实现中医现代化更无从说起。真正要让中医"姓中"，要让中医院"姓中"，除了要发扬中医"治未病"、养生保健作用，医治慢性病、疑难杂症方面的特长优势外，财政支持、政策倾斜也很重要。不然可能难以改变现状，很难实现既定目标。

就目前状况而言，当务之急是培养一大批能够熟练掌握中医基本理论和诊疗手段的中医人才，建设一支强大的中医队伍，因此中医院校教育改革迫在眉睫。只有培养出一大批合格的中医后继人才，到临床第一线去，正确运用中医基本理论和技能，在实践中磨炼自己，不断增长才干，在继承中创新，才是中医生存之本、发展之道。

请不要曲解中医"姓中"

眼下，正是中医药大学生毕业就业时，有人竟曲解中医"姓中"，认为中医只能开中药，甚至以中医"姓中"为幌子歧视中医，拒绝招聘中医院校毕业生就业，或者限制中医人员开西药（见 2008 年 3 月 27 日《中国中医药报》），使中医院校毕业生就业更难，中医药事业发展受到影响。这种现象应该引起中医界同仁重视。提出中医"姓中"，中医院要"姓中"，原本是针对当前中医西化严重而言，是为了科学地发展中医。

2007 年北京丰台区某医院曾禁止中医师开西药，引起媒体的关注。广大医务人员在报上或网上展开了讨论，见仁见智，意见各不相同。其实这不是个别问题，笔者所在医院也曾经一度不允许中医师开青霉素。重庆市南岸某医院也遇到同样问题，为此还请示了卫生部医政司，后得到明确批复，中医师有权开西药（含抗生素）。可见，中医"姓中"不等于就不可以使用西药，《执业医师法》并没有限定中医师不能开西药及使用现代检测技术，只是该法规被某些当权者曲解或者以此为幌子歧视中医。

2007 年有一甘肃中医学院首届中西医结合专业应届毕业生来本院应聘，某院长明确表态不要中西医结合专业学生。其实按照国家政策，中医、西医、中西医结合三支力量应该是平等的并且长期共存。目前中医院校培养出来的现代中医本身就具备西医、西药诊治疾病知识，只要在临床上能坚持用中医思维诊病，坚持能中不西，先中后西，衷中参西或中西医配合诊治疾病，都是被允许和受法律保护的。

笔者长期从事中医临床工作，向来主张中医要熟练掌握中医理论和思维方法，熟悉西医诊疗技术。因为这是提高中医诊治疾病水平的需要，这是中医生存的需要，是科学发展中医的需要。它符合中国国情，是广大民众健康的需要。为什么要提中医院"姓中"，是因为由于政府投入不足，中医药虽然简、便、验、廉，却难以维持医院正常运转；而西医检查，药费贵、利润高，所以当前中医院西化严重。要改变这种局面，必须从根本上着眼，从源头上抓起，加大政府投入，从政策上为中医"松绑"。按照中医自身规律发展，让中医有权自主开发研制膏、丹、丸、散以及酒剂，对单方验方享有知识产权保护。中医之所以受歧视，就业生存难，是因为自身不强大，所以就连中医"姓中"也被人曲解，被人拿来当幌子，限制中医合法使用西药。因此笔者呼吁有关部门尽快为中医"松绑"，让中医按自身规律发展，全国人大尽快制定相关法律法规，保护中医。

坚持中医"姓中"。现代中医虽然有权使用西药，但是仍然要防止中医西化。中医由于具有成才周期相对较长特点，在短期内很难"自食其力"。因此医院在制定分配方案时要充分考虑到这一特点，实行倾斜政策，帮助他们顺利度过"哺乳期"，确保中医"姓中"。

2007年，笔者曾参加《中国中医药报》开展的"中医是否需要学习经典暨中医继承与创新关系"的讨论，结果大家基本上达成共识，即做中医，必须学习中医经典著作及理论，培养中医思维，发挥中医药简、便、验、廉特色优势，为病人群众服务，在继承中创新；并且认为历代中医大家（师），无不受惠于熟读精研中医经典。笔者长期从事中医临床工作，用中医中药如川芎茶调散加味治疗顽固性头痛；用桂枝汤加味治疗病人肺气虚、肺阳虚，常自汗出，背恶寒（背心冷），易感冒；治疗妇女不孕症、宫外孕（HCG）绒毛促性腺激素增高，均收到很好疗效，充分发挥了中医中药简、便、验、廉的作用。但是在医院以经济效益为"金指标"的管理下当中医，多数人面对生存和生活的双重压力，再加上部分中医人员专业思想本来就不牢固，想要他们守住清贫、坚守中医阵地又谈何容易。在这种状况下，想要不西化也很难，这才是问题的关键和癥结之所在。所以笔者认为，《中国中医药报》发起的继承与创新的讨论，关于必须坚持学习中医经典，在继承中创新，用中医中药为主诊治疾病，多数人的观点无疑是正确的，但是却没有涉及到目前中医严重西化的深层次原因。

2007 年 10 月笔者在参加重庆市中医药学会举办的"全国传承创新中医药高层论坛"时，碰到几位中医院院长，谈及到这一问题，他们也表示无可奈何。他们认为主要是中医诊治疾病收费低廉，中医治病一次收入就那么几元几十元钱，加上政府投入严重不足，缺乏资金支持，毕竟医院要正常运行，医院的开支、发展以及职工的工资福利都需要钱，要"找米下锅"。他们也是中医出身，但西医检查、西药费用高，更能挣钱。他们内心虽然希望中医发展，不愿意中医西化，但现实迫使他们欢迎和鼓励医务人员为单位创造更好的经济效益。因此，处于理想和现实的矛盾之中，很难坚持中医院"姓中"，迫使中医西化。

笔者认为，中医院院长们虽然有自己的苦衷，讲的也是实话，但是还是应该多从主观上找原因，毕竟中医还有很多潜力可以挖掘和开发。比如加强医院中医文化建设，启动中医治"未病"工程，开展或加强中医针灸、推拿、骨伤等特色专科建设，争取政府政策财力支持等等。重要的是，不要以经济收入作为中医人员的"金指标"，不要搞"一刀切"，而是要从德、勤、绩、能方面综合考核，建立完善科学合理的考核机制。加强中医人员的进修培训和师承教育，提高服务质量和核心竞争力，从资金制度上保证中医"姓中"，中医院"姓中"。

中医药大学毕业生是中医事业发展的未来和希望，积极创造条件解决他们就业难的问题是摆在各级政府领导面前的首要任务。笔者呼吁政府部门应该制定优惠政策，拿掉那些束缚中医药发展的"裹足布"。为此建议：①加大中药店中医坐堂试点力度，争取早日在全国推广施行。②恢复中医传统，取消中医师执业地点注册限制，让中医师成为自由职业者。③降低中医开办个体诊所门槛，让具备执业医师资格中医人员根据自己条件和意愿开办中医诊所。对于中医院校毕业生，政府和医院院长应该满腔热情去支持和帮助他们就业，而不是像少数人那样曲解中医"姓中"，并且以此为借口歧视中医。要让他们尽快在医院就业，或者到基层、到社区去，或者让他们自主创业。要让他们有机会跟名师，接受师承教育，在名中医的口传心授下，在临床实践中去历练自己，运用所学的中、西医药知识，为病人群众服务，成为中医药事业的接班人。

"王教授现象"警示要关注教师素质

拜读《中国中医药报》曹东义《"王教授现象"应引起中医人警醒》一文，使笔者感到震惊。虽然有人认为中医最大的失误在教育，但现在看来教师因素也不可忽视。

中医是一门实践性很强的学科，中医具有独特的思维方式，而且中医的思维方式只能通过学习中医经典和临床实践获得。要说王教授没有读过中医经典、水平不高并不客观。我相信没读过中医经典、水平不高是晋升不了中医教授职称的，也写不出 10 余万字的《我负中医　中医负我》。

笔者猜测，问题可能出在缺乏中医临床经验上，因而对中医缺乏信心，反而认为中医不科学；或许他根本就不知道中医的生命力就在疗效。

这也充分说明王教授不但脱离了获取中医能力的重要临床实践环节，并且涉猎了大量现代科技知识，用受西方实证、还原科学影响的西医标准来衡量中医，最终得出了"中医不科学"的结论。

笔者认为，现在中医高校教师队伍中，"王教授现象"应该不是个别现象。目前在中医高校任教的中青年教师，大都是硕士或博士出身，很多人的毕业论文都是通过喂养小白鼠完成的。他们从学校到学校，从书本到书本，中医理论水平不可谓不高，现代科技知识也掌握得相当多，但就是缺乏中医临床经验这一关键环节。

中医要发展，教育是根本。记得解放后全国中医学院成立之初，当时的师资力量都是从民间中医的佼佼者中选拔产生。比如北京中医学院（现北京中医药大学）的秦伯未、董建华，成都中医学院（现成都中医药大学）的王渭川、李斯炽等，均是中医临床大家，让他们充任中医教授，教出来的学生当然好。

他们在教学中理论联系临床实际，言之有物，言之有味，讲出来的中医知识内容生动活泼，学生听起来有趣，毕业后拿到临床用得上、有实效，因而为中医药事业培养了大批有用人才，功不可没。很值得我们今天的中医教育借鉴。

　　笔者从 1975 年以来，长期坚持在中医临床一线工作，深感中医药在防病治病方面有不可替代的作用，也深受病人群众喜爱和信赖。中医诊疗技术来源于临床，中医的生命在疗效。因此，要想获得中医知识和技术离不开临床实践，要教好中医学生必须具有丰富的临床知识和经验。

　　现今中医高等教育学府中出现"王教授现象"，而中医界（包括中医爱好者）对此的看法、反应却大相径庭。有的网友发出"王教授有这样可恶吗？"的疑问，认为不能苛求王教授，王教授没有错，是无辜的，是受害者。但大多数网友对王教授的做法是持反对意见的。

　　笔者深感，中医的传承和发展，中医学子是否能学到真本事、硬功夫，与授课老师的基本功、临床经验和理论素养关系密切，因此不能不说：发展中医教育为本，而教育的关键在教师是否合格。

　　所以中医教育改革势在必行，中医教育当以教师为重。虽然目前中医教育改革已经在进行并初见成效，各中医药高等院校缩减了西医课程，增加了中医古典医籍教学课时，并且有的院校已经开始将院校教育与师承教育相结合。笔者相信，这对于中医药人才的培养必然有所促进。

　　然而，既然中医高校已经出现了"王教授现象"，那么这种教授就肯定不止一人。主管部门是不是需要采取切实可行的有效措施，将那些失去中医信念、没有临床经验、只知道夸夸其谈、纸上谈兵的"教授"请出中医高校教师队伍。让他们到临床实践中去重新了解中医、认识中医、感悟中医、传承中医，以从根本上杜绝这种现象再次出现呢？我想这很有必要，但需要极大的勇气、胆略和气魄。

当前，酝酿了 20 多年的《中医药法》修订草案正在征求意见中。对此，笔者建议，为了确保中医药事业后继有人，对中医高等院校教师的资格认定，不能只强调在何学历以上，应更重在考虑具有 10 年以上从事中医临床工作经验，才有资格担任。

另一方面，为了"亡羊补牢"，还应该将中医高教队伍中极少数不合格的"教授"请出高校。同时，在中医基层一线选调一批既有较高中医理论素养，又有丰富临床经验的中医人才，充实中医高校教师队伍。大量有真才实学的中医人才需要我们的高校人事部门去发掘。在政策的支持下，让这些人去充实中医高校教育队伍，必将是中医之幸，中医学子之幸。

如此，才能提高中医药院校教师的素质，才能确保中医药事业后继有人，繁荣昌盛。

"废医验药"该休矣 发展中医正当时

近日，"打假斗士"方舟子到蓉城签售新书《科学成就健康》时声称："我从没有说过要取消中医。"但同时仍然不识时务，顽固坚持"废医验药"的错误立场。笔者认为，应该对方舟子当头棒喝，让其"清醒清醒"。

继美国 FDA（食品药品管理局）发布文件，"首次认同中医药学与西方主流医学一样，是一门有着完整理论和实践体系的独立科学体系，而不是对西方主流医学的补充"后，药店设中医坐堂医诊所开始试点，以及世界卫生组织西太区

10月16日又在北京颁布首个《传统医学名词术语国际标准》。中医的发展可谓是好事不断，捷报频传。中医药正在受到越来越多的国家承认和接受，逐步走向世界。然而张功耀出于无知与偏见，在网上发起签名，妄图"取消中医"；同时方舟子也公然站出来，提出了极其荒谬的"废医验药"论，与之一唱一和，遥相呼应。张功耀、方舟子言论一出，舆论一片哗然。卫生部发言人明确表态，支持中医，反对"取消中医"。我国宪法早就明确规定，要大力发展中医中药及民族医药。大多数民众也纷纷表示支持中医。中医药是中国人民长期以来同疾病斗争的经验总结和智慧的结晶，是宝贵的文化遗产。中医药博大精深，"是一个伟大的宝库"，是中华民族战胜疾病，确保人民群众健康和繁衍昌盛的根基。中医药源于中国文化，有着深厚而广泛的群众基础，中国广大的人民群众需要它。张功耀、方舟子提出的"取消中医"、"废医验药"谬论伤害了广大人民群众的感情，广大人民群众极为愤慨。

历史上曾经发生过几次取消中医的闹剧，结果中医不但没有被取消，反而更加深入人心，更加强大。方舟子"废医验药"的荒唐谬论极具欺骗性，他明知中医药不易取消，也取消不了，还是把自己打扮成科学卫士，大言不惭地抛出"废医验药"谬论。方舟子这种观点是极其荒谬和站不住脚的。他的这种观点在重庆电视台龙门阵节目中，已被我中医界名人、重庆中医药学会会长马有度教授等驳得"体无完肤"。马教授用他亲身经历和从医几十年的研究成果和感悟，痛斥了方舟子打着科学旗号反对科学的谬论，用实际行动捍卫中医，引起极大反响，起到了很好的宣传中医药的效果。

笔者作为一个长期战斗在一线的中医工作者，从医近 30 年，也可以算是"老中医"了，在这里也想用亲身经历及学习中医的体会和感悟与中医界同仁一道，批驳方舟子"废医验药"谬论，用实际行动捍卫中医。

首先，方舟子"废医验药论"是不科学的，因为中医理、法、方、药自成体系，环环相扣，缺一不可。中药是在中医理论指导下运用的以植物性药材为主的药物，它们的性味、归经、功效都离不开中医理论，将它们肢解后就不再叫中药了。因此，方舟子"废医验药"的实质是想要取消中医。中医临床治病使用单味药物比较少见，大多是通过辨证运用方剂处方治病，也就是理、法、方、药一线贯通。这些处方对疾病都有很强的针对性，其组成成分都非常复杂，一个治病处方很难通过化学方法分析出"有效"成分，现代科学无法解释和解决的问题不能简单地否认它不科学，或许今后科学发展了就能够迎刃而解。实践是检验真理的唯一标准，因此只能用事实说话，因为事实胜于雄辩。

记得 20 世纪 80 年代初，笔者刚参加工作时，有一彭姓病人，女性，60 多岁。患眩晕呕吐，家属用"滑杆"抬来本院找西医诊治，西医认为西药疗效不好，介绍到我处诊治。该病人患眩晕不能站立 2 天，现症：头晕目眩，往来寒热，口苦，不思饮食，恶心呕吐。西医诊断为：梅尼埃病；中医诊断为：眩晕病（邪在少阳）。遂用周天寒老师所教的小柴胡汤加味治疗眩晕病经验方进行治疗，方用小柴胡汤加菊花、泽泻。1 剂病减，病人即自行走来复诊，3 剂痊愈。又如患者田某，患腹痛，痛时腹部可见一包块。仲景《金匮要略》中有："心胸中大寒痛，呕不能饮食，腹中寒，上冲皮起，出见有头足，上下痛不可触近，大建中汤主之。"此属中焦虚寒腹痛无疑，如法炮制予大建中汤 1 剂而愈。再如1986 年治家父"痞证"。家父素患咳喘，用老姜煨猪心肺可缓解。此次自购老姜半斤，猪心肺 1 具，服后即出现心下痞满，时有呃逆，不思饮食，颈项强痛。笔者初予藿香正气散治疗无效，遂用手探其心下胃脘部，家父呼痛，恍悟仲景《伤寒论》云："小陷胸病，正在心下，按之则痛，脉浮滑者，小陷胸汤主之。"即予小陷胸汤 1 剂而愈。在笔者近 30年的医疗生涯中，用中医中药治愈了无数病人，为他们解除了疾苦，深受病家赞誉。

笔者自认为从医以来，精勤不倦，然而于中医也只能是略知皮毛而已，未能掌握奥妙至理，探得其精髓。笔者以为即使方舟子读过几本中医书籍，也是浮光掠影，一知半解。中医是一门实践性很强的科学，你不去实践，就无法验证它的疗效，就没有发言权。无论是中医还是西医，临床都讲疗效，疗效是关键，这是基本常识。

卫生部部长陈竺在"2007 太平洋健康高层论坛"开幕式上讲话强调，"中医的整体观、辨证施治、治未病等核心思想如能得以进一步诠释和光大，将有望给新世纪的医学模式的转变以及医疗政策、医药工业甚至整个经济领域的改革和创新带来深远的影响"，为中医的发展指明了方向。面对大好形势，我们广大中医从业人员应该振奋精神，抓住机遇，传承中医薪火，开拓创新。"废医验药"该休矣，发展中医正当时。

用实效驳斥"中医不科学"

目前很多人爱拿科学说事，认为中医不科学。

科学有古代、近代和现代的不同，也有狭义和广义的区别，它是人们认识客观事物的方法和手段，是一整套学术体系，并不神秘。凡事都要讲科学就是要按照客观事物的规律办事，而不是凭主观臆断，蛮干和不讲道理。笔者说中医科学，是因为中医不管是在养生保健，还是对疾病的认识和治疗方面都有系统的知识体系。

中医对人的认识，主要是把人放在自然和社会环境中去考量，讲究"天人合一"，讲阴阳平衡。中医在对疾病的诊治方面，强调"三因制宜""治病必求于本"，在辨证过程中要抓主要矛盾和矛盾的主要方面。如癌症病人放疗、化疗后，身体发生了变化，会出现很多自觉症状需要调理，用中医辨证论治的方法，常能收到较好的效果。

以上这些中医对疾病的认识和治疗对于中医专业人员来说，应该是耳熟能详的，而对非中医专业人士而言，可能不甚明了或知之甚少，这本来也很正常。但是，有些人置自己不知道中医于不顾，反而用狭隘的科学观看中医，以为只有经过各种仪器检查才算科学，却没能认识到各种检查结果都是"结果"，而不是疾病的原因。

中医治疗患者，重视人体自身的正气，这才是每个人是否发病、得病之后是否可以治好的根本原因。有些人以自己的观点作为评价中医是否科学的标尺，动不动就说"中医不科学"，其实只不过是崇拜大机器罢了。

针对攻击中医的言行，中医人自己首先就要树立中医科学的信心，不断向病人群众宣讲和普及中医药知识，因势利导，用事实说话，用现代语言诠释中医，不断吸收现代科技成果，完善和发展中医中药。

在临床实践中不断提高中医疗效，减轻病人疾苦，让人民群众认识中医，了解中医，接受中医，让中医科学思想真正深入人心。要运用现代科学技术进一步改进中医剂型，让中医中药更加方便、快捷、安全、有效。现代中医要不辱使命，切实做好中医传承创新工作，让中医药事业在我们这一代得以发扬光大，造福广大民众。

别重蹈生物医学覆辙

拜读健康报《中医周刊》张英栋先生的文章《专科更利于中医优势发挥》（2011 年 1 月 19 日）获益匪浅。然而对于张先生倡导利用专科发扬中医优势的观点，笔者不敢完全苟同。

张英栋先生认为，作为一个中医医生，如果既要钻研中医的临床规律，又要追踪现代科学和西医学各科的最新进展，几乎是不可能的，这就要求中医中有一部分人必须要搞专科。笔者却以为，张先生的观点无疑是受了现代生物医学技术至上观念的影响。中医要发展，一定要遵循中医自身的规律，注意突出中医特色，坚持以人为本，努力发掘中医原创思维，绝不能东施效颦。

全国人大常委会副委员长韩启德在吴阶平医学奖颁奖大会上强调说："对医学技术盲目信赖，而忘记了医学的本质，会导致医学离人渐远……健康是由多方面因素特别是诸多社会因素共同决定的，医疗在保障全民健康中只起到一部分作用，过分偏重医学技术的发展，而忽视预防医学的发展，是根本性的策略失误。"复旦大学杨秉辉教授在"全科医学，让医疗变得更可亲"的演讲中说："生物医学的成就造福于人类，使许多疾病得以治愈，人类的寿命显著延长。但在生物医学高度发展的同时，其弊端也逐渐显露出来……在精密的治疗中，医生对病人的关怀越来越少，重视疾病而疏忽病人。病人只被视为疾病的载体、药物反应的试管，甚至是掌握新技术的资源。"针对生物医学的种种弊端，人们迫切希望过去那种"照顾式"医疗的回归，于是在 20 世纪五六十年代，英国、美国、加拿大等国相继成立了通科医生（全科医生）的全国性组织。

中医作为我国古老的传统医学，充满人文精神，以"天人合一"为核心理论，重视人与自然的和谐关系，强调未病先防、有病早治的治未病理念。中医诊查疾病，通过望、闻、问、切方式，十分注意与病人的沟通交流，关注病人的主观感受（症状）和诉求，深受病家信赖。在治疗上，中医利用天然药物的寒、热、温、凉属性，补偏救弊，纠正人体阴阳失衡，使之恢复健康状态。

中医要发展，就是要遵循中医自身的规律，造就一大批中医通才。他们不但要精通中医内、妇、儿各科，同时也要熟悉西医知识，最好兼通针灸、推拿、按摩等中医特色治疗技术；他们要活跃在广大乡镇、农村社区，为人民群众健康服务。而不是像张先生所提倡的那样"技术至上"，对西方生物医学模式亦步亦趋。

精气夺则虚　无邪人亦病

拜读《中国中医药报》5 月 16 日张英栋"有邪才病，治病当攻邪"一文，深受启迪。在多数情况下，尤其是身体壮实之人急性发作之新病、实证，治当攻其邪气，邪去则病愈。但是，笔者对该文作者"通行的中医基础理论中，多论虚、实，虚有虚邪，实有实邪，都可以导致气血不通，故虚实的分辨只是讨论人与病的状态，不能对于治疗起到直接指导作用。故讨论邪与正更有意义，有邪才有病，治病当攻邪"之观点却不敢完全苟同。

笔者认为中医治病，并非只有攻邪一途，而是补益与祛邪二法皆不可偏废，重在谨守病机，辨证调治。这主要是与中医对疾病的认识有关。中医认为疾病的产生是由于人体阴阳平衡失调所致，诊疗疾病必须"谨察阴阳之所在而调之，以平为期"。另一方面，邪气盛则实，精气夺则虚。虚实概念是为辨证提出来的，邪正概念是为治法服务的，不能说讨论哪个更有意义。只有辨清了虚实，才能确定是"扶正"还是"祛邪"。实际在临床上，"精气夺"的虚证并不少见，无邪之人亦可有病，如张子和所谓"脉脱下虚，无邪无积"以及《内经》所言"脉细、皮寒、气少、泄痢前后、饮食不入"的"五虚证"等等，治法均当补益。

《素问·至真要大论篇》："谨守病机，各司其属。有者求之，无者求之，盛者责之，虚者责之。"此段经文主要是说必须从复杂的病证中，通过"审证求因"找出其与五脏和六气的所属关系，以达到掌握病机的目的。有外邪的，当辨别是什么性质的邪气；没有外邪的，应寻找其他方面的病因。疾病表现为实证的，应研究其邪气为什么盛；表现为虚证的，应探明其正气为什么虚。虚者补之，实者泻之。并不是只有邪气致病一途，更不是一味强调祛除邪气。

在临床方面，因虚致病者用补法治疗，俯拾皆是。如病人劳倦内伤，或因失血所致之气血亏虚，阳浮于外之虚热证，症见：肌热面赤，烦渴欲饮，脉洪大而虚，重按无力。急当固其气，用当归补血汤，重用黄芪以补气生血。又如因阳气虚脱之自汗证，临床表现为汗出不止，畏寒肢冷，肢体倦怠，舌淡苔白，脉沉迟无力，当急用芪附汤益气温阳固脱。

精气夺则虚，无邪人亦病。故养正与攻邪二者均不可偏废。中医学是中和医学，讲中庸，讲和谐，讲平衡协调。中医治病，尤其是治疗内伤杂病，更重视补虚养正，扶正祛邪，调整阴阳脏腑气血；或祛邪而不伤正，甚至与病毒邪气共生共存，和平共处，不过度治疗，不搞祛邪务尽。中医治法有汗吐下和温清消补八法，因病施治，八法皆当运用，不能以偏概全，更不可以一法而废其余诸法。

中医学博大精深，各家学说内容丰富多彩。金元刘朱张李四大医家各有所长，互相羽翼，丰富和发展了中医学理论和临床治疗医学，我们当取长补短，必能继承和发扬中医治疗精髓，提高中医诊疗效果。如一味强调"治病当攻邪"，必然会影响中医治则理论的完整性。

医院取消中药房弊大于利

在医疗改革进程中，医药分家已成为必然趋势。但是医药分家只是核算上的分家，并不是说医院不再设置药房。近日由于国家降低中药利润（由 40%降为 25%），北京某三甲医院立即作出反应，决定取消中药房。某些医院也欲效仿，从而引发关于综合医院是否设置中药房的大讨论。笔者认为取消中药房弊大于利，不利于中医药事业的发展。

我国古代，中医诊所处于个体状态，中医、中药是不分家的。这样有三个好处：①中医师能够控制进药渠道、产地、药价和中药的加工炮制，能够保证药品质量，有利于提高疗效。②能够保护知识产权，秘方验方不至于外泄。③可以弥补诊疗费收入的不足。

解放后个体诊所变为医院（包括全民所有制和集体所有制）后，中医和中药基本处于半分家状态。中医师只管诊病，中药房由专门的药剂人员负责。这种半分家状态对中医师的影响也主要表现在三个方面：①中医师基本上不能控制药品进货渠道、产地、加工、炮制和药品价格。②中医师只能靠诊疗费收入进行分配，收入差者工作积极性受到影响。③知识产权已经无法保护，处方外流造成中医师复诊率降低。

允许处方外流固然给病人带来实惠，但对医生收入却造成一定影响，处方失去保密性，知识产权得不到保护。即使医院设立中药房，也有不少处方外流。20 世纪 80 年代初，笔者曾为一位胡姓小儿开了一张治疗扁桃体炎的处方，非常有效。该患者家属将处方保留，一发病就用该处方取药，一直用了10多年。因为院外取药不收处方笺，有不少患者花几元钱在医生处得到治疗处方后，有效就反复用该方抓药，一直到病愈为止。诚然，院外取药一方面减轻了病人的经济负担，但是也为用药安全带来隐患；反过来说，医生的利益也受到了一定程度的损害。但是仅因为中药房亏损就取消中药房，笔者认为这也是不妥当的。

在目前医改方案尚未出台，基本上还是市场经济的前提下，医院不可能长期做亏本生意，也做不起。医院既要考虑到医药行业的公益性，又要按经济规律办事，才能正常运转。医院为了减少亏损，取消中药房后，必然会给病人取药带来极大的不便，同时也不利于中医药事业发展。病人看病取药两头跑，健康人尚且吃不消，更何况是病人。另外，中医师收入仅靠处方诊疗费，业务差一点的经济效益差，收入更低，中医从业人员的信心和热情也会受到影响。因此，有门路的就会纷纷改行，结果必然会削弱中医队伍力量。

要解决这个问题，笔者认为可以从以下几方面入手：考虑到抓中药付出的劳动比西药大，适当提高中药利润也是可以的；况且现在中药价格仍然相对低廉，病人群众也是可以理解的。加强管理，降低成本。在党和国家大力发展中医药事业的今天，争取政策倾斜扶持，也不是不可能的。

最后笔者呼吁，希望各级政府和医院领导重视，齐抓共管，为人民健康办好医院中药房，支持中医药事业的发展。

医院必须坚持公益性

闻悉北京几家大型综合医院已经取消中药房（《健康报》中文章《萧条的中药房期待振兴》），笔者感到无比震惊。2007 年《健康报·中医发展论坛》就北京有的三甲医院由于国家降低中药利润（由 40% 降为 25%），已经或正在酝酿取消中药房一事展开讨论。广大中医界人士积极建言献策，提出了不少有益建议，认为综合医院取消中药房弊大于利。这些意见、建议从实际出发，既方便人民群众就医，又有利于中医药事业发展，代表了民心民意。不想仍出现了目前北京几家大型综合医院取消中药房的状况。

中医、中药历来关系密切，唇齿相依，不可分离。在中医药亟待发展的今天，综合医院取消中药房，对医院中医发展无异于"釜底抽薪"、"雪上加霜"，必然严重影响和制约中医事业发展。并且，医院取消中药房后，病人取药会有很大的不便。因此，综合医院取消中药房不符合医疗卫生改革"安全、有效、方便、价廉"八字方针，而且中医坚持"姓中"也难以得到保证。

由此看来，综合医院中药房不但不能取消而且应该加强。要解决这个问题，笔者认为：①首先应该按照中药自身规律管理中药，让中药房脱离西医药剂科室回归中医科管理。②加强中药房管理，降低中药成本，并且根据中药耗损和中药人员付出劳动多的特点，适当提高中药利润。③关键是需要有关领导部门重视，并制定相应政策法规，保证综合医院中医科、中药房的正常运行，健康发展，将综合医院中药房纳入目标管理考核。

不必刻意打造"纯中医"

作为一名从事中医临床工作近 30 年的老中医，读近期有关"纯中医"讨论文章，颇多感慨！首先，笔者觉得关于"纯中医"之争提法欠妥，因为任何事物都不能脱离时代和社会环境而超然存在，因此现在要想从新教育培养出真正的"纯中医"根本就不可能了，并且也没有必要。换句话说，即使你着力打造出"纯中医"来，也是旧瓶装新酒——此酒非彼酒矣。笔者认为更应该培养和造就出一大批现代中医。什么是现代中医？现代中医就是精通中医理论和诊疗技术，熟悉西医诊治方法，以中医中药为主防治疾病的医务工作者。

现代中医不可以不熟悉西医。笔者在 1979 年临床实习时的一位带习老师（老中医），他在当地颇有名气，每天接诊病人络绎不绝。一日突然患腹痛，解脓便血，初起他并未介意，以为是肠癖（痢疾），一面服用中药调治，一面仍然坚持上班。后来病情加重，到女儿家休息服药治疗，仍不见好转，才到地区医院作肠镜检查，诊断为"直肠癌"。后因直肠癌晚期伴肝转移而终止治疗，回家服药调治以延时日。临终前他仍然不知道真实病情，还嘱咐笔者一定努力专研脾胃病。其实笔者心里明白，是"纯中医"的局限使他失去了生的希望。

20世纪80年代初，笔者曾在县中医院跟师实习1年。跟师期间，有一住院病人是位中年妇女，因患头痛、双下肢肿，治疗无效，邀请县名老中医周泽勋会诊。先师察色按脉，病人还有气短懒言，四肢厥冷。诊断为阳虚头痛，遂用四逆加人参汤加细辛、吴茱萸治疗。服药后病情略有缓解，旋即又反复如初。后转市级医院治疗，查CT发现患者头痛系颅内肿瘤所致。

以上两位先师都是解放前跟师学习出身，对西医知识了解甚少，凭着他们的刻苦努力，在当时的历史条件下，成为了一方名医，是名副其实的"纯中医"。他们虽然医术精湛，不足之处也显而易见。现代已不具备产生"纯中医"的客观条件和环境，因此笔者认为不必刻意打造"纯中医"。

借鉴和熟悉现代检测技术，可以帮助中医发挥治未病作用。由于现在社会竞争激烈，处于亚健康状态人群也不在少数，积极介入治疗亚健康病人，发挥中医天然药物毒副作用小和简、便、验、廉优势，将疾病消灭在轻浅阶段，防止轻病转成重病，保障人民群众健康，发挥中医"治未病"的积极作用。

诚然，运用现代检测技术必须在熟练掌握中医理论及诊疗技术，并且有较深厚功底的基础上，才能帮助中医提高诊疗效果。

现代先进检测技术并非西医专利，应该而且可以看作是中医望诊的延伸，可将它纳入中医望诊范畴。我们需要因势利导加以运用，而不是以坚守"纯中医"为荣。病人找你看病基本上是冲着治疗效果来的，而不是因为你是"纯中医"。所以只有千方百计提高临床疗效，接受病人选择才是中医生存之本、发展之道。坚守所谓"纯中医"、"真正中医"的观点于事无补，于中医药事业发展无任何意义，搞得不好只能让中医坐以待毙，任其消亡，最终落得作为"稀世珍品"被保护起来的地步，这并非危言耸听。

最后笔者坚信，随着中医教育体制的改革，必然能够造就一大批合格中医人才，到临床第一线去，在实践中增长才干，成为精通中医理论和诊疗技术，熟悉西医诊疗方法的现代中医。他们必将担负起中医药事业振兴的历史重任，为中国人民乃至世界各民族的健康作出贡献。

现代中医不辱使命

发展中医固然不能排斥"纯中医"，但是现代中医才是发展中医的主力军。

笔者曾经在《不必刻意打造"纯中医"》一文中提出了"现代中医"概念，文章发表后，有人对此提出异议，认为：学贯中西，难以企及。笔者认为其代表了部分"纯中医"观点，有失偏颇。

其实有很多疾病，包括肿瘤、癌症等，如果能做到早诊断、早治疗，延长生存期也不是没有可能。我们不能因为中医具有特色和优势就一味否认现代医学科学技术的进步，不去学习西医知识和借鉴现代检测技术，置病人生命安全于不顾，而以坚持以中医纯正为荣。

如20世纪90年代初，笔者诊治病人古某某，1周前腹痛便脓血，在某中医处服用中药无效，前来就诊。刻诊：病人左下腹疼痛，便脓血，日5~6次，伴口干、苦，舌红少苔，脉弦数。诊断：阴虚痢疾。药用生地、白芍、地榆、银花、黄连等2剂，病情无明显好转，建议用CT检查，发现直肠部有一个6cm×8cm肿块，诊断为"肠癌"，经外科手术治疗后，长期在我处服用中药调理，存活了10余年。

我们不能因为"学贯中西"这目标非常人所能及就不去追求，也不能因为中医博大精深一辈子都学不完就轻言放弃，不去学习借鉴西医知识。尽可能做到"中西合璧"，去弥补中医的缺陷和不足。这是时代的要求，是发展中医的需要。中医虽然在"形而上"的整体宏观方面具有特色和优势，但是由于时代的局限，没有能在"形而下"方面深入下去。其实古人也想深入"微观领域"，只是限于当时历史条件无法继续深入下去。如古代名医扁鹊因"饮是以上池之水"，尽见五脏癥结所在（见《史记·扁鹊仓公列传》），现代中医没有机会也不可能有幸"饮是以上池之水"（古代也仅此1例），这应该是一个美好的传说和中医人的良好愿望，但我们现在完全可以借用现代科学技术及检测手段，实现这一愿望。

古人云：行欲圆而智欲方。欲求其中者，必取其上。如果没有远大的目标，没有脚踏实地的工作，就很难取得卓越的成就。第四批全国名老中医药专家学术经验继承指导老师周天寒就是榜样。周师出身于中医世家，曾毕业于西医专业，通过勤奋学习，用中医药治疗疑难杂症无数，在国内刊物发表论文240余篇，创"五脏六腑皆令人郁、瘀、喘、泻"等新观点，并被国外医学杂志转载。而我国学贯中西也不乏其人，如唐由之、邓铁涛、陈可冀、王辉武等，他们都是其中的佼佼者。

现代中医，肩负着发展中医的历史使命，必须在坚持熟练掌握中医理论和诊疗技术的基础上，熟悉现代医学知识，充分利用现代科技成果，更好地为民众健康服务。

中医医院应更名为现代中医院

事实表明，全国各级中医院，经过几十年的发展和建设，已经拥有了大量现代化技术设备和各类医技人才，医院防病治病的综合能力正在不断加强。然而，全国很多中医院却一直沿习着建院初命名的××中医院称谓，可谓已经名不副实。本人认为中医院应该更名，且已经迫在眉睫，刻不容缓。

本人长期在基层临床一线从事中医工作，深感老百姓对中医的认识仍然在"原地停留"，并且根深蒂固。即认为中医看病就是凭一个"枕头"和三个指头，中医只能治慢性病，中医见效慢，这些都严重制约和影响着中医药事业的发展，以至前一段时间社会上出现曲解中医"姓中"现象，笔者认为这与中医院招牌不无关系。大家知道，招牌实质上就涵盖了该单位的服务性质和范围。中国人向来重视正名，所谓"名不正则言不顺"。如果继续沿用中医院招牌，现代中医运用各种检测技术就不能"理直气壮"，老百姓也会继续误解中医院只能用中医、中药治病，这样中医院就会失去一大批病人群体，最终影响和制约着中医药事业的发展。

笔者认为，要实现中医现代化，中医院除了要拥有一大批现代中医技术人才和先进的技术设备外，将全国中医医院更名为"现代中医院"同样重要，这就像将中国中医研究院更名为中国中医科学院一样，意义重大。只有这样，全国中医院和中医人员才能名正言顺地开展工作，才能以崭新的面貌在人民群众中出现，才能改变中医院和中医人在人民群众中的形象，才能突破制约中医药发展的瓶颈，才能为广大人民群众健康事业作出更大贡献，才能加快实现中医现代化步伐，推动中医药事业的发展，才能早日实现中医现代化的宏伟目标。

因此，为了发展中医，让中医院名实相副，促进中医药事业健康发展，将中医医院更名为现代中医院势在必行。

为"反哺中医"叫好

《健康报》载："宜宾市第二人民医院去年以来狠抓人才培养和特色专科建设，走出一条西医'反哺中医'的新路子。"笔者不禁为之拍手叫好，认为该院领导识时务、顺民心，很有头脑，开了个好头。既然是综合医院，作为领导就应该全盘考虑，兼顾各方面的利益，充分调动医院职工的积极性。

我们很多综合医院的领导不这样考虑问题，而是将经济效益作为唯一的"金指标"，把西医门诊诊断室、重点科室摆在医院最醒目、条件最好的位置，在分配上实行"一刀切"。在这种思路和方案指导下，中医科的收入无论如何跟西医无法比。宜宾市第二人民医院"重整中医雄风"之所以成为新闻，说明在综合医院里中医工作普遍没有受到重视。不过，这也开了一个好头，有如冬天里的一股暖风。如果我们全国的综合医院的领导，都像宜宾市第二人民医院的领导那样，对中医科室采取倾斜政策，来个"一院两制"（根据中医科室具体情况，医院采取两种分配方案），"对中医人员的工资，超劳务补贴给予特殊政策支持"，"把门诊位置最醒目、条件最好的诊断室分给中医师"，我们的中医从业人员难道还没有信心搞好中医工作吗？中医药事业的发展还没有希望吗？

其实应该看到，综合医院的中医师们的工作还是卓有成效的，他们的门诊工作量也不小，在人民群众中享有较高的威信和一定影响力，同时也给医院带来了品牌效应。有的疾病中医解决不了，他们自然也会请西医检查诊治；有不少病人服用西药效果不好，他们就会主动找中医师配合中药治疗以提高疗效；有部分住院病人，也经常找中医会诊，主动要求服用中药。又如我院妇产科，经常遇到宫外孕病人，经过杀胚治疗后，病人早孕值（HCG）就是降不下来，经笔者给加服中药治疗后很快就降下来了。现在妇产科凡遇到宫外孕病人都推荐到我处配合中药治疗，可见综合医院设置中医科并不是可有可无，它对于提高临床疗效、保障人民群众健康、方便病人就医等都具有不可替代的作用。

现在国家倡导构建和谐社会，扶持弱势群体，要发展中医药事业，综合医院中医科理应得到相应的扶持。有一个大家都比较熟悉的，在经济学上被称为"木桶效应"的原理，是说一个木桶盛水的多少不是因为最长的一块而是取决于最短的那块。在综合医院里，中医科室不就是那"最短的一块"吗？如果我们综合医院的领导都能像宜宾市第二人民医院的领导那样，"重振中医雄风"，实行"一院两制"，在制定政策时向中医科室倾斜，把最短的那块木板加长，木桶的水不就盛得更多更满吗？此举必然会受到广大中医从业人员和人民群众的欢迎，中医科室积极性也会得到提高，医院经济效益和社会效益就会上一个新的台阶，于中医药事业的发展和人民群众的健康将"功德无量"！

崇古尊经是与非

中医学来源于中国古代文化，儒学宗师孔圣人倡导做学问、处世都要不偏不倚，恪守中庸之道。面对中医西化的严重局势，中医界掀起"读经典，做临床"热潮，这无疑是正确的。但同时又出现了过度崇古尊经现象，令人堪忧。有感于斯，余不揣浅陋，就崇古尊经是非得失，撰文讨论，冀于发展中医有所裨益。

医圣张仲景创立中医辨证论治体系近两千年，至今仍然有效指导着中医临床实践，"学经典，做临床"基本上是中医成才的必由之路。在继承中创新也是中医药事业发展必须遵循的规律。仲景对中医学的发展和中华民族的健康繁衍作出了巨大贡献，功不可没。但是冯世纶在《杨绍伊研究经方成绩斐然》一文中认为，《伊尹汤液经》出自殷商，原文在东汉岿然独存，张仲景据此论广，故原文一字无遗存在《伤寒论》中。六经提纲是仲景的集成，证实了仲景加入半表半里理念。笔者认为仲景最大贡献是，总结了汉以前中医诊疗成果，并使它得以保存、流传下来。其次是完善了六经辨证，创立了中医辨证论治理论体系。因此仲景《伤寒杂病论》对中医的发展产生了深远的影响，经久不衰。山西中医大师李可，广西中医药学院刘力红教授对仲景推崇备至，认为只要将仲景方书学精了、读透了，一切医学难题都可以迎刃而解。李可在《圆运动的古中医学》序中说："古中医学派，必将逐步攻克世界十大医学难题中之心、肺、肾三衰，肿瘤等奇难重危急症"，"彭子遗书的另一功绩是找到了古中医学传承断层的脉络。"他认为"晋唐之后中医学派蜂起，大多背离了《内经》主旨和医圣张仲景正统。后世儿科、温病学派、时病派均标本倒置，不识人体本气自病之理，误标作本，妄杀许多人命。沿袭数百年，贻害非浅"。刘力红教授更是倡导中医要修炼"内证实验"，认为只要中医功夫到家了，自然能洞悉疾病癥结所在。如果真像刘教授所说，学习中医通过修炼可以获得"内证实验"效果，扁鹊也不用"饮是以上池之水"了，中医也没有必要再去实现现代化。

　　笔者认为仲景的确堪称中医圣人，他创立和完善的中医辨证论思想体系以及众多方药，至今仍有效指导着中医临床实践。但他只是总结了自己和同时代及前代的医学成果，必然带有时代的局限性，我们不能像刘力红教授所说那样"对于经典完全地可以信受奉行"（《思考中医》）。因此，我们学习经典时要保持清醒的头脑，要站在客观中正的立场上，辨证地看问题，而不是"完全信受奉行"。比如仲景对中风一病的认识，他认为是由"络脉空虚"、"贼邪不泻"所致，中风病"邪在于络，肌肤不仁；邪在于经，即重不胜；邪入于腑，即不识人；邪入于脏，舌即难言，口吐涎"（《金匮要略·中风历节病脉证并治第五》）。笔者认为仲景在认识上存在内外混同的情况。直到金代刘完素才以内风立论，认为中风是由"五志过极"、"心火暴甚"引起，明代张景岳又倡导"非风"之论，使中医对中风病的认识摆脱金代以前内外混同局面，从而更加深入完善。仲景用"热药"治疗伤寒杂病，对后世产生了深远影响。直到金朝，河间刘完素深入研究《内经》五运六气学说、病机十九条等，结合临床实践，参合己见著《河间六书》，创"六气皆从火化"理论，以寒凉药物为主治疗温热病，开寒凉派之先河，对后世温病学的形成产生了深远影响。由于受仲景学说的深刻影响，金元时期仍盛行用温热方药治病。"时方盛行陈师文、裴宗元所定大观二百九十七方"（《校正太平惠民和剂局方》）。朱丹溪昼夜研习，后来悟出："操古方以治今病，其势不能尽合。"于是出游，后拜罗知悌为师，受刘完素、张子和、李东垣学说的影响，在医疗实践中，认为人体"阴常不足，阳常有余，相火易动"。治病多用滋阴泻火法，成为养阴学派创始人。金元四大家的产生，即是在继承中创新的典范。他们研习《内经》《伤寒杂病论》《难经》《神农本草经》四大经典著作，理论联系实际，不囿于经典，不将仲景之书奉为教条，革故鼎新，创立新说，提高了中医疗效，推动了中医药事业向前发展。

本县有位老中医，自奉为"经方派"，临床治病，习用《伤寒论》《金匮要略》方药，认为温病都是《伤寒论》发展起来的，没有学习的价值，对银翘散、桑菊饮一概不用。当疗效不好时，就认为是当今药材多为栽种而非野生，质量差，于是就加大剂量。笔者认为，中医治病大多数情况不在药量的大小，关键是辨证用药是否准确。常言道"四两可以拨千斤"，更何况人体自身具有较强的调节功能。大多数情况下，用药只是为了调节病人失调的功能，帮助恢复而已。所以只要辨证准确，小剂量同样可以收到很好疗效。

余向来崇尚中医经典，并且身体力行，认为研习中医经典是中医登堂入室的必由之路，却从来不视中医经典为"金科玉律"。可以说略有中医发展史常识的人都明白，至晋朝王叔和而下到金元近千年间，仲景著作及学术思想一直在中医界占主导地位，古人研究仲景不可谓不执着，可是除了注释仲景方书外并无重大突破，及至"金元四大家"出现才打破《伤寒论》一统天下局面，使中医治病效果得以提高，将中医学术向前大大推进了一步，这也是不争的事实。

最后笔者认为，仲景作为一代医圣，他的功绩和智慧可以超越时空，千载之后也可能无人企及。但圣人也是人，也要受时代的局限，也有越不过的坎。我们应该本着科学的态度和求是的精神，客观评价仲景的学术贡献，正确认识崇古尊《经》的得失。

读《圆运动的古中医学》的冷思考

笔者近读山西中医大师李可作序的《圆运动的古中医学》，李老认为："读彭子遗书，深感它不仅是医病之书，更是一册'医医病书'，久历临床者读之，更如醍醐灌顶，格外亲切。犹如长者在侧，耳提面命"，"彭子遗书的问世，将唤醒国魂医魂！将引起中医界高层的沉痛反思，将引导老、中、青三代中医走出误区和迷阵，开创中医复兴的新世纪"，"中国的古中医学派，必将逐一攻克世界十大医学难题中之心、肺、肾三衰，肿瘤等奇难危重急症，为全人类的健康长寿作出重大贡献"。真的有那么神奇吗？

让我们先看一看彭子（李可大师对彭承祖的尊称）对我们的古中医贡献了什么吧？用李老的话说，就是发现了《易经》河图中气升降圆运动之理，"以《易经》河图中气升降圆运动之理，破解《内经》《难经》《神农本草经》《伤寒杂病论》、温病学说的千古奥秘，批判地继承，发展了古中医学，理出了'生命宇宙整体观'，科学实用的系统科学"（《圆运动的古中医学》李可序），并用圆运动之理来解释人体生理病理及治疗用药。

因为彭子发现《易经》河图中气升降圆运动之理可以用于中医学，于是乎人体一切生理病理都能够得到清楚解释，没有再进一步探索的必要了，中医学可能就在这种超稳态结构下，永远停滞不前。彭子正是在用气升降圆运动理论曲解仲景一切病证和方药。为什么说是曲解呢？

我们不妨来看一看彭子是怎样运用他的"圆运动"学说来解释《伤寒杂病论》经文的吧。如他在解释疟疾病时说："《金匮》云：疟脉多弦。弦者，木气郁结不舒之象。……金气主收敛，既降不下于土气之下，俱敛结于土气之际，于是木气与金气敛结，疏泄不通，大气之中，常有偏于敛结作用。人气感之，遂病疟而现弦脉"，"恶寒，发热，或但寒不热，汗出病罢，起居眠食，一如平人，为普通疟疾。方用麦冬草果仁乌梅方，麦冬三钱，草果仁一钱，乌梅三枚，切细吞服，发病前服一剂，煎服亦可。服后胸腹响动即愈。小儿减半。麦冬开金气之结，草果仁开中气之结，乌梅开木气之结，故病愈也"（《圆运动的古中医学》）。多完美的解释啊！可谓机理清楚，疗效确切。可事实上呢？一派胡言！

他还否定温热病邪从皮毛、口鼻而入，将中医清热解毒祛邪为主治疗温病的大法弃而不用，取而代之的是按他"圆运动原理"推导出的温病以正气虚为主的理论："温病者，人身木火偏于疏泄。金气被冲，而失收降之令，水气被泄而失封藏之能。水不藏则相火益事飞腾，金不收则风木益事泄动。上焦则津液伤而热气冲塞，下焦则相火泄而元气空虚，中焦则中气衰败，交济无能"，"温病实证少，虚证多"（《圆运动的古中医学·温病的意义》）。可谓严重脱离临床实际。

作为医务工作者，首先是唯物主义者，不迷信权威，奉行"实践是检验真理的唯一标准"。

莫被权威误导，莫将中医发展引入歧途！

综合医院建"大中医"值得推广

报载：山东临沂市人民医院开展"大中医"建设两年多来，成效显著。该院让中医参与有关科室会诊，开创了医院中医科室发展新局面，为综合医院中医科室建设发展提供了宝贵经验，值得推广。

当前全国大多数综合医院中医科室发展不景气，状况令人堪忧，原因错综复杂。笔者认为主要有：①目前大多数医院中医科室中医从业人员仍沿习大内科老路，什么病都治，什么病都能治，博而不精，学而不专，拿不出什么"绝活"，不打造特色专科，难以形成"品牌效应"。②迫于生活生存压力，中医"不纯"，西化严重，不能充分发挥中医特色优势。③医院领导重视不够，很少在政策上倾斜扶持。

山东省临沂市人民医院建设"大中医"做法令人振奋，该院"在中医学科建设、人才培养、分配核算等方面制定了倾斜政策，使中医科从求生存、'找饭吃'，变为求发展、创品牌、出效益，服务范围扩大到全院各临床科室"，"该院还创办有中医肾病、中风、糖尿病、肛肠、颈肩腰腿痛和平衡针灸中心6个专业科室"，"推出了主任中医师陈权、张志发为首席名中医专家，为每人选配了3名徒弟"。

山东临沂市人民医院建设"大中医"举措之所以取得显著成效，笔者认为主要是由于该院领导对我国卫生方针政策"吃得透"，他们坚持中、西并重，大力扶持和发展中医药事业。另外，该院领导不把中医作为"摆设"，当成"包袱"，不认为中医可有可无，而是发现了中医的"潜力"和"含金量"。他们大力拓宽中医服务范围，让"中医参与各临床科室的诊疗活动"。在为山东临沂市人民医院建设"大中医"举措叫好的同时，笔者认为，综合医院中医从业人员也应该进行"自我反省"。

俗话说："打铁还要身板硬"。中医要发展，政策扶持不可少，自强不息更重要。综合医院中医科室人员要想走出困境，有所作为，笔者认为主要应该注意以下三方面。①由于中医的特殊性，相对成才周期较长，在短时间内很难有所作为。因此，中医人员要耐得住寂寞，切忌心气浮躁。要反复学习中医经典著作和古代文化知识，埋头做学问，躬身做临床，坚持理论联系实际，不断提高治疗效果。②要始终坚持用中医思维诊病不动摇，充分发挥中医特色优势。现代中医虽然不排斥借鉴现代检测技术和西医诊治方法，但必须坚持中医"姓中"，防止中医西化。必须明白，在综合医院里，你那点西医水平算不了什么，只有中医、中药才是你的优势所在。③要改变大家（中医科室人员）都走大内科道路做法，在熟悉中医内科业务基础上，加强专科知识学习、培训和进修，积极拓展业务范围，走特色专科之路，用实际行动践行发展中医药事业的"三名"战略。做到"术业有专攻"，花大力气创"品牌效应"，才能走出困境，有所作为。

问渠哪得清如许

——兼与张毅先生商榷

读《中国中医药报》张毅《中医继承之我见》和王昆文《我为温习经典辩护——与张毅先生商榷》后，笔者对张毅先生有些观点不敢完全苟同，而王昆文先生虽然强调了中医学习经典的重要性，但笔者亦觉得论说得不够透彻，有些空洞。个人认为：中医要发展，离不开源头，离不开活水，而中国古代文化、中医经典著作、临床实践就是中医的源头、活水。要学好中医，中医要发展就必须抓住"一个坚持"，正确处理好"三个关系"。

要坚持中医"读经典，做临床"发展方向不动摇。什么是中医发展方向？那就是中医必须笃行"读经典，做临床"方略和举措。因为中医经典著作是中医的根，是中医的源头，临床实践是中医的活水，借用《素问·四气调神大论》话说就是，"逆其根则伐其本，坏其真矣"，而不能像张毅先生提倡的"中医应该继承和发扬齐头并行，而且发扬更应摆在优先位置"。做中医，或者要学好中医，就必须学好中医经典著作，"故学者必须博极医源，精勤不倦，不得道听途说，而言医道已了，深自误哉"（孙思邈《大医精诚》）！中医目前阵地萎缩，西化严重，笔者认为一个最根本的原因，应该是忽视了对中医经典的学习，缺乏用中医思维诊治疾病。

笔者曾在市里参加过仲景学说专业委员会学术会议，市中医院副院长及熊博士，在谈到单位招聘会情况时说，他们叫前来应聘的中医本科生背诵叶天士治疗温病大法"大凡看法，卫之后方言气，营之后方言血。在卫汗之可也，到气才可清气，入营犹可透热转气……"都背不出来。2007 年笔者参加职称晋升，听说有一位乡镇医院院长，在晋升中医副主任医师论文答辩时，连桂枝汤都背不出来。学术粗疏如此，难道还能指望这种人发展中医？如果没有坚实丰厚的中医功底，不坚持长期从事艰苦的临床实践，如张先生所说的："重心放在理论体系创新、治疗方法（技术）创新、意识思维创新上。"如果真是这样，中医是没有前途和希望的。因为那是无源之水，无本之木。失去了源头活水，发展中医只能是一句空话。历代中医学大家，必然又是中医临床实践家，张仲景、孙思邈，金元四大家就不说了，王清任、叶天士、吴鞠通等，他们无不受中医经典著作的滋润，在临床实践中丰富和发展了中医理论。

一、要正确处理好中国古代文化与中医经典的关系

要学好中医经典著作，必须要有深厚的中国古代文化功底。因为中医学来源于中国古代文化，她本身就是以古代文化为载体，是具有浓厚中国文化色彩的"东方科学"。纵观中医学发展的历史，中国古代及近代中医大家，没有哪一位不具有深厚的古文化知识功底。他们大多受"不为良相，便为良医"影响，在考场失意后（名额有限啊，并非水平不高!），转而穷究医理，坚持临床实践，著书立说，最终成为中医大家（师），如朱丹溪、李时珍、徐灵胎等。也有考取了功名，由于深入专研中医理论，坚持临床实践而成为中医学家的，如张仲景、唐容川、陈修园等。要继承好中医学，就必须学好中国古代文化，培育中医思维方式，采用"取类比象"、"天人相应"、"仰观俯察"、"司外揣内"等东方文化独特思维方式，去探求病理，指导临床实践。我们要抓住学习古代文化契机，深入学习古汉语、古文化知识，学习中医经典著作，走继承创新之路。

二、要正确处理好中医继承与创新的关系

中医的创新是在继承基础上的创新，没有继承，就无所谓创新。用王昆文先生的话说就是："否定对中医经典的继承，就是否定中医的根本，最后会让中医成为无源之水，无本之木，甚至走向灭亡。"

本人从事中医工作近 30 年，始终奉行坚持不懈学习中医经典著作，并坚持学习中国古代文化。笔者 1983 年在中医古典医著提高班进修 1 年，后来又在成都中医药大学学习4 年，在临床实践中还不断温习中医经典著作及各家学说。

柯韵伯在《伤寒来苏集》中说："此为仲景群方之魁，乃滋阴和阳，调和营卫，解肌发汗之总方也。"前人有桂枝汤："外证得之，解肌和营卫；内证得之，化气调阴阳。"受其启发，笔者认为桂枝汤也有调气血、通经络作用，于是用桂枝汤加味，创活血通经汤，治愈妇女不孕症 10 余例。借用张锡纯《医学衷中参西录》之活络效灵丹，去乳香、没药，加川芎、川牛膝等，创"灵效汤"治疗宫外孕，经妇产科杀胚治疗后，人绒毛促性腺激素（HCG）居高不降者，收到良好疗效，治愈病人 100 余例，治愈率达 98%。所以，中医继承与创新，理论与临床，互相关联不可分割。

三、要正确处理好中医理论与临床实践的关系

中医学是一门实践性很强的学科，古人云："熟读王叔和，不如临证多。"（《儒林外史》）反过来说："临证多，更要熟读王叔和。"充分体现了学习中医理论与临床实践的辩证关系。学习或温习古典医著，要做到"师古不泥古"，而不是"食古不化"。因为古人也要受时代局限，不可能对任何问题都能圆满解决，尤其是医学，还有很多难题没有破解。因此不能够认为"对经典完全地可以信受奉行"。不承认这一点，就会唯《经》是尊，就会睁起眼睛说瞎话。据说原成都中医学院有一教授，《伤寒论》背得溜熟，就是医不好病。这种人除纸上谈兵外，于中医药事业发展又何益之有？

中医的生命力在疗效，学中医只有溯本求源，在中国古代文化、中医经典著作、临床实践的源头活水中不断吸取营养，千方百计提高疗效，中医药事业才可能发展，才可能兴旺发达。有道是："问渠哪得清如许，为有源头活水来。"

古代中医发展经验的现代启示

只有按照中医自身规律办事，中医药事业才能健康发展。但是由于中医学术的特殊性，不仅需要政策支持，还需要大家一道探索可行的发展道路，优化中医发展环境，促进中医药事业快速发展。

以史为鉴，可以知得失。我国古代中医的发展有一些经验和做法值得借鉴。笔者认为主要表现在以下四个方面。

一、以临床水平确认行医资格

古代中医大多通过跟师学习或自学，掌握了中医基本技能就可以自行开业行医，让中医师接受市场的选择，优胜劣汰，就连"走方医"也有不乏"身怀绝技"者，清代医家赵学敏的《串雅内编》和《串雅外编》就说明了这个问题。

但是现在对中医人员实行严格的执业医师资格认定，会使自学中医者很难取得行医资格。另外，限制中医执业地点，也不利于中医学术的推广。

二、放宽中医个体行医限制

个体诊所是古代中医存在和发展的主要形式。但是现今中医执业环境不够宽松，中医师难以或不愿自主开业行医；同时中医人员微薄的收入，也是造成中医队伍萎缩的一个原因。

古代中医师可以自行配制膏、丹、丸、散、酒剂等常用药，因此，可以有较方便的诊治措施。而且，将中药材配制成膏、丹、丸、散，有利于降低医药成本和保护知识产权，使他们师承或自主研发的秘方、验方不致泄密，达到医患双方"共赢"目的。

因此，放宽对中医个体诊所的限制，让有资质的中医人员开办中医诊所，可以缓解中医药大学生就业难局面，对于壮大中医队伍，缓解"看病难，看病贵"，保障人民群众健康意义重大。

三、推广中医坐堂

古代中医通过"坐堂"行医，能直接贴近老百姓的生活，减少了中间环节，百姓更乐于接受。可以想见，中医师坐堂如在全国推行，中医药事业将会得到较大发展。

四、加强教学中的临床实践

中医师承教育与院校教育可以互补，如果学生只是在临床实习时，由单位分派跟一个老师实习 1~2 个月，这样"走马观花"很难得到真传。这不是老师保守，而是师生间难以形成默契。必须通过较长时间的耳濡目染、心传口授，学生才能得到真传。

强调以上四点，并不是说发展中医药不需要规范管理；相反，只有更全面、更切实有效地贯彻各项规章制度，才能保护确有真才实学者，打击鱼目混珠者，促进中医药事业的发展。

值得欣慰的是，2007 年《传统医学师承和确有专长人员医师资格考核考试办法》已颁发实施，肯定了师承教育对中医药事业发展的积极作用，于中医人才队伍建设具有战略意义。现在国家重视全国著名中医药学家传承工作，但对相对低级别老中医的传承工作却重视不够，如市、县，以至乡、镇级名中医常常无人问津。

目前，甘肃省的五级师承教育也只是试点，要在全国推行可能需要较长时间。希望这一举措能早日在全国展开，让老中医药专家的宝贵经验不至失传，中医药事业后继有人。

总之，发展中医药重在政策落实。党和国家制定了中西医并重和扶持中医药发展政策，但是还需要各级政府积极落实，有的措施甚至还需要加速推进。要积极为中医松绑，创造更加宽松的环境，使各项政策措施真正落到实处，推动中医药事业快速发展。

不知有汉　无论魏晋

——评吴先生的中医发展观

读《中国中医药报》吴先生所写《我的中医发展观》后，感到作者对中医的历史、现状、发展方向一无所知。以下笔者就《我的中医发展观》中的主要观点，提出商榷意见。

一、误认为中医存废之争是"同室操戈"

吴先生认为："近年来的中医存废之争……是医学界乃至科学界的一场无聊的'同室操戈'。"笔者认为他的这种观点整个中医界都不会赞同。中医存废之争已有百余年历史。由于中医来源于中国传统文化，自20世纪初新文化运动开始，中医就被划为旧文化传统的代表，受到不公正的批判。近年来又沉渣泛起，张功耀、方舟子之流提出"取消中医"、"废医验药"谬论，演出了一幕幕"闹剧"。此言论一出，即刻遭到我国大多数民众的反对，遭到中医界人士的强烈批驳和反击。

笔者参加了重庆市"2007全国传承创新中医药高层论坛暨批判'废医验药'谬论优秀论文颁奖大会"。听了与会专家、代表的发言，深受鼓舞，进一步坚定了笔者传承中医药科学文化，弘扬和发展中医药事业的信心和决心。作为中医人，怎能是非不分，反而认为中医存废之争是"同室操戈"呢？毛嘉陵教授在《何祚麻看了〈第三只眼看中医〉后》的文章中说："与反中医人士较量，不是一件茶余饭后的'闲事'，而是关系到中医在未来生死存亡的'大事情'，实际上是一场中医药争夺未来医疗市场的'战争'。"因此，我们不能将中医存废之争简单地理解为"一场无聊的'同室操戈'"，而应该看作是少数人敌视中医，挥舞着"科学"大棒，欲消灭中医，置中医于死地的无情"战争"。我们中医人为捍卫中医，坚决与他们"血战"到底。

二、对中医发展现状评价欠客观，只看到表面的繁荣

吴先生认为："中医药事业发展的鼎盛时期还是在建国以后……而现在全面发展各种类型各种规模的中医院，无论是规模还是诊疗水平都有明显提高。"客观地说，毕竟时代在前进，现代中医药取得的成就超过以前任何时代是有目共睹的。但是在繁荣现象后面，中医却存在较大危机。中医发展研究院章琦老师在《为中医药正名》的文章中说："据统计，民国初年，我国有中医80万人，1949年50万，现在只有27万人。这期间，我国人口从4亿增加到今天的13亿，中医却从80万锐减到3万人，而西医则从1949年的约8.7万人发展到今天的175万人。"中医阵地萎缩，西化严重，能够用中医思维诊病的人越来越少了，这是不争的事实。看到表面繁荣，因此对中医现状评价欠客观，甚至不了解当前中医危机意识的实质和意义。

古人云："生于忧患，死于安乐。"今日中医界的危机意识必将推动中医人更加奋发努力，励精图治，坚持用中医思维诊病，按照自身规律发展中医，让中医走向辉煌的明天。

三、痛批虚拟的纯中医，为改造中医造势

吴先生认为："如果坚持走纯中医之路只能把中医引进原始森林，与世隔绝，过着那负笈行医、周游四方、摇铃求售的日子，处于'盲人骑瞎马，夜半临深池'的绝境。"吴先生拿纯中医说事，把纯中医批得一无是处，为他的中医发展观——用现代知识和技术改造中医造声势、作铺垫。问题是，在现在的环境和条件已经不可能再产生纯中医了，因此他的立论不能成立。

现在所谓的"纯中医"，是指用中医思维诊病，以中医中药为主治病的现代中医。笔者曾在《不必刻意打造"纯中医"》文章中明确指出，"纯中医"提法不准确，容易授人以柄，建议改称为现代中医。同时吴先生又说："既要继承和发展传统中医学，又要吸收现代医学和现代科学，以中医为主体，把现代医学拿来为我所用，我们才会走到'桃花盛开'的地方"。同时他又认为中医"以前的作品，深奥难懂，糟粕不少"、"不可避免地带有唯心的封建迷信的糟粕。挖空心思试图从老祖宗那里去找奥秘，是不能向前发展的"。不重视中医经典理论的学习，不培养中医诊病思维，不具备扎实的中医功底，又怎样能够保持"以中医为主体"，"走到那'桃花盛开'的地方"呢？作为中医人，不重视中医理论的传承，就是不懂中医；不用中医思维诊病，就必然走向西化。

四、不重视经典著作的学习，却想要发扬中医

吴先生认为："如果老是认为今不如古，今不如昔……留恋那种师徒传承的方式，挖空心思试图从老祖宗那里去找奥秘，是不能向前发展的。"其实吴先生这是不懂中医。中医薪火，贵在传承。学习中医，只有通过对中医经典著作的学习，才能培养中医诊病的思维，才能用中医思维诊治疾病。中医人在走过无数弯路和经受曲折之后，终于认识到，要发展中医，首先要回归中医，当前最主要的工作和重点是继承而不是发扬。诚如毛嘉陵教授在《第三只眼看中医》中指出的那样："无论如何，还是应当尽快回归传统，找回已经渐渐陌生了的本应属于自己的文化传统，只有继承好了，才谈得上发扬"，"这么多年来在没有继承好的基础上，过分地强调发扬，结果几十年过去了，中医学术根本就没有真正发扬起来，反而连根基都基本上丢失了，这确实是一个惨痛的教训。"事实上，任何事物都应该按照自身规律发展，中医也不例外。中医人经过不断反思，逐步认识到，不管是中医理论研究，还是临床实践，乃至于队伍建设，都必须按照中医自身规律，独立发展。所以，不论是个体开业，"坐堂"行医，还是中医师承教育，都有其合理性和优势，是发展中医的有效方法，值得我们去探索和借鉴。同时，师承教育也可以作为院校教育的补充，并不是出于崇古情结，非要去"留恋那种师徒传承的方式"，而是为了发展中医。

五、不了解中医发展战略，在"现代化"中走向西化

吴先生喊得最响的口号就是中医现代化，可是他并不了解中医政策和发展战略。他认为"目前，有些地方利用创建名医、名科、名院的机会宣传自己，有夸大炒作之嫌疑。应该提倡创建和发展现代中医院、现代中医专科，培养现代中医师"。笔者认为吴先生不熟悉中医政策，迷失了中医发展方向。按照他的中医发展观，不可能实现中医药事业的伟大复兴。中医人不通过潜心学习中医经典著作去培养中医诊病思维，反而过分强调吸收现代知识，引进现代设备，去实现所谓的"中医现代化"，最终必然走向西化。

如果对中医的历史、现状和未来不甚了解，不坚持中医"姓中"、中医院"姓中"，不去发挥中医特色优势，不坚持用中医思维诊病、能中不"西"，或者衷中参西，就犹如桃花源中人，"不知有汉，无论魏晋"。其结果是那点少得可怜的中医知识，也可能要被现代知识和技术设备"化掉"。那样才真正如他自己所说的，是"盲人骑瞎马，夜半临深池"，十分危险。

以史为鉴治未病

古代中医之所以能够家喻户晓，深入人心，除了名中医精湛的医艺外，通过各种形式广为宣传，展示名中医风采，这类文化演绎也功不可没。因此，在新的历史条件下，实施"三名"战略，努力发掘中医文化内涵，加强中医医院文化建设，充分发挥中医"治未病"特色优势，具有重要战略意义。

《本草纲目·原序》云，纪称："望龙光知古剑，砚宝气辨明珠，故萍实商羊，非天明莫洞。"意思是说，古书上记载：望见龙泉宝剑的光气，便知道埋藏宝剑的地方；看到珠宝的神光异气，就晓得明珠的所在。所以，像萍实和商羊鸟这样的奇物，不是圣人就不能认识了解。在中医历史的星空中，也有几位像孔子一样的"圣人"，他们凭借聪明智慧，运用中医独特的诊法，预知疾病未来，令人拍案叫绝。其中最经典的莫过于大家耳熟能详的扁鹊望齐侯之色案。由于桓侯自以为是，讳疾忌医，贻误疾病最佳治疗时机，致使病邪由肌肤深入血脉、肠胃、骨髓，终至不治（《史记·扁鹊传》）。

又如主值祭酒的刘季琰由于思想情志不顺心而发病，华佗替他一治就好了，说："九年以后刘季琰的病会复发，复发会有诱因，仍然根源于思想情志不顺心，如果病发后一定会死。"最终就像华佗预言的那样。张仲景遇见侍中王仲宣，当时王仲宣二十多岁，仲景对他说："您有病，四十岁就会眉毛脱落，眉落半年就会死。假如服五石汤可以避免。"王仲宣嫌他的话逆耳，接受了汤药却不服。过了三天。仲景见王仲宣，问他说："服汤药没有？"仲宣回答说："已经服用了。"仲景说："面色证候根本就不像服过汤药的样子，您为什么这样轻视自己的生命呢？"仲宣仍然不相信，过了二十年，果然眉毛脱落，又过了一百八十七天就死了，就像仲景说的那样（皇甫谧《甲乙经·序》）。

从以上中国古代名医诊病案例可以看出，中医利用独特的诊病技术，能够见微知著，预知病情转归。遗憾的是在很多情况下，病人并不领情，更相信眼见为实和自己的感觉，并且喜欢听好话、恭维话、吉利话，因为"忠言逆耳"，"良药苦口"。虽然医生医术精湛，独具慧眼，但常常拿不出有力的证据，因此无法证明自己的正确。尤其是崇拜现代科学的今天，人们更相信各种检查技术。诚如北京大学副教授孔庆东所说："在科学这个词还没有出现的年代，我们人类照样生存了几十万年，照样能获得真理。而那个时候获得的真理，我们今天仍没有超越。"孔教授的观点不正是对中医学最好的诠释吗？

在中医重新倡导"治未病"的今天，我们从以上古代名医成功诊病的案例中，至少可以得到以下启发。扁鹊、华佗、仲景，虽然诊病准确，并能预知病情转归，但是他们的正确意见常常并不被病人接受和采纳，也可以说没有达到预期的治疗目的。但现代中医"治未病"应该是大有作为。我们可以现代检测技术，对无临床症状（自觉症状）疾病作出诊断，提供有力证据，让病人信服，并用中医中药提前介入干预，为人民群众健康服务。即使是身患绝症的病人，也能通过扶正祛邪，整体调治，提高生存质量，延长生命时间。

精方与围方概念不宜提倡

《中国中医药报》6 月 10 日刊载仝小林先生等人《论精方与围方》一文，读后受益匪浅。但对其提出的精方、围方概念却不敢完全苟同。

一、精方与围方是"七方说"的翻版

"七方说"源于《素问·至真要大论》，金代成无己正式提出"七方"名称。《伤寒明理药方论·序》说："制方之用，大、小、缓、急、奇、偶、复七方是也。""七方"是最早的方剂分类法，"七方"的实质，是以病邪的轻重、病位的上下、病势的缓急、病体的强弱作为制方的依据。

所谓大方，是指药味多或用量大，以治邪气方盛所需的重剂；小方是指药味少或用量小，以治病浅邪微的轻剂。其实就是仝小林等人所说的"精方药味精简，围方药味繁多"。缓方是指药性缓和，以治病势缓慢需长期服用的方剂；急方是指药性峻猛，以治病势急重急于取效的方剂。仝小林等人所说的"精方多用重剂，围方剂量平和"与此相类。奇方是指由单数药味组成的方剂；偶方是指由双数药味组成的方剂。仝小林等人所说的"急病单病用精方，慢病合病用围方"是对奇方、偶方的发挥。复方则是两方或数方组合的方剂。仝小林等人强调"围方靶点众多，重在广泛与全面"，"适于病情较为复杂，累及多脏腑、多系统的长期慢性疾病稳定阶段，或多种疾病合病情况，尤其适合于长期调理和养生"。这些观点，都脱胎于复方。

可见，仝小林等人谓精方即精简精巧，实质上是想总括七方中的急、奇、小方；围方即围攻包围，涵盖七方中的缓、偶、大、复方。精方与围方是以药味多少和药量大小为依据划分的，是《内经》"七方说"的翻版。而七方理论作为一种制方之法已经深入人心，为历代中医认可。清代喻嘉言在《寓意草》中已经将"其药宜用七方中何方，十剂中何剂"，列为医案的必备内容。精方与围方没有超出七方范围，且其"精"、"围"二字难以从字面理解其义，反不若"大、小、缓、急、奇、偶、重"文义了然。因此，笔者认为，精方与围方难以替代七方。

二、精方与围方不可能取代经方与时方

除了上述方剂分类外，中医还以形成年代为依据，将方剂分为经方和时方。经方是指汉代以前经典医药著作中记载的方剂，以张仲景的方剂为代表。时方是与"经方"相对，指汉代张仲景以后医家所制的方剂，以唐宋时期创制使用的方剂为主。经方相对组方用药味数少，时方则反之。有人评价说：张仲景用药是"汉高祖之路，以少胜多"；李东垣用药是"韩信将兵，多多益善"。形象地反映了经方、时方的用药特点。品读仝小林等人对"精方"、"围方"的论述，不难看出其中存在经方、时方的影子。而经方时方的概念，自提出之日就纷争不断，最终形成经方派和时方派。仝小林等人提出"精方"、"围方"的概念，虽然受其影响与经方和时方有相似之处，但是又有区别。因此笔者认为没有必要也不可能用精方、围方取代经方、时方。

三、不宜提倡精方与围方的概念

笔者认为，仝小林等人提出的精方和围方概念，没有超出原有的理论，其后果可能造成中医名词术语概念不规范。因此，在对方剂进行分类或制方时，仍应该以"七方"理论为基础，同时参考经方、时方的应用经验，不宜提倡精方与围方的概念。

中医药现代化不能轻易否定中医思维

——兼与黄煌商榷

笔者读黄煌《中医药现代化的几点思考》一文，获益匪浅，但对其"与玄学绝交"的观点不敢完全苟同。黄煌在文中说："中医的当务之急，是与玄学绝交，尽快沿着自然科学的轨道运行。不要再强调'医者意也',不要强调追求'只可意会,不可言传'的境界,不要轻信内观、自省、顿悟及特异功能。"其实黄煌这里所说的"玄学"基本上都是中医的基本思维方式,是中医"比类取象"方法的具体体现。

"比类取象"方法的提出最早见于《内经》。《素问·示从容论》说:"受术诵书者,若能览观杂学,及于比类,胆胃大小肠,脾胞膀胱,脑髓涕唾,哭泣悲哀,水所从行,比皆人之所生,治之过失,子务明之,可以十全,即不能知,为世所怨。"中医药学本身就不是一门单纯的技术,而是技术和艺术的结合体,故又称为技艺。皋永利认为中医学具有人文科学和自然科学双重属性。王振华博士认为,中医是通过"比类取象"的方式实现感性与理性的融合。他认为:"感性与理性合一即悟性,悟性(又称悟、领悟、顿悟、觉、觉悟、体验、体悟)是一种全身心的协调、统一状态,在这种状态下,既可以用心'看',也可以用感官、身体'思'(体验、体悟),身与心感性与理性的界限模糊,融为一体,其具体运行方式就是比类取象。"中医是"理论与实践融为一体。使中医理论既没有纯理论色彩……又没有纯实践色彩(中医实践不是具体、直观、可操作性的技术,而是只可意会、难以言传、灵活多变、颇多神秘色彩的技艺、艺术,所谓医者,意也、艺也)"(《博士看中医》)。

我们要实现中医现代化,要发展中医,必须遵循中医自身发展规律,这在中医界基本上已经达成共识。而"比类取象"是中医思维的基本特性,我们不能为了实现中医药现代化,就简单地认为它是"玄学",对其轻易否定。按照黄煌的逻辑，中医阴阳五行学说，医圣张仲景《伤寒论》的六经辨证，叶天士《温热论》的卫气营血辨证也应该是玄学了。因为它们都无法被实证，都充满着中医的思维特色，是不是也要远离？还有如朱丹溪的"阳常有余阴常不足，阴易亏难成"；张景岳的"阳气为身之大宝，人身只此一息真阳"等，是不是也应该加以否定？如果这样，中医药可能"现代化"了，但是中医也就已经不复存在了，这并非危言耸听。因此笔者认为，实现中医药现代化，不但不能轻易否定中医思维，还应该加强学习和临床实践，努力培养中医思维。中医"比类取象"思维方式，除了保留在中医经典著作和历代医著中外，也大量体现在中医医案、医话中。中医医案医话是我们培养中医思维很好的教材，我们应予重视，加强学习和研究。

笔者认为，中医学是技术与艺术的结合体，是技艺，"只可意会，不能言传"是客观存在的，不容否定。古人云："大匠示人规矩，不能示人以巧。"这个"巧"就是机巧、技巧，就是艺术。这种机巧、艺术，很大程度上就"只可意会，不能言传"，需要自己去亲历实践，去感悟。也就是说，不管中医药方书汗牛充栋也好，不管你学富五车也好，著书者都不能尽述其意，学习者也就不可能尽得其传。因此，不能奢望通过书本学习就能掌握中医技艺。所以现在学习中医又提倡借鉴师承教育方式跟师学习，希望学生通过老师的"心传口授"、"耳提面命"得到"真传"，提高诊治疾病能力。

以中医内科教材为例，笔者常对学生说，不管你内科书背得有多熟，一上临床就用不上。《中医内科学》对于每一个病从定义到病因、病机、临床分型治疗，以及加减变化都进行了详细论述，可以说无所不包。在临床上却基本用不上，为什么呢？因为中医有很多东西都"只可意会，不能言传"，都需要临场发挥，并且每一个病人都不可能按照书本上描述的情况去生病。这就是中医非常强调个体化动态治疗的原因，也是中医的特色和优势。中医治病讲"三因制宜"，特别是因人制宜，带有很大的"模糊"性，病人的高矮、胖瘦，以及正气的强弱等，都没有硬性标准，全靠医生自己去感受，根据病情辨证用药。又因为疾病的发展是动态变化的，同时存在着较大的个体差异，中医治病的特色和优势就是辨证论治，因此针对性强，同时随意性也大，很难规范，这实质上就包含着"医者，意也"之含义。

现在中医学杂志常报道用某方治愈某病几十例，甚至几百例，笔者认为有造假之嫌。本人从事中医临床工作几十年，治愈疾病无数，反而认为真正可信的是中医个案报道。但凡有临床经验的医生都明白，我们中医在临床上诊治的病人，大多不典型，很难出现具备标准证型的病人，并且还能反复遇到。换句话说，来就诊的病人，年龄有大小，体质有强弱，临床表现千差万别（很不一致）。我们医生针对其病情变化，随证用药，加减变化极其灵活。病人通过服药，改善了症状，药随症变，因此处方也不可能千篇一律，一成不变。

笔者认为，真正的中医思维虽然很难把握，但它除体现在中医经典和历代中医医著外，还通过中医医案、医话的形式体现出来。因此认真学习中医医话、医案，对于培养中医诊病思维无疑有很大帮助。比如叶天士《临证指南医案》，这些医案基本上能够真实反映其诊疗思维和用药经验，但该书却从来没有出现过用某固定方治愈某病几十例的记载。而我们也是借鉴叶天士中医诊病思维和用药经验，掌握如久痛入络用活血化瘀法，以及胃阴亏虚用养阴益胃法等，而不是照搬他的治病方药。

综上可见，实现中医药现代化，并不是说就可以轻易否定"比类取象"、"医者意也"、"只可意会，不可言传"等中医思维方法，并且错误地认为它们是"玄学"而与之绝交，而是要继承发扬中医思维特色优势，用中医思维诊病，用现代语言诠释中医。

病与不病邪与正　疫气流行天和人

近日读《中国中医药报》5 月 30 日曹东义《邪从正来，攻为复正》一文和 6 月 3 日王强《邪非"皆从正来"——与曹东义先生商榷》一文，受益良多，同时也深感这些争论牵涉到对中医基本理论的正确认识问题，很有必要进一步探讨。

一、病与不病，取决于邪与正

中医讲天人合一，人生长在自然万物之中，与社会环境有很多相通或相同之处，人乃一小天地。曹东义提出："无论是外来的，还是内生的邪气，都是由正气转化而来，比如'六淫之邪'是从'六气'转化而来。"笔者认为这个观点符合传统中医理论。正与邪是一个相对概念，邪与正可以相互转化，如《素问·阴阳应象大论》云："壮火之气衰，少火之气壮；壮火食气，气食少火；壮火散气，少火生气。"
就是说人体的生理功能，由于超过了正常生理范围，就可以
由生理之正气转化为病理之邪气。中医认为人与自然社会和
谐相处，人体的气血阴阳此消彼长，社会也是一样，社会风
气不正，则邪恶势力嚣张。所谓君子道消，小人道长。《内
经》说："正气存内，邪不可干，邪之所凑，其气必虚。"
如果人体自身脏腑功能低下，正气不足，一是内生五邪，二
是正气虚导致外邪入侵，三是外伤过于强大，人体正气相对
虚弱，邪气胜过人体正气，即所谓六淫致病；病的人很多，
就成了流行的"疫气"为病。我们必须采取措施，避其毒
气，同时还要使自己抗击外邪的能力增强。这个力量就是正
气。正气的"正"与古人关于方位的认识有关系，有了
"正位"也就建立了"标准"，违背这个标准，就是不正，
或者属于"歪斜（邪）"。《论语》所言"名不正"，即说
的话不合身份，就不是正人君子采取的态度，所谓"非礼勿
言"，言必失礼。失礼之言，与伤人的邪气相似。

人体是一自组系统，是一个小社会，病与不病及预后转
归取决于正气强弱及自身修复能力。比如对疾病的治疗，有
经验的医生都知道，为什么在临床上无论医术多么高明的医
生，疾病有的能被治愈，有的不能甚至无效呢？就是说诊治
疾病除了取决于医生辨证准确、用药恰当外，更取决于病人
自身免疫功能状态、修复能力和对药物的敏感程度。所以，
中医对正邪关系的认识，不能脱离天人合一思想，不能机械
教条，把它绝对化。

二、疫气流行，并非人人都病

吴有性根据当时疫病流行的特点，结合自己的诊治实践

所作的《温疫论》，提出天地间另有一种厉气，亦名"戾气"（疫气），继承了《内经》《伤寒论》的有关学术特点，又有所创新，但是过分强调外邪，而较少注意这种邪气流行的社会背景和气候条件以及人的因素。疫气的流行，大多由于社会、气候失序，环境恶劣——亦即"不正"所致。假如气候（运气）无太过不及，风调雨顺，人们安居乐业，环境卫生，民众体质强健，不吃野生动物（果子狸、旱獭等），疫气也不易产生和流行。在古代，这种"疫气"流行一般都在大灾或社会动荡，比如战争之后，尸骨遍于野，人们食不果腹，身体正气虚弱状况下才发生。像现在社会高度发达，虽有疫毒邪气，也难猖獗流行。比如即使唐山大地震、汶川大地震后，由于防疫措施积极跟进，也没有因此出现疫病流行。而东汉末年，战乱仍频，民不聊生，白骨露于野，千里无鸡鸣，才导致疫病流行。又如 2003 年 SARS 肆虐，党和各级政府采取强有力措施，广大医疗工作者积极投身到抗击非典战斗之中，有力地控制了非典流行，人民群众健康得到了保障，2004 年仅有少量病例出现，也已是强弩之末。我想这应该与人体免疫力增强有关。

另外，即使是很强的流行病，也不是人人都病；即使是得病之后，其病情变化，也是因人而异，各不相同。因此，需要辨证论治，补虚泻实、清热散寒、回阳育阴各不相同，绝对不是疫气或异气一个因素可以决定一切的。

曹东义教授所说邪气由正气变化而来，内生的"邪气不是被完全驱赶出去，与人完全隔绝起来，而是被转化成正气而加以利用"的观点，是值得大家参考的。"水湿、痰饮除了攻逐出体外的权宜之计，还可以转化它们，'与邪气讲和'，使它们再次变成人体需要的可代谢的津液流动起来；瘀血通过'活血化瘀'而再进入循环，成为再利用的'环保物质'；气滞经过'理气行滞'而活化出功能"，这的确是中医临床工作之中经常做的事情，只是过去没有被揭示出来。"这种由邪转化为正的过程"，也的确是"中医学博大精深大智慧的体现"。

国医大师朱良春先生，在为曹东义的著作《回归中医》所作的序言里，非常赞赏他"勿忘与邪气讲和"之正气与邪气共生共存的提法，认为"颇有新意"。笔者认为，曹东义提出的邪正相互转化、"勿忘与邪气讲和"的观点充分体现了中医是中和医学的精神实质，应该引起中医业界同仁高度重视，进一步探讨，并在临床实践中积极推广应用。

师承教育不能再搞"拉郎配"

近日，全国人大代表张继禹一份"关于允许国家级名中老医自由择徒"提案，在中医界引起强烈反响，发人深省。张先生建议"应该允许第一批全国名老中医自由选择徒弟"，笔者认为这还不够，全国从上到下整个师承教育都应该实行"双相选择"，而不能再搞"拉郎配"。

首先，师承教育是通过师徒之间的默契配合，口传心授，将老师宝贵经验"原汁原味"地继承下来，双方都应该是自愿的，并且基本上都能够互相欣赏。如果某一方稍有勉强，心存芥蒂，就难以达到预期的目的。《史记·扁鹊仓公列传》记载说：扁鹊年轻时做别人旅馆的主管，有个叫长桑君的来住宿，只有扁鹊认为他是奇特的人，经常很恭敬地接待他。长桑君也知道扁鹊不是一般的人，进出十余年，长桑君才单独叫扁鹊坐下来，悄悄告诉他说：我有秘方，年老了，准备传给你，你要保密。扁鹊恭敬地回答说好。正是因为扁鹊对长桑君"常谨遇之"（经常恭敬地接待他），十余年如一日，"长桑君亦知扁鹊非常人"，才肯将秘方传予他。反观现行的师承教育，师徒双方大都由国家或单位指派，都是"拉郎配"，双方未必满意，因此很可能难以收到好的效果，也很难达到预期目的。

中医是一门实践性很强的学科，有不少经验技术是经过几十年的探索积累才获得。比如笔者医治肝炎、肝硬化经验技术，是在查阅了大量资料基础上，经过多年临床实践积累总结而来，用于临床疗效确实令人满意。如果要学到笔者治疗肝病的经验技术其实很容易，就如俗话所说的，是纸糊的灯笼——一点就穿。问题是没有人指点，哪里能穿？可见师承教育之重要。以上这些无非是说，师承教育如果是"拉郎配"，师徒双方都不满意，老师教也是白教了，学徒也许并不领情。以笔者这名不见经传的小中医干了几十年尚有一点心得体会，更何况国家级名老中医。难道他们的宝贵经验就来得容易？就不值钱？就肯随便示人？

学中医要讲悟性，也要讲人品。所以笔者认为，师承教育允许老师自主选学徒是正确的，但是也应该让学生选择老师，"双相选择"。这样师徒之间才能默契配合，才能收到理想效果和达到预期目的。

当前，举国上下正在学习和落实科学发展观，而科学发展观的本质和核心就是重视人的因素，以人为本。科学发展观要求必须按照自身规律发展中医，因此有必要重新审视现行中医的师承教育体制。由此看来，张继禹代表的提案无疑是正确的。但是笔者认为，只允许第一批全国名老中医自主择徒还不够，整个师承教育体制都必须改革。即施行师徒"双相选择"，不再搞"拉郎配"，不再搞包办代替。只有这样，老中医的宝贵经验才可望得到"原汁原味"的传承，中医药事业才可能代代相传，繁荣发展。

做中医到底有多难

人都说做中医难，然而做中医究竟有多难，到底难在何处？一般人可能也不是很清楚。笔者从事中医工作30余年，对此深有感触。认为做中医困难虽然很多，但是最主要有四方面难处：一是读中医经典难；二是跟中医名师难；三是做中医临床更难；四是要耐得住寂寞，这更是难上难。

读中医经典难。难在中医经典是由古文写成，言简意赅，之乎者也，枯燥乏味，还需要反复去吟诵，去体悟，甚至有很多经文必须背诵，才有收益，这些都有别于其他行业。中医是越古越精，其他行业是越新越好。中医就好像脱离了时代，与现代生活不合拍，青年人难以接受，但是学中医又必须这样去做。只有反复诵读经典，培养中医思维，学中医才有希望成才。

跟中医名师难。中医是一门实践性很强的科学，在院校学习的中医基础理论知识，在临床上很难用得上。中医学子从院校毕业后，还必须再通过跟师学习，去传承名中医切合临床实际的宝贵诊疗艺术和学术经验，从而提高自己的诊疗水平。跟中医名师难，难在国家级、省市级名中医名额有限，不是每个中医学子都有资格和机会可以去跟。我们有很多青年中医都最多只能跟一跟当地或本单位的名中医。这些都其次，关键是师承教育产生的费用由谁埋单，毕竟老师的带习费、学徒的工资福利待遇要有人出钱。因此，笔者建议师承教育经费由政府相关部门下拨专项资金解决，以保障师承教育工作的顺利实施，免除学徒的后顾之忧，让名中医药专家宝贵的学术经验得到传承，让中医后继有人，中医药事业发扬光大。

做中医临床更难。做中医，不但要精通中医，而且还要熟悉西医知识。由于现代各种检测仪器的普及，中医在临床上很容易受西医诊断的影响，不能很好地运用中医思维，影响中医疗效。因而，现代中医在更需中医思维的同时，还需要一定的西医知识。如我县郭某某，去年患鼻炎癌，经放疗、化疗后，在市某中西医结合主任医师处服中药治疗。病人服药后反而出现恶心呕吐、食欲不振等症，后经人介绍来我处就诊。观其处方全是大量全蝎、蜈蚣、白花蛇舌草、龙葵、蚤休之类。我按脉察色，见病人口干燥渴，纳差乏力，大便干结，舌质淡红，苔白少津，脉大而无力。诊断为：脾虚，气阴两伤。予以健脾益气养阴法治疗，服药十余剂，胃口大开，后予益气养阴生津法调理治疗，病人病情稳定，至今仍在我处服药。

要耐得住寂寞，这更是难上难。做中医难是难在要耐得住寂寞。因为中医成才周期长，一般来说，要成长为一名学验俱丰的合格中医，大约需要 20 余年时间。这 20 年正是人生风华正茂的黄金时段，却要去"坐冷板凳"，确实需要极大的勇气和毅力。青年中医生初上门诊，一天也就只能看3~5个病人，每个病人县级医院诊费是3元，1月诊费收入有多少是明摆着的，能为单位创多少收？就这点收入还要扣去支出，就算单位发善心，不扣工资，在我们这个地区，大学本科生工资标准是700~800元，还要自己去租房住付房租，更不要说买房，结婚生子，养家糊口，其生存艰难可想而知。当西医就不一样了，才参加工作的可以到住院部上班，工作1年后就可以领到不菲的奖金。大家说当中医难不难？但是，再难总得有人去干。怎样度过难关？笔者认为，一是争取政策扶持。政府要根据中医人才成长规律，加大资金投入力度，保障青年中医基本生活收入，让年轻中医能安心工作。二是青年中医自身要不断努力，多学习中医实用技术，为病人群众服务好，力争早日成才。

做中医之难何止以上这些，可以说是困难重重。当然，各行各业都有各自的难处，"家家都有一本难念的经"，只是中医问题突出，困难特多罢了。做中医困难固多，但对于热爱中医并有志于中医事业的青年学子来说，必定有信心和决心迎难而上去战胜它，克服它。

"不畏浮云遮望眼，黄沙淘尽始见金。"目前，国家正大力扶持中医学事业的发展，制定了很多优惠政策。比如提倡中西医并重，提高中医药医疗费用报销比例等，且各项政策措施都在得到贯彻落实，中医药迎来了历史上最好的发展时期。只要我们青年中医学子坚持读经典，多临床，跟名师，在医学实践中去继承中医、感悟中医、发扬中医、创新中医，必然有所收获，终成大器。

走好中医路要有"爱博勤"

新年伊始，笔者想起年前参加重庆市中医药学会举办的"怎样走好中医路"研讨会，听了各位专家的发言，感触良多。现一一道来，为中医学人鼓劲。

笔者认为，要走好中医路，首先是爱中医。医圣张仲景，是因为"感往昔之沦丧，伤横夭之莫救"，遂"勤求古训、博采众方"，最终成为一代中医医圣。孙思邈自幼多病，为治病耗尽家财，认识到人命至重，贵于千金，因此走上了行医路，最终成为苍生大医，千百年来深受人民群众爱戴。所以，如要走好中医路，要以解除人民群众疾苦为己任，热爱中医、相信中医，不畏艰险、克服重重困难，才能走好中医路。

笔者走上中医路就是中学毕业后，在赶场时看见草医卖草药，觉得草根树皮都能治病，真是很奇妙；加上父亲患慢性支气管炎，体弱多病，于是开始学习中医、爱上中医。虽然没有多大成绩，但是也克服了很多困难，最终坚持下来了。

其次，就是一个博字。医学是一门精深的学问，不能道听途说，浅尝辄止。孙思邈说："今以至精至微之事，求之于至粗至浅之思，其不殆哉！"疗效是医疗的生命，学医就是要千方百计提高疗效，才能得到人民群众信任，才能生存和发展。要提高中医疗效，除了熟读中医经典、旁及诸家，熟练掌握常见病的中医诊疗思路和路径，深入研究疑难病症的诊治积累经验外，对针灸推拿、单方验方都要能够掌握运用。

除此之外，还要博览群书，做到悉天文晓地理，博古通今，中旁人事。这是因为，中医不但医病人的病，也要治生病的人。有很多身心疾病，不是完全依靠药物能够解决的，更需要依靠和谐的医患关系，帮助病人解开心结，调动病人自身的修复能力。

有的人认为，人生有限，要学这么多知识根本达不到。其实，只要你下定决心，以此为奋斗目标，充分安排利用时间，不断积累知识，没有达不到的。当然，这需要有很大的勇气，并且要能够持之以恒才行。

为什么在医学科学技术高度发达的今天，疾病分科越分越细，疾病治疗效果却不能尽如人意，且医患矛盾更加突出呢？

这充分说明现代医学缺少的不是技术而是人文关怀。中医要发挥自己的特色优势。比如一部《内经》就包罗万象，将人的养生保健、防病治病、天体自然环境、四时气候，人的饮食起居、喜怒哀乐、七情致病融为一体。古人云："功夫在诗外。"作为一个医生，尤其是中医，我们面对各行各业，文化层次高低不同的病人，如果没有广博的知识，和病人交流沟通也会产生障碍。不善于和病人交流沟通，不能让病人满意信服，同样会影响疗效。

最后，要走好中医路，必须始终坚持一个"勤"字。就是说要勤勤恳恳、不懒惰，诊务再繁忙也要坚持利用晚间休息时间读书，对白天遇到难以解决的疑难病症，晚上要翻书查对，看医书上有没有可供参考的解决方案以资借鉴。作为医生，根本就没有节假日可言，病人生病是不分时候的，随时都有可能生病前来找你就诊。因此，医者必须常年坚持临床，不能三天打鱼两天晒网。如孙思邈所说，要"见彼苦恼，若己有之，深心凄怆。勿避险巇、昼夜寒暑、饥渴疲劳，一心赴救"。同时不要"孜孜汲汲，唯名利是务"，要耐得住寂寞，要淡泊名利，不怕坐冷板凳。只有坚持不懈，矢志不移，黄沙淘尽始见金。

中医成才三大要素

读《中国中医药报》9月7日范金茹女士《怎样学好中医》一文深受启发。的确，不管做任何事，只要方法正确，常能事半功倍。说到怎样才能学好中医，或者说中医成才有哪些要素，笔者很赞同《十二位名老中医致中青年的一封信》中提出的"中医人才的培养，离不开读书、临证、师承这三大要素"的观点。笔者研习中医30多年，对此颇有体会。

先谈临证，中医成才之路离不开临床实践。古人说"熟读王叔和，不如临证多"，这很有道理。中医是一门实践性很强的学科，中医药知识、技术、经验的积累离不开临床实践，否则中医理论背得再熟也是没有用的。

如荣昌县吴家镇已故的朱锡玖老中医，医术精湛，每天求诊者应接不暇。朱老用温通法治大便秘结顽症收效甚佳，据说是受屠宰场冬天用热水翻大肠得到的启发。他就是因为终身坚持中医临床实践，用疗效说话，才深受群众爱戴的。

学习中医必须具有求真务实精神，必须具备丰厚的中国古代文化底蕴，勤于学习，善于思考，在临床实践中去感悟，不断总结经验。在临床上要善于和病人交流沟通，掌握和运用好中医技能，逐步达到运用自如、左右逢源的境界。

笔者曾随本县老中医周泽勋跟师实习1年，周老文化程度不是很高，但是他对病人态度和蔼，以他的中医疗效和声望圈住了一大批固定的病人，有相当一部分病人长期找他看病，且非他不看，构成了极和谐的医患关系。因此，随师临床除学习借鉴一些诊病思路和方法外，还要通过临床实践去感受老师的经验技艺，并不断总结经验，达到为我所用的程度，以提高诊疗水平，在临床中培养一大批"铁杆病人"。

其次是读书。中医读书应该从学习中医经典开始，因为中医经典是中医的源头，学中医要成才必须反复研修中医经典著作，然后旁及诸家。这也是中医走向成功的必由之路，历代中医药大家无不如此，舍此别无捷径可走。

第三是师承。学中医不管是院校毕业生还是自学中医，要想成才都需要接受中医师承教育，跟名师能够使中医学子有更多机会接触各种病人，学习借鉴老师丰富的临床经验和技艺，促进自己早日成才。据说温病学家叶天士就拜了17位中医老师，可见学中医跟名师是中医成才的重要因素。

中医"后浪推前浪"

国人尤其是中医或多或少都存在"厚古薄今、今不如昔"的思想，开口便说，古人如何如何。就连《内经》在谈论养身时都说："上古之人，其知道者，法于阴阳，和于术数，起居有时，不妄作劳……。今时之人不然也，以酒为浆，以妄为常，醉以入房，以欲竭其精，以耗散其真，不知持满，不时御神，务快其心，逆于生乐，起居无节，故半百而衰也。"（《素问·上古天真论》）反正一句话，今不如昔。这仿佛是一种流行病，一直流传至今，长盛不衰。当前中医界也有人一开口便说，中国古代扁鹊、华佗、张仲景如何如何，甚至发出"前不见古人，后不见来者"之感叹。他们对当代中医所取得的成就视而不见，好像今天的中医什么都不行。其实如果冷静地思考，客观地分析，中国古代几千年，能够载入史册的中医大师可以说屈指可数。而近日由国家人力资源部和社会保障部、卫生部、中医药管理局评选出的"国医大师"就有 30 位，已故去的蒲辅周、任应秋、方药中、焦树德等等还除外。可谓人才济济，明贤辈出，代有传人，岂是古代可比？

　　再说，在古代，中医是一枝独秀，一家独大，没有西医的冲击与竞争。现在就不同了，面对现代医学的快速发展，中医由"独角戏"变为"二人转"甚至"三人转"，即我国医疗卫生由中医、西医、中西医结合三支力量组成。由于社会生活节奏的加快，传统中医药在给药途径、服用、携带等诸多方面都有不便，与社会发展有不适应之处，需要改进（中医药正在不断改进）。再加上中医发展在一段时间内，没有能够按照自身规律发展，以及"医改"将医疗卫生推向市场，补偿机制不健全，中医、中医院为了生存，"西化"比较严重；中医学生专业知识不牢固，出现中医"中不中、西不西"，中医学生就业困难等等，这些都是不争的事实。

但是应该看到社会在前进，中医发展过程中存在的问题正在逐步得到解决，尤其是现在新医改方案出台，坚持"中西医并重"，将中医、西医放在同等重要的地位，给中医药事业的发展创造了良好的外部环境和难得的机遇。近日，北京市还出台了公立中医医院年内可吃上"皇粮"的利好政策。可以说，一旦中医吃上"皇粮"，中医人员就可以一心一意专研中医学术，再也不用一门心思为了找饭吃、求生存，放弃自己的专业特长去"西化"了。

陈子昂说的"前不见古人，后不见来者"既是实话，也是目中无人。古人、后人当然都不可能见到（皆不可见），前人已死，后人正在成长中，尚未脱颖而出。笔者认为，目前就中医诊疗水平而言，并非一代不如一代，而是一代更比一代强。古代中医视"风（中风）、痨、臌、格"为四大死症，现代虽然仍然是重症，但疗效已经明显提高，尤其是中医一旦与现代诊疗技术相结合，可以说能"起死回生"，谁说今不如昔？就现在参加工作的中医本科生、研究生来说，虽然临床经验不足，但是他们起点高，中医理论知识比较牢固，可塑性强，如果再通过"双相选择"的师承教育和临床实践的历练，肯定能够超越我们，推动中医事业向前发展。

往者不能还，来者尚可追。江山代有才人出，各领风骚数百年。只要我们中医人立足当前，放眼未来，发奋图强，励精图治，中医之花必将在华夏大地盛开。可以自豪地说，中医的未来必将更加美好。

学好中医，"悟性"不可少

　　中医西医是不同的医学体系，中医重宏观思维，西医重微观检查。学习中医，除了学习中医经典，跟名师，勤于临床实践外，中医悟性不可或缺。在这一点上，笔者与9月13日《健康报》刊登的《别让"悟性"阻挡中医脚步》一文作者薛铁所先生有着不同的观点。

　　记得20世纪80年代初，笔者在荣昌县中医院跟随荣昌县名老中医周泽勋实习，因为我在江津卫校毕业后又在荣昌卫校进修中医四大经典及医古文等，平时也喜欢动笔写文章，周老师对我比较赏识。当时周师的幺儿他都没有教，而让他去进修中医针灸。周老师对我说，他之所以让小儿子去学针灸而不让子承父业学中医内科，就是因为他悟性差。可谓知子莫如父！

　　在认识药物功效上，中医常采用取类比象，这是中医思维方法，尽管有不少跟临床实际并不吻合，但并非一无是处。薛先生说中医因为蝉声宏亮而用于治疗失音不科学，恰恰相反，我们在临床上常常用蝉蜕治疗失音病人，效果很好。"同声相应，同气相求"，这是自然现象，也是自然规律。以蝉蜕治失音或小儿夜啼，都是中医思维，都是在临床上验之有效的，有什么必要一定要以所谓"科学的态度"来解释它呢？中医传统不能丢。

　　又比如，痛泻要方治疗腹痛即泻效果好，是因为方中防风一味，擅于疏风泄肝止痛，治疗肝旺乘脾。中医理论在某些人看来只能算是"自圆其说",但只要它能经受住实践的检验,只要它能为临床疗效所证明,就是可信和可以采纳的。如治腹泻的痛泻要方的要义就是"补土泻木理肝脾,若作食伤医便错";治妇科常用的逍遥散,其要义就是"助土德以升木,益营血以养肝"。这些解释算是"无力"的吗?那要何种解释才是所谓"标准化"的呢?

首届全国名中医王辉武在《老医真言》中有一篇专论中医悟性文章,可谓精辟入里。王辉武教授在《说说中医之"悟"》一文中说:"悟是把自己的读书所想所得、临床所思所疑提炼成属于自己的智慧结晶,可供后世验证、探索与应用,这也是我们学医、行医、创新的全部目标和最高要求。"

有经验的中医师都明白,临床上疾病是活的、变化无穷的,往往不依规矩以为患,正所谓"病无常形,医无常方,药无常品,在人之善学善用耳"。名医高明之处就在于他是一个"明医",在于其善悟。难怪叶天士在论医时提出了"必天资颖悟,又读万卷书"这一为医的必备条件,这是很有道理的,是他几十年从医的总结。因此,作为一个中医,必须具备思维敏捷、聪明理达、悟性高的资质。

当前现代中医药教育之所以难于培养出更多优秀中医药人才,笔者认为其原因之一就在于不少教师本身就缺乏临床实践经验,没有自己治病的心得体会,即没有所"悟",故课堂上只能"照本宣科",学生的中医诊疗水平自然就难以提高了。

构建医患和谐关系，技术精湛很重要

读完 2009 年 1 月 6 日《健康报》上《医患和谐重在法制》一文后，笔者深有同感。构建和谐医患关系是医疗服务让百姓满意的重要标志，是每一个医务工作者必须努力奋斗的目标。

但在长期的临床一线工作中，笔者深感服务态度问题仍是引发医疗纠纷的主要导火线。当然，医疗服务只有态度好是不够的，必须有过硬的技术才行。所以，构建和谐的医患关系，除了应坚持以患者为中心，改善服务态度外，还应该做到以下几点。

首先，医务人员要通过不断学习，努力提高医疗技术水平。这是防范医疗纠纷、构建和谐医患关系的重要保证。诚然，疾病的表现复杂多变，医生不可能做到对什么病都能准确诊断，但应该通过不断的学习和医疗实践，尽量争取做得更好。

其次，要坚持依法行医，防范医疗纠纷。医师行医受国家法律保护，但医生必须严格依法履行自己的职责，尽量做到不漏诊、少误诊等。只有充分防范医疗风险和纠纷，才有利于构建和谐的医患关系。

第三，要大力加强医患沟通。医患沟通在构建和谐医患关系中至关重要。医务人员要通过沟通，让患者明明白白地"消费"，对病情及预后转归有所了解，做到心中有数。要相信大多数患者及其家属都是通情达理的，只要对医疗行为有充分的知情选择，就不至于事情发生后难以接受。医务人员需要树立这样的观点和认识。

以人为本　用"心"去做

——构建和谐医患关系要敬业

党的十六届六中全会制定了"构建社会主义和谐社会"纲要，构建和谐医患关系是构建和谐社会的重要组成部分。由于中国正在走向法制社会，病人维权和法律意识在不断增强；加上医学行业的特殊性，医学上还有很多难题尚未破解，有很多疾病目前尚无有效治疗手段和药物。同时，有的病人"期望值"过高，甚至有部分人把医生神化，认为医生无所不能，不管得了什么病都能够药到病除。如果没有治好或者效果不理想，就认为是医生没用心，因为没送"红包"，没有"胎驼子"；检查费、药费贵了一点，就认为医生黑心，在敲竹杠。因此，医患关系紧张，医生遭病人报复致残致死事件时有发生。最令人咂舌的是广东某医院医护人员带头盔上岗。医患关系竟紧张到如此地步，严重影响到社会的和谐。

诚然，在市场经济条件下，个别医务人员收受"红包"、吃回扣现象也是存在的。但这不是主流，大多数医务工作者还是廉洁的，并且具有牺牲精神。他们献身医学事业，不辞辛劳，默默奉献，为广大人民群众的健康作出了贡献。

要构建和谐医患关系，首先要明确医疗行业的特殊性，即它既是专业技术性很强的行业，又兼有艺术和服务性质。

这就要求广大医务工作者必须要刻苦钻研技术，为病人排忧解难。只有具备过硬的技术、认真负责的精神，才能减少或杜绝医疗事故发生。但是只有过硬的技术和认真负责的精神，不讲艺术，服务不到位，也不足以构建和谐医患关系。因为病人也是人，他有很多需求，如果这些需求得不到满足，同样会引起抱怨和不满，甚至造成医疗纠纷，这就需要沟通。在医疗服务过程中，医生对病人的态度和语言很重要，尤其是在治疗效果不理想或者失败时，医生的态度往往会成为导火线。如果医护人员态度好，有时还好说，通过交流沟通，矛盾还可以化解；如果服务态度不好，闹僵了，也可能在法庭上见。大概是在1992年，一年轻女子因未婚先孕受到家长训斥，想不通，吞服高锰酸钾欲自杀，被发现送我院（当时所在单位）抢救，某医生予洗胃处置，在护士持续操作2个多小时后，病人就不行了。由于当时医生既未交代可能发生的后果，也少有去关心病人和病人家属沟通，加上护士态度不好，一个鲜活的生命在很短的时间内就倏然消失了，病人家属难以接受，于是引发停尸医生诊室门口的纠纷。最后官司以病家失败告终。假如当时医生护士服务态度好一些，多一分关爱，多跟病人家属沟通，讲清楚可能产生的后果，让病人家属有心理准备，笔者认为也许不至于出现这种大家都不愿意看到的局面。

由于疾病表现异常复杂，加上病情的发展受多种因素影响，因此医生在使用语言时最好不要绝对化，说话客观一点，留有余地，多用"可能"、"如果"，而不用"肯定"、"一定"等，或者主观武断轻易就下结论。如20世纪80年代初，本单位有一位医生，自恃是文化大革命前医学院的毕业生，有水平，常将"你这个病没得医头，哪个都医不倒，你这个病只活得到 2 个月了"挂在嘴边。但常常事实并非如此，从而引起病人怨恨。尤其令病人反感的是，他常板起面孔训人，比如病人向他述说生了病先在某医生处服药无效，他就会"心头鬼火冒"（因为开始没找他看病），大声训斥病人："你还来找我干啥子，不去找他看！"病人对此非常反感，就连他的亲戚对他都非常不满。其实凡是医生都知道，病人来找你看病，是对你的信任，有的是因为治疗无效，经人介绍或者慕名而来，是无奈的求助，医生应该感到高兴和自豪，应该感谢病人才是。与此相反，单位有位柏医生，技术并不怎么样，大学没毕业就搞"四清"运动去了，后文化大革命又在防疫站工作，医术可想而知。但他的特点是态度非常好，看到病人总是笑嘻嘻的，随叫随到，凡病都说没关系，吃点药就好。病人认为他没有"架子"，态度好，因此找他看病的人特别多。在当时情况下，病人法律和维权意识还不强，不会出现医疗纠纷。现在就不同了，医护人员应该与时俱进，以人为本，用心去做，依法行医。既要维护病人利益也要有自我保护意识，尽量与病人交流沟通，帮助分析病情，交待（告诉）病人可能出现的情况，做到病人心里有底，医生心中有数；并且写好病历，杜绝医患纠纷发生，构建和谐医患关系。

笔者在多年医学实践中深刻体会到，一般来说，病人及其家属大多数是通情达理的，对医生也是尊重的，看了病很多人都还要说声谢谢，因此它不同于一般的服务行业。有这一构建和谐医患关系的基础和有利条件，只要你实行人性化服务，以人为本，用心去做，诊病细心，对病人耐心，充满爱心和有敬业精神，认真去做，事事处处都站到病人的角度去考虑问题，以心换心，无论检查还是用药都本着"该用则用，当省则省"的原则，是会得到病人友好回报的。有很多矛盾的产生，主要是没有同病人及家属很好地交流和沟通，因而引起病人的误解。

笔者从事医务工作近30年，从来没有出现医疗事故和发生医疗纠纷，主要做法是：①以人为本，尊重病人。凡事多与病人商量，多征求病人意见，检查用药基本上都要征得病人同意。有时候病人与家属意见不统一，就让他们商量好了再处置，如果笔者的意见与病人不一致时，就向病人耐心解释为什么要这样做，这样做和不这样做有可能会出现什么情况，使病人心中有数。②利用病人看病的机会，对病人进行健康教育。现在的心脑血管疾病、糖尿病大多数是由于不良生活习惯引起，因此向病人宣传健康常识，改变其不良生活习惯，配合药物综合治疗，不仅效果好，而且病人也很满意。③急病人之所急，想病人之所想，待病人如老师、朋友和亲人。为了方便病人，将自己的手机、电话号码告诉病人。病人可以随时和笔者联系，及时咨询。帮助病人取检验报告，并电话告诉病人检查结果。尽最大努力为病人提供方便。

以上是笔者从事医务工作近30年来关于构建和谐医患关系的点滴体会。虽然笔者在构建和谐医患关系中做了不少工作，也取得了些许成绩，但是还存在一定差距，还需要不断努力改进。构建和谐医患关系是一个开放的系统工程，需要全社会参与；同时医患关系的和谐也关系到整个社会的和谐。最后笔者坚信：只要广大医务工作者坚持人性化服务，以人为本，用心去做，不断探索，努力实践，构建和谐医患关系的目标就一定能够实现，我们社会主义社会就会更加和谐美好。

我研习中医的心路历程

1977 年的冬天虽然像往年一样寒冷，但华夏大地却吹来一缕暖气，令人欣心鼓舞，招生制度的重大改革让广大有志青年热血沸腾。1978 年春，笔者终于如愿考上了江津卫校中医专业，实现了笔者的理想，从此笔者走上了用中医药技术为人民群众解除疾苦之路。这对于笔者来说是既艰辛又充满欢乐的人生路。

学医难，要学好中医更难。要学好中医，笔者的体会是，需要"青灯黄卷，皓首穷经"；需要耐得住寂寞，毕其一生，躬身临床。有道是，十年磨一剑，梅花香自苦寒来。

真正让笔者走上学习中医之路是初中毕业后，在家闲着无事，逢场天就爱去看街上"土医生"卖草药。当时感到中草药很神奇，草根、树皮居然能治好病，于是就去买中医药书来自学。曾经买过的书有《常用中药学》《中医治法与方剂》《常见病单方验方选编》等书。看了点中医药书，就有了实践的欲望。有一次笔者母亲说她胸部刺痛，因为有一点中药常识了，笔者认为她是瘀血所致，就按照中药书上说的，乳香、没药、桃仁、红花、当归有活血化瘀作用，把上述几味中药"抓"回来熬给母亲吃了，她竟然就不痛了，只是说药味道很难吃。

笔者最有成就感的是，用中药把父亲的烟瘾戒掉了。笔者父亲素患慢性支气管炎，烟瘾又很大，爱吃叶子烟（用烟叶卷着抽的烟），笔者看他咳得厉害，就在治疗咳嗽验方书中找了一个方子，做成药丸给他服用。笔者现在都还记得方中的几味中药，比如：法半夏、川贝、陈皮、粟壳等。笔者走路到几十里外的隆昌县城去抓中药（笔者老家在荣昌县盘龙区），把药买回来去借来碾子，将药碾烂。当时是手脚并用，双手都打起了泡，结果还是没有碾细，就用白糖熬化伴药末做成块状，叫父亲服用，并告诉他服药期间不能抽烟。父亲很受感动，就按照笔者说的去做，一个多星期不吸烟，结果虽然咳嗽没有治好，却把烟瘾戒掉了。戒烟对笔者父亲的身体是很有好处的。后来笔者下了乡，曾经在大队医疗站栽种过中药，还上山采过草药，从此跟中医药结下了不解之缘。

父亲是"老慢支"，经常患病，非常相信笔者，一有病就给我写信或打电话，笔者知道后就匆忙请假，从荣昌峰高赶回老家去给他看病熬药。有一次他因吃老姜炖猪心肺后，出现腹胀，呃逆，颈项强，头闷痛，食不下（纳差）。笔者赶回去后根据症状认为是外感寒湿邪气所致，遂用藿香正气散加味治疗，服后病不减。因见他上腹胀，用手触摸，他即喊痛，恍悟病属仲景小陷胸汤证，即书小陷胸汤原方1剂，服后大便微泻，病遂痊愈。

1980年笔者被分配到荣昌县峰高区卫生院从事中医门诊工作。这期间，笔者阅读了大量古今中外名著，如《诗经》《战国策》《楚辞》《唐诗三百首》《古文观止》和中国四大名著等书。1983年笔者又到荣昌卫校古典医籍提高班学习一年，1984 年又随荣昌县名老中医周泽勋跟师学习一年，尽得其传。1985 年考入成都中医学院学习四年。

1994 年被调入荣昌县人民医院中医科工作。通过长期的中医理论学习，笔者在临床实践中治愈了不少疑难重症。虽然学中医经济效益差，生活很清苦，但笔者还是觉得很充实，利用工作之余阅读了大量中医名著如《脾胃论》《血证论》《医林改错》《医学衷中参西录》《温热经纬》《医学启源》《济生方》等医著和大量中医学杂志，先后在《中国中医药报》《健康报》《中医研究》等报刊杂志上发表了文章、医学论文 30 余篇。自从开设中医肝胆、胃病专科门诊后，在查阅大量医学文献基础上，结合自己多年的临床经验，创立了益气活血清肝汤。临床治愈乙肝病人 250 余例，用该方重用白术，加入穿山甲、泽兰、益母草，治愈了 10 多例肝硬化病人。益气活血清肝汤方于降低转氨酶、抗肝纤维化、纠正蛋白倒置疗效确切，药价也比较低廉。由于治愈了不少疑难杂病，声望不断提升，门诊量不断增加，同时也为单位创造了经济效益和社会效益。

漫漫行医路，历经坎坷磨难，而今虽然年过"知命"，笔者依然痴心未改，将上下求索。

中医学来源于中国文化，与我国广大人民群众生活息息相关，千百年来为中华民族繁衍和健康作出了重大贡献，可以说中医药与咱们老百姓健康息息相关，难解难分。随着中医现代化进程的推进，中医学这门带有浓厚中华文化色彩的东方科学，将深深扎根于人民大众土壤之中，在医学实践中不断吸取养分，焕发出蓬勃生机。她将继续造福人类，普惠万代千秋。

国医大师朱良春以身试药的启示

近读曹东义教授主编的《挺起中医的脊梁》一书，在"难言之密在于用量"篇中谈到国医大师朱良春以身试药案例，读后使我深受启发，感触颇多。

书中说：70多岁的李可（已故）先生，山西灵石人，自学中医成才，以敢于用大剂"破格救心汤"救治大量垂危病患而闻名当代。很多地方是急救找西医，慢病找中医。而在灵石县，曾经发生过西医有急症治不好，就找中医李可先生的大量事例。后来，李可因此由民间行医转而成为第一任灵石县中医院院长。

他曾因给时已90岁的名医江苏南通朱良春先生开药方，引出一段佳话。李可自称是朱良春先生的学生，因为早在多年之前他就从杂志上学习朱老虫类药的用药经验，想拜师而没有机缘。有一年，在广州带学生的时候，90岁的朱老与70多岁的李可先生聊天，他们都到广州带学生。

朱老告诉李可先生，自己有一个多年下肢冷的毛病，每到冬季就加重，冷从骨头里发出来，很是痛苦。

李可先生稍事谦虚之后，为朱老诊脉，说属于肾经有寒，真阳亏虚，应当使用大剂附子治疗。附子是有毒的中药，医生们都知道不能用大量，一般都在10g以下。

朱老说，他自己用过附子，用15g没有问题，并且配伍当归、黄芪、丹参等温阳通脉。附子最大剂量不能超过18g，超过了就头晕、血压升高。朱老平素血压不高，而药后血压曾经达到 170/105mmHg，很不舒服。

李可先生说："18g 用量不够。附子小量可以升压，大剂量就不升压。"他答应为朱老开处方。他经过 2 个小时思考后开出来一个处方：制附子 180g，干姜 50g，细辛 30g，桂枝 40g，白芍 50g，炙甘草 30g，红参 30g，加适量蜂蜜、童便共煎。

行医 70 年，当时已经 90 岁的朱良春先生接过李可先生的处方，赞扬说："很了不起，你经过深思熟虑，尽管开这么大的剂量，但我敢吃！"他马上吩咐他带的两个学生去抓药，并且到幼儿园，用糖块儿哄着小男孩儿，取了童便，煎了 3 个小时。朱良春先生按要求只服头煎，每 3 个小时服 1 次，共服了 4 次。

朱老服了头煎之后，量了几次血压，没有升高；又服第二次、第三次、第四次，都没有使血压升高。朱老在广州服了两服药，回到南通之后，又服了一服。到第四服，就不能再服了，口干上火，血压升高了。但是，多年的腿冷，从此之后减少了一大半，效果还是不错。

身为名老中医，90 岁的朱良春先生敢于"以身试药"，亲身践行"神农尝百草"，精神可嘉。

朱老服用中药的案例充分说明：第一，中医也在不断验药，但是中医自有中医的验药方式，这就是临床在病人身上或者医生自己服药验证疗效，也就是说中医在继续走"神农尝百草"的道路。对于中药的毒性，中医自有中医消除毒性的办法。比如篇中谈到的附子通过炮制和加蜂蜜的办法去其毒性。

第二，中医师给病人治病要有独特的经验技术和一定的知名度。李可能为国医大师开处方，是因为他的诊疗方法独特，擅用大剂量附子治病并且有较高的知名度。试想如果没有一定的知名度和独特的诊疗技术，用药平平，朱老需要找他开处方服药吗？

第三，沟通也很重要。首先李可自称为朱良春教授的学生，这就拉近了"医患"之间的距离；再通过相互交流，比如附子小剂量可使血压升高，大剂量则有降压作用，消除了朱老的顾虑，使他愿意接受治疗。

第四，中医治病用药适可而止。有很多病目前根本就不能治愈，病人常常带病生存，所以在方中使用大剂量中药一定要根据病情需要，做到适可而止。

中医内科教材应贴近临床

笔者从事中医临床工作几十年，中医高等院校统编教材《中医内科学》读了数十遍，我在临床上发现，按《中医内科学》教材疾病分型辨证治疗疾病基本就不管用。教材跟临床实践是两回事，也就是说中医内科书学得再好也治不好病。笔者认为《中医内科学》教材应该为临床服务，应该贴近临床。

怎样编好《中医内科学》教材？笔者在这里提出几点看法：

中医内科教材应该与时代同步。时代在前进，问诊、望诊（含现代仪器检查）内容已经发生了变化，中医内科教材也不能独善其身，我们编书的内容也不能回避这一客观存在。现代仪器、实验室检查已经普及，病人来也需要了解自己到底得了什么病，因此，作为中医临床医师，对西医疾病的了解就很有必要。做到既要提高中医诊疗效果，又要突出中医特色，笔者以为中医内科教材按照国医大师郭子光教授"人—症—病—证"辨证论治体系编写较好。这样的编写方式，可以让中医学子对疾病有一个全面了解和把握。

作为临床医师，缓解和消除病人临床自觉症状是治疗疾病，为病人赢得机体修复时间从而恢复健康的首要任务，同时只有做到人、症、病、证兼顾，才能最大限度提高疗效，充分发挥中医特色优势。由于疾病本身存在共性和个性，中医对疾病的认识不外感受外邪或内生之五邪致病、气滞血瘀、脏腑功能失调或脏腑虚衰等方面，故编写《中医内科学》教材，对于每一个病种，应突出强调发病机理、常见证型、主治方药和对症药物，同时还要兼顾介绍西医诊断。以中医腰痛一病为例，腰痛以经络受邪、气滞血瘀、肾脏虚损为主，分别各证型有相应的对证有效方药，同时也要介绍消除腰痛的对症中药。此外，还要介绍引起腰痛的相关病症。中医师对腰痛需要有一个全面的认识和了解，在临床上才能对腰痛的诊断治疗做到心中有数，运用自如。

中药剂量大小　病情因素不可忽视

近日有人撰文提出《药量是中医疗效的生命》（《健康报》2013 年 3 月 13 日），中医治病辨证用药应该在理、法、方、药后加上一量字。认为"疗效平平责之'量'"，将中药在方剂中的用量与疗效的关系提到了前所未有的高度。的确，临床疗效是中医的生命，而中药用量对临床疗效的影响举足轻重，至关重要。在辨证准确的前提下，用量往往是比较重要的因素之一。但是确定中药用量的因素太多，在确定使用中药在处方中的剂量时，既要因时、因地、因人，三因制宜，如季节的春夏秋冬，地理的南方北方，病人年龄大小、体质强弱，同时也要考虑使用方剂的大小、剂型等诸多因素。再说有的中药本身就存在用量大小不一样功效就不相同情况。如：柴胡小剂量（6～10g）升阳，中等剂量疏肝（10～15g），大剂量（15～30g）解表退热；升麻小剂量（6～10g）升阳，大剂量（10～20g）清胃解毒。又如白术，小剂量（12～20g）健脾燥湿，大剂量（30～60g）健脾通便。

所谓以病情为中心，就是要因病施药。这里先谈病位。首先，我们中医师在临床诊病过程中必须要确定疾病的病位。病位有在上、在中、在下之分，用药用量是不一样的，这是因为上、中、下三焦运用的中药药性不一样。吴鞠通《温病条辨》中有：上焦如羽，非轻不举；中焦如衡，非平不安；下焦如权，非重不沉。上焦病病位在上、在表，大多选用宣痹汤（上焦篇）、桑菊饮之属；中焦病病位在脾胃，常选用王氏连朴饮、五加正气散（五个加减正气散）；下焦病病在肝肾，宜选用大、小定风珠汤。其次，从病情上看，急性病、新病中药用量相对宜大；慢性病、久病用量宜轻。主要是急性病、新病病因相对单纯，恢复较快，所选方剂药物味数较少，中药用量要重一点，希望一鼓作气一战而胜；慢性病、久病病情复杂，病程长恢复慢，选用的方剂药物味数相对多，用量宜轻。再次，病有虚实之分，实证邪气实，人体正气也不太虚，用量宜大；虚证人体正气虚，邪气也不盛，大多是慢性病，用药剂量宜轻。这是从病情方面考虑中药用药剂量。

当然，其他还有很多因素需要中医师在处方用药时考虑用量大小。比如，如果病重药轻，药不胜病，就无异于隔靴搔痒；病轻药重，则药过病所，徒伤正气，还可以造成中药资源浪费，加重病人负担。临床怎样辨证用药，在这方面徐大椿"用药如用兵"论述甚详。"用药如用兵"虽然谈的是用药，其实中药在方剂中的用量道理也基本相同，也要根据病情而变化不同的药量，所以有一定参考价值。

医疗卫生改革的方针要求用药要"安全有效，经济合理"，所以笔者并不主张在临床治病时以大剂量用药取效。这是因为人体本身是一个自组织主系统，一般情况下自身有较强的修复能力，我们中医师用药是帮助其恢复失调的阴阳升降功能，帮助人体驱除外来邪气和体内病理产物，而不是像西医那样采取对抗疗法。现在有很多疾病根本就不能治愈，很多人都带病生存，疾病（病邪）与人体（正气）共处，长期共存。

中医治病的特色是以人为本，关注病人情志等诸多因素，重视医患沟通。医患相得，邪气乃服。作为中医师，在处方用药时，始终不要忘记中医与西医的本质区别，即西医治人的病，中医医病的人。怎样才能做到医患相得，在这方面，李中梓"不失人情论"从病人之情、旁人之情、医人之情三个方面阐述了人情对病情的影响，论述甚详，可供我们学习借鉴。这也足以说明，中医治病并非加大中药剂量才是提高临床疗效的唯一途径。如果有这样的意识，我们在处方用药时，自然就能让中药用量恰到好处。总之一句话，考虑中药用量在治病方剂中的大小要以病情为中心，合理运用中药剂量，多因素全方位考虑，恰当就好。

中药大方亦不可废

《中医周刊》6月15日刊登张运克先生《研读经典　砍去中药大方》一文，读后受益匪浅。但笔者认为，其欲"砍去中药大方"的提法，立论有失偏颇，故不敢苟同，不得不辩。

中医大方、小方均根据病情需要，为治病而设，都符合制方法度，因此大方亦不可废。众所周知，中医制方从古到今不离"七方"范畴。何也？我的理解是，病有大、小、轻、重、缓、急之分，我们在临床上制方或用方时，都要以适合病情需要为原则，而不是像张先生所主张的那样，只有小方才好，必须"砍去中药大方"。

"七方"说源于《素问·至真要大论》："治有缓急，方有大小"，"君一臣二，制之小也。君一臣三佐五，制之中也。君一臣三佐九，制之大也"。金代成无己正式提出"七方"名称。《伤寒明理药方论·序》说："制方之用，大、小、缓、急、奇、偶、复七方是也。""七方"是最早的方剂分类法，"七方"的实质，是以病邪的轻重、病位的上下、病势的缓急、病体的强弱作为制方的依据。所谓大方，是指药味多或用量大，以治邪气方盛所需的重剂；小方是指药味少或用量小，以治病浅邪微的轻剂。如果我们在临床上不是根据病情需要，而是违背中医辨证论治规律一味强调使用小方治病，也就难以起沉疴重症。所以，并不是方剂药味越少越好，也并非药味多就一定是不分君、臣、佐、使，杂乱无章。

中医在临床上治疗的疾病，很多都属慢性疾病，病情复杂，涉及多个脏腑，寒热虚实错杂，有时必须使用大方多方制之，方能取效。已故国医大师裘沛然先生治疗疑难杂病经常使用药味众多的大方治疗，常能起沉疴重症。王庆其教授说："裘沛然教授治疗疑难病有许多经验，其中对某些病机表现为气血同病、寒热错综、虚实夹杂、病邪深痼的病证，常采用大方复治的方法，即广集寒热温凉气血攻补之药于一方，以取药性之相逆相激、相反相成的作用，常收到出奇制胜的疗效。"国医大师张琪治疗肾虚精气不足之阳痿病，创补肾壮阳丸，共计由 19 味药组成。已故著名中医学家焦树德先生创燮枢汤治疗慢性肝病，共计用药 12 味，也都应该不算小方了。

张先生认为，使用大方主要由于三个方面原因造成：一是研读经典不足，二是药性掌握不够，三是不分主次证。笔者认为这三点均不足为凭。因为在仲景方书中也有大方如鳖甲煎丸、大黄䗪虫丸。其中大黄䗪虫丸由 12 味药组成，鳖甲煎丸由 23 味药物组成。从张先生所列举的"二陈""四物""六君""八珍"等方看，他所说的小方应该是在 10 味药物以下。事实上，古代名方防风通圣散、升阳益胃汤、天王补心丹等，均在 10 味药以上。其中防风通圣散（《宣明论方》）由 17 味药组成，升阳益胃汤由 14 味药组成。以上所举都是著名有效方剂，验之临床，屡试不爽，我们能说他们制方不合法度，"研读经典不足，药性掌握不够，不分主次证"吗？

笔者认为，小方虽然相对价廉，但是大方亦不可废。一般而言，小方药味少，用量重，治疗新病或病情不复杂之病，宜煎剂，取其见效快；大方药味多，用量轻，多用于慢性病、病情复杂者，多用散剂、丸剂，见效慢，宜久服。小方、大方各有所长，总以符合病情需要为准则，二者均不可偏废，方为至理。

周天寒学术思想管窥

周天寒为第四批全国名老中医药专家学术经验继承工作指导老师，长期从事中医教学、临床工作。现将周师学术思想浅探于下。

一、幼承家学　嗜学弭倦

周师自幼随父侍诊，耳濡目染，对中医药学产生了浓厚兴趣，尔后师从大足县名中医李琴舫，尽得其传。周师勤奋好学，勤于思考，博览群书，嗜学弭倦，笔耕不辍。周老认为，要学好中医，首先要苦读勤记，持之以恒；其次要勤做笔记，并且坚持不懈；第三，要循序渐进，博采众长。先基础后临床，做到有计划有步骤地对药物、方剂、脉学、诊法等基本理论学深学透。只有打好基础，接受新知识，才能传承中医，将来临床科研才能创新。学中医经典著作是中医理论的源泉，必须有熟读乃至背诵重点篇章的硬功，又要能博览各家学说，才能抓住重点，达到豁然贯通之妙。作为中医，熟读经典著作，触类旁通，这是贯彻始终的学问，舍此无捷径可走。

周师认为中医是一门实践性很强的医学，医技的提高，始终不能脱离临床。学习方法有精读、泛览、常思、勤练四点，由基础到临床，逐步深入，要争取早临床、多临床和跟师学习。在实践中总结经验，提高疗效。周师认为，中医学是一门实践医学，故重视临床、提高中医疗效就显得非常重要。20 世纪 80 年代，他即提出发扬中医特色，提高中医疗效，一是要真正解决好理论联系实际的问题；二是要解决好中医乏人乏术问题；三是要解决好中西医病床比例失调的问题；四是要提高中医诊断水平，使辨证纲要规范化；五是要办好医院中药房，加强中药管理，保证药品质量。

二、触类旁通　创立新说

学术上遵循"继承不泥古，发扬不离宗"的原则，善于继承，勇于创新，在理论上提出了"五脏六腑皆令人郁、瘀、喘、泻"的新观点。周师勤奋好学，学识渊博，反应敏捷，对中医理论常能融会贯通，举一反三，在继承中创新中医理论。

气之与血，关系密切，气行则血行，气郁日久，必致血瘀。周师指出，综观历代医家的认识，多从心主血、肝藏血、脾统血等方面阐发，但根据临床所见，瘀血证并不局限于心、肝、脾，与其他脏腑亦密切相关。正确认识和掌握瘀血证的辨证论治，应全面认识瘀血证与五脏六腑的关系，"久病多瘀"、"年老多瘀"、"怪病多瘀"，五脏六腑皆令人瘀。治疗上紧紧抓住脏腑瘀血这一环节，合理应用"活血化瘀"这一原则，扩大瘀血的治疗范围。只有这样，才能把握瘀血的本质，全面认识瘀血病证。并对五脏六腑血瘀的病因病机、辨证论治进行了全面阐述，在继承基础上完成了创新的跨越，对中医学的发展作出了积极贡献。

又如对泄泻一病的认识，周师在继承前人对泄泻认识基础上，认为泄泻的发生，与五脏六腑功能失常关系密切，"泄泻不止于脾，但又不离乎于脾"，从而得出了"五脏六腑皆令人泻"的结论。正确认识和掌握泄泻的辨证施治，应全面认识泄泻与五脏六腑的关系，既承认泄泻与脾胃的重要关系，也不排除泄泻与他脏他腑的联系。只有这样，才能把握泄泻辨证论治的本质，全面认识泄泻一病。

三、学验俱丰　疗法独特

周师对胆石症的治疗，倡导以寒湿立论。在论及胆阳虚时，他认为所谓胆之阳虚，是由于素体胆阳不足，或感受寒湿，内侵胆腑，损伤胆阳；或胆系疾病过用寒凉通降药物（包括药量及用药时间），损伤胆之阳气，形成胆阳虚，使胆用难展，升降失职，寒凝胆汁瘀结，日久形成结石，故主张益胆气、温胆排石，并提出了相应方药；对因食火锅所引起的病变，命名为"火锅综合征"。对梅尼埃病、急慢性支气管炎、坐骨神经痛、血管神经性头痛、泌尿系统结石、计划生育术后并发症及妇科杂病等的治疗积累了丰富经验。在诊治妇科疾病方面，如用张锡纯固冲汤加味治疗功能性子宫出血；治女子特发性水肿，从肝立论，创解郁行水汤（柴胡10g，白芍12g，当归12g，香附12g，益母草30g，青皮12g，大腹皮12g，黄芪24g）；治胃下垂创升胃丸（人参30g，黄芪100g，炒枳壳60g，鸡内金40g，升麻60g，防风20g，炙甘草18g。共细末，蜂蜜为丸，梧桐子大，每服15g，温开水送服，日服2次）；拟通气汤（桃仁12g，赤芍24g，苏木12g，桂枝10g，酒炒大黄10g，枳实12g，莪术15g，甘草6g）治疗肠粘连。用于临床，疗效令人满意。

周师曾经对梅尼埃病的中医治疗进行过深入系统研究，并撰写相关论文，将该病分为：少阳郁热、风火上扰、痰浊中阻、肾精亏虚、气血俱虚五型辨证施治，用于临床，疗效确切。对于少阳郁热型，用仲景小柴胡汤为主治疗，效果令人满意。如治患者刘某某，55岁。于4年前突然发生左侧耳鸣，头眩晕，恶心欲吐，卧睡稍减，起则欲仆地，需人挽扶而行，只能俯视而不可平视与仰视，否则感天倾屋旋。经××医院诊断为"梅尼埃病"，西医治疗1月余，诸症基本消失。后因受凉复发，经服西药（药名不详）未见好转，于1974年6月12日由其子搀扶前来就诊。现症：头晕目眩，伴寒热往来，恶心呕吐，口干苦，察其舌红、苔薄黄，脉弦数，尤以左手关脉为甚。证属邪阻少阳，风邪上扰清空。治疗自当以和解少阳、清热熄风为法，拟用小柴胡汤加减。处方：柴胡12g，黄芩12g，半夏10g，菊花12g，钩藤24g，生牡蛎30g，吴萸3g，甘草3g，2剂。患者于6月15日独自走来复诊，自诉上方服后诸症大减。查其舌脉变化不大，继续上方加泡参24g，嘱其再服2剂。6月19日3诊，自诉症状基本消失，唯时有耳鸣，舌脉均趋正常，但舌质偏红，两尺脉细数而弦。此属肝肾阴虚之象，为杜绝复发，滋养肝肾是当务之急，嘱服六味地黄丸以善其后。经门诊随访30年，未见再发。

又如治钟某某，女，52岁。患直肠癌，2月前经手术切除，化疗后疑转移，经中西药物治疗，症状逐日加重，故此请周师诊治。此时病人面色及全身黧黑、晦暗无光，形瘦骨立，乏力神衰，食欲不振，病人已失去生存信心，察其舌色淡紫，脉细弱涩弦。审是阳虚寒凝、气血瘀阻之候。治宜温阳散寒、行气化瘀，用参芪术附汤〔人参15g，黄芪30g，白术15g，附子12g（久熬），桃仁15g，红花6g，郁金15g，三棱12g，莪术12g〕。守方8剂后，病人精神转佳，饮食倍增。此乃正气渐复，脾胃之气复运之佳兆。效不更方，后以上方加减，又进8剂。病人全身黧黑消失，面色红润，已复常人，嘱续服十全大补丸，以资巩固。门诊随访至今，病人健康如常。

四、药物剂量　把握准确

周师的中医学术造诣还体现在对中药用量的把握上。他通过对中医典籍的深入研究，结合自己多年的临床经验提出，中医向来有"不传之秘在药量"之说。中草药虽无固定的使用剂量，但是临床应用的剂量是随着病情、组方原则、体质强弱、年龄大小，以及不同地区季节变化而确定的。从多个方面着手解读中医疗效与用量关系，从而揭开了中医剂量不传之秘的神秘面纱，对提高临床疗效大有裨益。一是剂量与病证相应：中草药治病，必须适量，不宜过大过小。不同的剂量，其治疗作用也不相同。如桑叶小剂量能发汗，大剂量则止汗；枳实少量能降气，多用则升；红花、三七小量则养血，大量则行血活血；白术小剂量健脾止泻，大剂量则益气通便。二是剂量与升降浮沉关系：质地轻疏或味厚易煎出的药物，如花、叶、栀、连、砂、蔻之类，用量小在10g

以下，才能起到轻浮治上焦病的作用；质量坚味淡或不易煎出的药物，矿石、贝壳之类，除应碎细外，用量重在15g以上，方能起到潜沉治下焦病的作用。三是剂量与胃气强弱关系：临床上用药剂量应视胃气强弱而定，胃气强者用量也不可太过。如苦寒药黄连、胆草之类，用1~2g可清火健胃，增进食欲；用10g左右可以清热泻火燥湿；久用或用20g以上则苦寒伤阳，化燥败胃，引起胃病，甚至腹泻。四是剂量与毒副作用关系：中草药分有毒、无毒、峻烈、缓和等不同性质，使用时剂量也应各异。现在中医界有人受西医"对抗疗法"影响，主张治病应加大中药用量以提高中医疗效。其实中医治病，讲求"以平为期"，古人有"轻可去实"之说，只要辨证用药准确，小剂量同样可以取效。两相比较，高下优劣，读周师"试论中药剂量与疗效的关系"后，不言自明。

五、结语

周师勤奋好学，医德高尚，以"知识在于积累，学医在于勤奋"为座右铭，做人以孙思邈"大慈恻隐，无欲无求，誓愿普救，普同一等，精勤不倦，一心赴救"为准则，常以"慎独以诚，博施济众"自勉。学生才浅学疏，仓促成篇，难免挂一漏万，画虎类犬，欲总结老师学术思想和经验恰似以隙视文，所谓管窥而已。

注："周天寒学术思想总结"列入2008年重庆市卫生局中医药科研计划项目（渝中医［2008］38号）。

跋

传承中医　事关战略

——喜读刘世峰先生《传承中医》

　　任何一门学术的发展都离不开传承，有几千年历史的中医学，在现代社会的发展更离不开有效的传承。之所以有这样的认识，是因为中医药已经走到了一个前所未有的"特殊时代"，一个与中医学诞生时截然不同的"新环境"。传承中医，首先必须解决对于中医的认识问题。我在《回归中医》一书里认为"如何认识中医，事关战略"，不仅如此，传承中医更是关乎战略的大问题。刘世峰把自己的学术著作取名《传承中医》，可谓有胆有识，立论高远。

　　其实，传承中医的问题，绝不是某个人的困惑，也不是某个人的责任，而是一代中医的历史使命。国医大师邓铁涛主张"回归中医，做铁杆中医"，是破解中医传承现实难题的战略号召。培养中医优秀临床人才要"读经典，做临床"，也是为了传承中医而采取的基本策略。第一届名师与高徒的传承大会，把"名师高徒聚首南通，传承中医为我中华"作为大会主旨，更是把中医的命运与中华民族的根本利益，紧密地联系在一起而做出的倡导。可见"传承中医"绝非等闲小事，更不是可有可无的生活点缀。

传承中医首先面临的问题，是如何向未来的青年学子介绍中医，让他们从什么路径"登堂入室"，成为合格的中医人才的问题。刘世峰这本书，可以说是一部很好的引路之作。其中，有很多内容是介绍他自己如何认识中医、如何学习中医的心得，也有许多以过来人身份介绍的好方法。比如，他认为四诊之中，最重要的就是问诊，辨证是否准确，关键是问诊是否全面，"要而不烦""善于抓主证"。当然，中医问诊的时候，就是理论联系实际的过程，是把过去的经验与现实具体病症互相印证，医生与患者即时交流、思维创新的过程，绝不是单向被动接受患者信息的过程。因此，中医问诊是某些化验单和检查报告无法替代的过程。

经验积累是一个中医成长的必由之路，没有经验积累，即使念书念到博士毕业，职称到了教授，名誉成为院士，也不是合格的中医，老百姓也不买你的账。因为这样的"空头理论家"解决不了群众的疾苦。中医自古以来就是一门"寿亲养老"的实用技术，也是一门"化毒为药，变废为宝"的智慧学，是一种"道术并重"的大学问。

中医是一个"易学而难精"的学问，学习几个穴位，扎针很容易见效；学几个方剂，一用也容易"效如桴鼓相应"。但是，要想精通中医学，把其中的道理说清楚，能够融通古今，符合科学的要求，能与西医的理论相互沟通，那就困难了。尽管"医有疗效气自豪"，但是要想取得行医资格，就必须达到有关要求，"一考而中"获得执照，否则就不准进入医学的行列。许多民间医生曾经遭遇过很尴尬的境遇，治好了一些疾病，也不敢声张，怕一旦宣扬，"非法行医"的传闻也就"做实了",有关部门处罚他也就有了证据。在崇尚科学的大环境里,不仅"非科学则不足以言",不足以学,甚至到了"非科学就该取消"的境地。看不懂西医的报告单,要想行医也就不太可能了。

我与刘世峰尽管相隔千里,但是都生于半个世纪之前,都有过几次学习中医的经历,在不同的工作岗位上,靠中医治病救人,并且一起"自觉地"站在了承接中医历史、传递岐黄薪火的关节点上。在反击取消中医思潮沉渣泛起的时候,在全国政协举办的"中医高峰论坛"上,我们相识,交流学术,并肩战斗。

我对于中医的认识和学习,也是一个不断深化的过程,在成了主任医师、硕士生导师之后,受一种历史责任感的驱使,重新拜师学艺,走上师徒传承中医之路。因为"传承中医"不仅是国医大师的事情,也是每一位中医工作者的历史责任。邓铁涛告诉我,做学问一定要"根基牢固,然后千年不倒"。中医学之所以万古长青,就是因为根基深厚。解决现实医学难题,则需要充分吸收当代科学技术的新成果,才能更好地发展中医学术。国医大师朱良春告诉我:"道无术不行,术无道不远。"只有理论翻新而没有临床疗效的提高,就不可能有真正的实现中医复兴。

《传承中医》一书的出版,承载着中医学术传承与复兴的历史使命。书中有作者的临床经验,也有他的创新见解,还有许多针砭时弊的医论医话,可以说是他行医数十年的"集大成之作"。然而,"有论必争",他的某些见解不一定成为大家的共识,也不一定被当作真知灼见,但是只要敢于发表自己的观点,引起大家关注,互相交流,就有可能"一鸟引来百鹤鸣",也有可能像报春的鲜花那样迎来中医学百花盛开的春天。

我读到他的大作,受益良多,为有这样的好著作出版而欢欣鼓舞。当然,对于他提出来的"取消营卫之说"的见解,我还要同他争鸣;对于症状与病灶的临床意义,也需要和他再行论证;对于自组织理论、复杂性科学、整体时空观等与中医学的关系,也需要向他请教。我为结识这样一位道友而高兴,也为有这样一位"铁杆中医"而自豪。

曹东义

2010 年 1 月 10 日写于求石得玉室